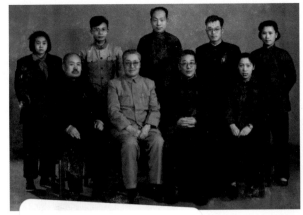

1956 年孙同郊教授成为新中国成立后第一批西学中学员。图为她和启蒙老师及同学留影。（前排左起：赵锡武、陈慎吾、李振三）

孙同郊教授近照

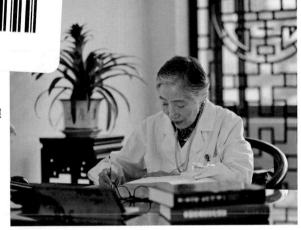

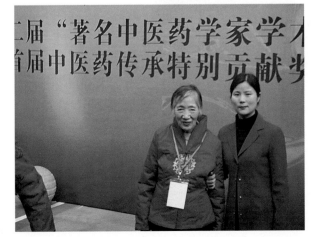

孙同郊教授和师承弟子汪静教授 2006 年在广州参加"第二届著名中医药学家学术传承高层论坛兼首届中医药传承特别贡献奖"会议。

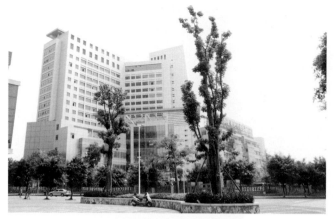

美丽的泸州医学院附属中医院住院部

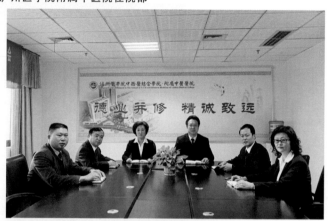

团结奋进的泸州医学院附属中医院现任领导班子

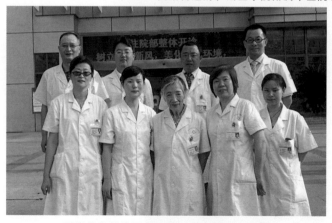

爱岗敬业的泸医中医院肝胆内科医生团队

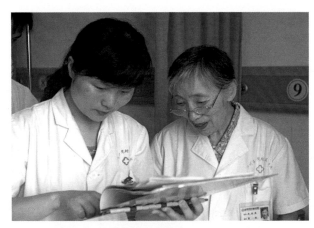

互教互学,教学相长。孙同郊教授和汪静教授。

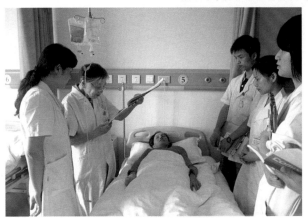

年过八旬的孙老教学查房

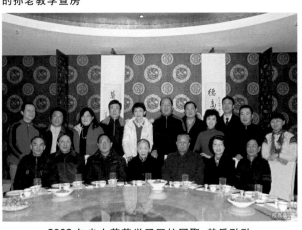

2008年省内莘莘学子回校团聚,其乐融融

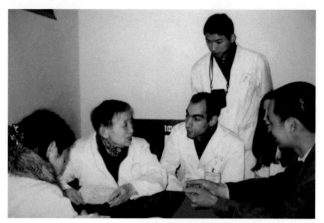

与留学生讨论病案

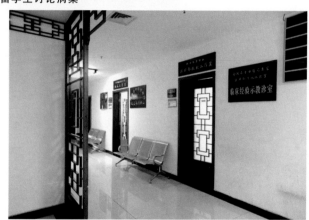

国家中医药管理局名老中医传承工作室——孙同郊传承工作室

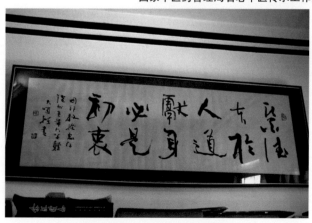

著名书画家为孙同郊教授题字

孙同郊临证随笔

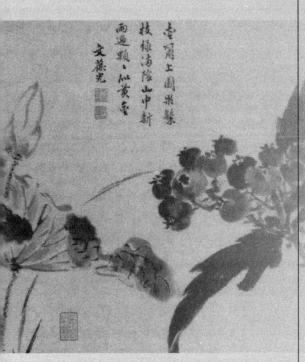

壶觜上圆采繁
枝绿沥险山中新
两逆颗仙黄金
文蒸光

孙同郊　汪　静　著

四川科学技术出版社

图书在版编目（CIP）数据

孙同郊临证随笔/孙同郊，汪静著. —成都：四川科学技术出版社，2013.9（2024.3重印）

ISBN 978-7-5364-7745-2

Ⅰ.①孙… Ⅱ.①孙…②汪… Ⅲ.①中医学–临床医学–经验–中国–现代 Ⅳ.①R249.7

中国版本图书馆CIP数据核字（2013）第227281号

孙同郊临证随笔

著　者　孙同郊　汪　静

出品人　程佳月
责任编辑　戴　玲　吴　文
封面设计　韩建勇
版式设计　康永光
责任出版　欧晓春
　　　　　成都市锦江区三色路238号　邮政编码 610023
　　　　　官方微博 http://weibo.com/sckjcbs
　　　　　官方微信公众号 sckjcbs
　　　　　传真 028-86361756
成品尺寸　146 mm × 210 mm
印　　张　11.25 字数 290 千　插页4
印　　刷　成都一千印务有限公司
版　　次　2013年9月第1版
印　　次　2024年3月第3次印刷
定　　价　98.00元

ISBN 978-7-5364-7745-2

邮　　购：成都市锦江区三色路238号新华之星A座25层　邮政编码：610023
电　　话：028-86361770

写在前面

　　这是一本不起眼的小册子，出版的目的有三：一是谨将此集献给培养、关心、帮助我成长的组织、领导和朋友，多年来是你们给了我许多学习的机会，先是遴选我作为第三批师承教育指导老师，后又参加"十一五"国家科技支撑计划的研究，我所获得的荣誉和待遇远远超过我的付出和成绩，"谁言寸草心，报得三春晖！"二是完成"十一五"国家科技支撑计划中的研究任务，做一个较全面的总结是任务书中主要验收指标之一。三是希望起到一个抛砖引玉的作用，激发更多老师拿出宝贵经验，有利于中医学术的发展。

　　这是一本普通的小册子，资料来源于近十年的临床实践，分三个部分。"临诊思路"是治疗肝病和少许其他疾病的体会，叙述很肤浅，甚至犯有偏执或局限的错误，供业内同仁讨论和修正。"验案选编"选自临床实践中治愈或疗效显著的实例，大都是经方名方应用的体会，或是前辈和同辈经验的验证，用来证实中医学的特色和优势所在。"诊余杂感"是自己做人做事做学问的体验或拙见，难登大雅之堂，仅供业内同仁参考。

　　我毕业于西医院校，1956 年进入西学中队伍，后又逐步转变为铁杆中医，深知中医药学是中华国粹代表之一，不仅在国内的地位日高，而且受到世界瞩目。继承发扬中医药学是我辈和后人的责任和义务，虽前途光明，但道路曲折，尚需几辈人迎难而上，"长江后浪推前浪"，希望和责任最终落在后辈人身上，我们都应潜下心来,刻苦学习,努力开拓,发皇古义,融会新知,扬中华国粹。

在本书的编写过程中,师承弟子汪静教授付出很多劳动,我们互相切磋,修改整理。此外,研究生肖健、李波、朱晓宁、唐春梅、彭昭宣、高立等作了较多原始资料的收集,特此致谢。

孙同郊　2012 年初夏

于泸州医学院

目　录

临诊思路

验案选编

诊余杂感

临诊思路

治疗慢性肝炎的体会

慢性肝炎是一种难治的多发病,多年来中医药对本病的研究已获得显著成果。在病机的认识上,多认为感受湿热疫毒之邪是本病发病的始动因素,是在机体正气内虚的基础上邪气得以入侵而致病,属正虚邪实证候;湿热入侵,隐伏于血分,扰乱气血津液,导致气滞、血瘀、痰凝等失调性改变;湿热蕴积日久,损伤正气,湿为阴邪,易困脾土,脾失健运,脾虚气血生化不足,脾虚及肾,肾阳受损;热为阳邪,易伤肝阴,阴伤及肾,肝肾阴虚,阴损及阳,阴阳两虚;终致肝脾肾三脏的亏虚及气血阴阳不足等虚损性改变。本病病情常虚实夹杂,寒热错杂,而总以正虚为本,邪实为标。临床可见多种证候单独或合并出现,如湿热中阻、肝郁脾虚、肝肾阴虚、气虚血瘀、脾肾阳虚等,治疗应遵古训"谨守病机,各司其属,有者求之,无者求之,盛者责之,虚者责之,必先五胜,疏其气血,令其条达,而致和平",给予清热解毒利湿、疏肝养血、健脾益气、活血化瘀、滋养肝肾、温补脾肾等,一法或多法合并运用,能获得症状消失、肝功能恢复的效果。但也仍存在着易复发和难以根治等不足。我在多年的临床实践中,在辨证论治为主的基础上,灵活运用各法,试图增强疗效,现介绍如下,以求斧正。

一、清热解毒除湿法贯穿于治疗的始终

湿热毒邪入侵是本病的基本病因,湿热之性缠绵,藏伏于脏腑

3

虚弱部位,湿气不能发泄则郁蒸而发热,热气不能宣扬则固结而生湿,湿得热而益深,热得湿而愈炽,二者相辅而相成,愈久而愈藏,祛除湿热如"抽丝剥茧",多不能一役以收全功。此外,湿热尚可在本病发展过程中继续滋生,多由于脏腑气血功能失调或调护失宜,特别是脾胃功能的失调,运化失职,使湿浊停滞化热而成,祛之未尽又复再生。

湿热的主要临床表现有:皮肤黄染,口苦而腻,小便黄赤,大便干或秽臭不爽,舌红,苔黄或腻,脉弦大滑数或有力等,治宜清热解毒除湿。常用清热解毒药有连翘、金银花、白花蛇舌草、半枝莲、败酱草、蒲公英、紫花地丁、黄芩、黄柏、升麻、菊花、夏枯草、虎杖、蚤休等。常用清热除湿药如茵陈、土茯苓、苦参、白茅根、金钱草、车前仁、竹茹、石菖蒲、滑石等。常用清热凉血药如赤芍、丹参、丹皮、生地等。常用方剂有五味消毒饮、甘露消毒丹、茵陈蒿汤、栀子柏皮汤等。清热药易伤脾阳,祛湿药易伤肝阴,故临床运用清热除湿法时也必须谨守病机,注意药味的多少,药量的轻重,并需时时顾护正气,中病即止,否则易患"虚虚之戒"而致"坏病"丛生,具体运用方法有:

1. 以清热解毒除湿为主法

它适用于慢性肝炎初、中期或活动期,全身情况好,临床症状无虚证表现者。证见皮肤有黄染或无黄染,口苦而腻,小便黄赤,大便干或秽臭不爽,舌红,苔黄或腻,脉弦大滑数或有力。清热解毒与除湿药多同时用,根据病情的不同而重点可有所不同,除湿尤为必用,因湿性滋腻,缠绵难除,湿去热孤,热邪也随之易解,又因本病湿热常深入血分,可产生血热,故还需配用凉血活血药。自拟茵陈解毒汤随证加减,组成:茵陈 15～30g,栀子 10g,连翘 15g,赤芍 15g,丹参 15g,白术 10g,茯苓 10g,薏苡仁 15g,滑石 15g,通草 6g,蒲公英 15～30g,虎杖 15g,白花蛇舌草 15g,甘草 3g。方中茵陈、薏苡仁、滑石、通草清热除湿,栀子、连翘、蒲公英、虎杖、白花蛇舌草清热解毒,赤芍、丹参清热凉血活血,白术、茯苓、甘草顾护脾胃,热重加金银花、菊花、紫花地丁、败酱草、土茯苓等,湿重加白茅根、车前子、藿香、佩兰、石菖蒲等,血热重加丹皮、生地、紫草等,并时时注意中病即止。

2.清热解毒除湿法与其他治法配合应用

本法适用于毒邪已减或已有气血不足、脏腑阴阳亏损的表现者。此时,临床上湿热之象可以不很明显,仅表现为口干微苦、身热不扬、小便黄、大便溏或不爽、舌尖红、苔薄黄或微腻等。治疗当见微知著,谨守病机,在辨证论治的基础上,清除隐伏的湿热,即在疏肝健脾、益气活血、滋养肝肾、温补脾肾的同时,合用清热解毒除湿药,此法甚为重要,可以促使病情好转,缩短病程,减少复发。例如患者李某,患肝炎已5年,精神萎靡,面色黧黑,纳呆,便溏,脉弱,辨证为病久气血亏虚,投双补肝脾之剂,屡服少效,肝功能反复不正常,详审证情,发现患者正气虽虚,然湿热稽留未尽,表现为舌根部有白腻苔,口苦,心烦,尿黄,乃改投健脾益气与清化湿热合用,以四君子汤加蒲公英、白花蛇舌草、金钱草等治疗,病情明显好转,连续治疗两月后,肝功能基本复常,腻苔亦化,食欲增加,精神转佳。提示在本病治疗中,注意审查湿热之有无,及时给予清热利湿,至关重要,否则将贻误病情。

二、疏肝解郁是常用治法

两胁为肝经循行部位,肝藏血,主疏泄,慢性肝炎湿浊热毒伤肝,肝失疏泄,肝郁气滞,表现为胸满胁痛,时痛时止或串痛,心烦善怒,舌苔薄白,脉弦。肝气横逆犯胃,肝胃功能失调,表现为胸胁满闷或胀痛,食入不化,嗳气吞酸,腹鸣,矢气多,大便失调,舌苔白腻或黄厚,舌质正常或微红,脉弦滑。肝气横逆犯脾,致肝郁脾虚,表现为胁痛,头晕,腹胀,食后尤盛,乏力,面白,舌苔薄白,舌质淡,或边红,脉弦细。肝气郁滞,气滞则血瘀,表现为胁痛有定处,刺痛不移,胁下痞硬,舌质紫暗或有瘀斑,脉细涩。治宜疏肝理气兼和胃、健脾、活血,常选用柴胡、香附、当归、白芍、川楝子、旋覆花、代赭石、木瓜、佛手、苏梗、青皮、陈皮、郁金、丹参等。疏肝行气药大多香燥,肝为刚脏,喜润恶燥,体阴而用阳,故一般用量宜轻,中病即止,在疏肝的同时,还应配以柔润养肝血之品,以利肝用。在慢性肝炎中常用的疏肝法有:

(1)患者以胁痛为主症,伴有默默不欲饮食,心烦喜呕,口苦咽干,舌红苔黄,脉弦,多见于慢性肝炎中度者。其胁痛、心烦喜呕、口苦咽干的病机是邪正相搏留于胁下而成,虽无(或有)寒热往来,抓住病机病位之关键,掌握主症,应属于小柴胡汤证,正如《伤寒论》云:"伤寒中风,有柴胡证,但见一证便是,不必悉具",方用自拟加减小柴胡汤,组成:柴胡10g,黄芩10g,法半夏10g,党参15g,郁金15g,赤芍15g,丹参15g,蒲公英15g,虎杖15g,白花蛇舌草15g,生姜6g,大枣9g,甘草3g。方中小柴胡汤和解少阳、扶正祛邪,加郁金、赤芍、丹参调理气血,蒲公英、虎杖、白花蛇舌草加强清热解毒的功效。有黄疸者加茵陈、金钱草、车前子,肝胃不和者加香附、枳壳、佛手、瓜蒌皮,脾虚者加黄芪、白术,热重加栀子、败酱草、龙胆草,无心烦喜呕去法半夏。现代药理研究亦已证实小柴胡汤具有明显解热、抗炎、护肝、镇痛、镇静、镇咳及抗病原体、增强机体免疫功能和松弛平滑肌等多种功能。

(2)患者以胁痛为主症,伴有神疲乏力,烦躁易怒,纳差,嗳气,大便时溏,舌淡红苔薄腻,脉弦细或弱,多见于慢性肝炎轻、中度,症状迁移者。其病机主要是肝郁脾虚,属逍遥散证,方用自拟加味逍遥散:柴胡10g,当归10g,白芍15g,白术10g,茯苓10g,赤芍15g,丹参15g,郁金15g,蒲公英15g,白花蛇舌草15g,佛手10g,

甘草3g。方中柴胡疏肝解郁,当归、白芍养血柔肝,三药配合,补肝体而助肝用,恢复肝的正常生理功能,配白术、茯苓补中理脾,培土以荣木,赤芍、丹参、郁金养血活血,蒲公英、白花蛇舌草清热解毒,佛手行气,甘草和中,共成疏肝活血,健脾养血,清热解毒之效。气虚甚加黄芪、党参,便溏加薏苡仁、山药、葛根,湿热甚加茵陈、金钱草、败酱草,肝内回声增粗加泽兰、桃仁。疏肝养血健脾是恢复肝的生理功能的重要措施,本方使肝气得疏,肝血得养,脾虚得运,湿热得清,瘀血得散,则诸症可愈。

三、健脾益气以固本

湿热之邪,无论是外感还是内生,均可致脾胃功能失调。李东垣《脾胃论》指出:"内伤脾胃,百病由生。"肝病可以传脾,脾病亦可及肝。慢性肝炎,临床上可出现肝木克土,伤及脾胃的现象,而脾胃功能失调,又影响肝之藏血和疏泄功能失司,成为慢性肝病久治不愈或迁延复发的主要原因。脾胃受伤,脾失健运,临床可表现为脘腹胀痛、乏力、气短、纳差、便溏、舌淡、脉弱等。此时调理脾胃颇为重要,健脾益气能恢复已伤元气,增强祛邪能力,扶正以祛邪,阻止病邪的进一步深入。常用健脾益气药如白术、茯苓、薏苡仁、山药、白扁豆、党参、黄芪、黄精、太子参等。由于本病以正虚为本,邪实为标,故补气药物应用十分广泛,但在疾病早期邪实正不虚时,亦当慎用,用之有反使转氨酶持续不降,使病情迁延之嫌,此时应少用黄芪、党参等补气力强的药,多用白术、茯苓、山药、白扁豆等健脾利湿之品,但若已有正虚,该用而不用则又能使病情难以治愈。脾喜燥而恶湿,主运化,补脾益气时应酌加陈皮、香附、佛手、砂仁、苏梗等助运化药,藿香、佩兰、白蔻、砂仁等芳香化浊药,可起到事半功倍的疗效。

健脾益气法用于本病以脾虚为主症时,证见神疲乏力,脘闷,纳差便溏,舌质淡或有瘀点,苔薄腻,脉沉弱或涩,或有肝脾肿大,多见于慢性肝炎日久,病情基本稳定,但迁延不愈者。常用健脾益气为主,佐以活血清热解毒除湿,自拟益气活血解毒汤随症加减,组成:黄芪15~30g,白术10g,茯苓10g,薏苡仁15g,赤芍15g,丹参15g,当归10g,郁金15g,泽兰15g,佛手10g,蒲公英15g,白花蛇舌草15g,甘草3g。方中重用黄芪补脾益气为主药,气旺以促血行,配白术、茯苓、薏苡仁健脾助黄芪以益气,且可培土以护肝木,丹参、赤芍、当归养血活血,郁金行血中之气,泽兰、桃仁活血祛瘀为辅药,佛手疏肝行气,蒲公英、白花蛇舌草清热解毒,甘草调和诸药,并根据湿热隐伏的不同而酌加茵陈蒿、虎杖、金银花、土茯苓等,其中蒲公英、金银花、白花蛇舌草、土茯苓属甘淡寒之品,甘可益脾,寒可清热,正确运用,很少有损伤气阴的副作用。瘀血证明显,肝脾肿大加鳖甲、土鳖虫、穿山甲、王不留行,气虚及阳,脾肾阳虚,出现面部黧黑、畏寒肢冷者加菟丝子、巴戟天、肉苁蓉等,气虚及阴气阴两虚,伴口干潮热者加麦冬、黄精、北沙参、女贞子、枸杞子等。

四、滋阴柔肝不可忽略

肝为刚脏,主藏血,体阴而用阳。慢性肝炎常因湿热疫毒之邪久留于肝脏,损伤肝体,影响肝用;或由于在治疗过程中,过用理气、渗湿、化瘀之品耗气伤津,加之热为阳邪,最易耗气伤阴(血),可直接耗伤阴血,造成肝体失养,肝用失常,甚至子病及母,导致肝肾阴虚、阴虚邪恋之候。阴血不足,肝失濡润,筋脉失养,证见胁肋隐痛,心烦失眠,头晕目眩,眼目干涩,舌红绛少苔,口干少津,不耐劳累等。肝阴血不足是慢性肝炎迁延不愈的重要因素,又是肝病发展的必然结果,阴越伤则病越重。论治肝阴虚需顺其体用之性,重视安正祛邪,注重柔肝养阴,顺其性而悦其功,以恢复肝的疏泄和藏血功能。临床上只要见有肝阴不足的现象，一般就应及早应用柔肝养阴药，此可阻止病情发展或缩短病程。常用处方如一贯煎、二至丸、六味地黄丸、滋水清肝饮等。常用药物如北沙参、麦冬、百合、白芍、当归、五味子、女贞子、枸杞子、菟丝子、何首乌、旱莲草等。对阴虚日久者，还常用阿胶、龟甲等血肉有情之品，以滋养真阴，此外，还常需于阳中求阴，如加用巴戟天、菟丝子、肉苁蓉、淫羊藿、桑寄生、仙茅等补阳药，使"阴得阳升而源泉不竭"。

本病肝肾阴虚证多见于病程长、症状重者，预后也较差。证见形体消瘦，头晕目眩，疲乏无力，不耐劳累，肝区隐痛，腰酸腿软，失眠多梦，眼干涩，耳鸣，或有低热，口干，肝掌，皮肤有赤缕红丝，舌红绛少津少苔，脉虚弦等。治宜滋肾养肝解毒，自拟养阴活血解毒汤，组成：生地黄 15g，山药 15g，山茱萸 15g，枸杞子 15g，女贞子 15g，黄精 15g，赤芍 15g，丹参 15g，白茅根 15g，蒲公英 15g，白花蛇舌草 15g，炒麦芽 15g。方中生地黄、山药、山茱萸、枸杞子、女贞子补肝肾阴为主药，黄精益气养阴，佛手、炒麦芽行气和胃兼疏肝，使养阴而无碍胃之弊，赤芍、丹参、白茅根清热凉血活血，蒲公英、白花蛇舌草清热解毒为辅。胁痛明显加郁金、川楝子，便溏加葛根，神疲乏力加黄芪、太子参，纳差加神曲、鸡内金，湿热余邪较甚加茵陈、虎杖、败酱草，肝脾肿大加鳖甲、泽兰、土鳖虫，阴虚日久阴损及阳，出现畏寒肢冷、便溏等，还需阳中求阴，加用巴戟天、菟丝子、淫羊藿、桑寄生等。

五、正确应用活血化瘀药

慢性肝病的中医本质主要是肝血瘀阻，慢性肝炎日久，出现面部黯黑、肝脾肿大、舌质紫暗或有紫斑，皮肤有血痣赤缕等均属血瘀之表现。慢性肝病造成瘀血的病因很多，一是气滞血瘀；二是因热致瘀，《医林改错》云"疫毒在内烧炼其血，血受烧炼，其血必凝";三是因湿致瘀,湿热是病毒性肝炎的发病基础,水湿内蕴,阻于脉络,血脉不通而为瘀;四是因虚致瘀。故可以说血瘀可出现于肝病的各个过程,在慢性肝炎的各个阶段,均需酌情加用活血化瘀药。

在慢性肝炎的治疗中,活血化瘀法常因瘀血产生的主要原因不同而与其他治法合用,很少单用此法。热毒重者,用凉血活血药如赤芍、丹参、丹皮等;胁肋胀痛,精神抑郁,烦躁易怒,腹胀等肝气郁结者,常用逍遥散合四物汤加减或桃红四物汤加味等;精神不振,倦怠乏力,动则气短,食少便溏,气虚血瘀者,常用参芪四君子汤合四物汤加减;神倦怯寒,下肢浮肿,舌质淡胖,脉沉细属阳虚者,用助阳活血法,常用附子理中汤加丹参、赤芍、归尾、桃仁、红花;瘀血证而胁下痞块明显者,选用软坚活血法,用膈下逐瘀汤、鳖甲煎丸或桃红四物汤加减,或用活血软坚药土鳖虫、穿山甲、鳖甲、王不留行等;在疾病后期出现水肿或腹水者,又常用活血利水药泽兰、益母草、楮实子等。由于瘀血有轻重程度的不同,在运用活血化瘀药时,还应依据具体病情选择恰当的活血化瘀药,轻者选择作用平和之丹参、赤芍之类;较重者选用桃仁、红花、三棱、莪术等;重者选用水蛭、土鳖虫等。

病理学研究证实:病毒性肝炎尤其是慢性乙型肝炎由于病变局部出现炎性渗出,红细胞聚集,免疫细胞浸润等反应,使患者血液黏稠度升高,血流瘀滞而出现循环障碍。现代药理研究:活血化瘀药能改善毛细血管通透性,抑制血小板集聚,促进纤维蛋白的溶解,从而改善血液循环,恢复或改善病变组织、器官等血液供应。此外,活血化瘀法还有镇痛、抗炎、抗感染、解热、抑制结缔组织增生,促进增生性病变的软化和吸收,增强机体免疫功能等作用。

六、温阳化气可起沉疴

湿热毒邪蕴结是慢性肝炎发病的主要原因,临床治疗肝炎多用清热解毒,少用温补阳气者。然由于本病缠绵难愈,或过用清利之品等,损伤阳气,出现肾阳虚者亦属常见,此时病情多较复杂,常规治疗效果欠佳,辨证可见到面色灰黯或黧黑,腰酸膝软,畏寒肢冷,神疲乏力,纳差,便溏,小便清长,浮肿,耳鸣,头昏,齿摇齿衄,舌淡胖,边有齿痕,脉沉弱等,治宜配合或重用温肾助阳药,往往可收到挽救沉疴的作用。常用巴戟天、菟丝子、仙茅、淫羊藿、肉苁蓉、桑寄生、补骨脂等温而偏润、无伤阴之弊之品,阳虚甚亦用附片、肉桂、干姜等,用理中汤、茵陈术附汤等。本病虽常有湿热未尽,温药有引动内火上炎之嫌,然正如《内经》所云"有故无殒,亦无殒也",在临床上有此证即用此药,在辨证的基础上配伍运用,其疗效是可靠的,温肾可使命门火旺,蒸糟粕而化精微,激发和推动全身组织器官的生理活动,增强祛邪作用,症状也可随之改善。温阳药与清热解毒药配伍,可达到在清除湿热毒邪的同时,避免寒凉药对脾胃的损伤;温阳药与健脾药配伍,可使脾胃阳气得振,促进水谷运化,令气血生化有源;温阳药与活血化瘀药配伍,寒则凝,温则散,有助于更好发挥活血化瘀的作用;温阳药与养阴药配伍,由于阴阳互根,"阳生阴长",可使阴液得以及时补充,正如《景岳全书》云:"善补阴者,必于阳中求阴,则阴得阳升而源泉不竭"。

慢性肝炎脾肾阳虚证多见于久治不愈者,病情较重者或素体阳虚者,证见面色灰黯或黧黑,腰酸膝软,畏寒肢冷,神疲乏力,纳差,便溏,小便清长,浮肿,耳鸣,头昏,齿摇齿衄,舌淡胖,边有齿痕,脉沉弱等。治宜温补肾阳兼清毒邪,自拟助阳解毒汤,组成:巴戟天15g,菟丝子15g,仙茅15g,淫羊藿15g,黄芪15g,白术15g,枸杞子15g,女贞子15g,赤芍15g,丹参15g,佛手10g,蒲公英15g,白花蛇舌草15g,炙甘草3g。方中巴戟天、菟丝子、仙茅、淫羊藿温而偏润,无伤阴之弊,黄芪、白术益气以助阳,枸杞子、女贞子滋肾阴以助阳,使"阳得阴助而生化无穷",赤芍、丹参清热凉血活血,蒲公英、白花蛇舌草清热解毒,佛手行气,炙甘草调和诸药。阳虚甚加肉苁蓉、桑寄生、补骨脂,亦可加附片、肉桂、干姜等,阴虚甚加生地、制首乌、山茱萸等阴阳同补,湿热甚加虎杖、茵陈、败酱草等寒温并用,不仅可清除隐伏的余邪,而且还可以监制药性的温燥。

近代研究表明,肾具有调节"下丘脑—垂体—肾上腺皮质轴"和"下丘脑—垂体—甲状腺轴"的功能。肾与胸腺也有密切关联,温补肾阳药可使低下的 DNA 合成率增高,温肾药如淫羊藿、巴戟天、菟丝子均有不同程度免疫刺激作用,并可以增强细胞免疫功能。

用清热除湿解毒法治疗
慢性肝炎的经验

慢性肝炎是难治的多发病。感受湿热疫毒是发病的始动因素,机体正气不足是邪气得以入侵的病理基础,属正虚邪实证候。由于湿性缠绵,易隐伏于脏腑虚弱部位,愈久而愈藏,使临床症状错综复杂,常在肝郁脾虚、气滞血瘀、肝肾阴虚、脾肾阳虚等基础上,仍夹有湿热余邪,此时,湿热表象可以不很明显,仅表现为口干微苦,或小便黄、大便溏而不爽,或舌红、苔微黄腻等,治疗当见微知著,谨守病机,在辨证论治的基础上适当处理隐伏的湿热,此甚为重要。此外,在疾病过程中还可产生内生毒邪,是由于脏腑功能失常和气血运行障碍,使体内代谢产物不能及时排出体外,蕴积过多,而成热毒、湿毒、瘀毒、痰毒等。故在治疗慢性肝炎时常应将清热除湿解毒法贯穿于治疗的始终,只要辨证正确,用药适当,就能避免因"虚虚"而致"坏病",而可获得缩短病程减少复发的效果。

一、常用治法

1. 以清热除湿解毒为主法

它适用于慢性肝炎初起,病史偏短,全身情况好,无虚证表现,证见皮肤黄染,口苦而腻,小便黄赤,大便干或秽臭不爽,舌红,苔黄或腻,脉弦大滑数有力者。清热毒与除湿药多同时用,根据病情的不同而重点可有所不同,除湿尤为必要,因湿性滋腻,缠绵难除,湿去热孤,热邪也就随之易解,又因本病湿热常深入血分,可产生血热,故还需配用凉血活血药。自拟茵陈解毒汤随证加减,组成:茵陈15~30g,栀子10g,连翘15g,赤芍15g,丹参15g,白术10g,茯苓10g,薏苡仁15g,滑石15g,通草6g,蒲公英15~30g,虎杖15g,白花蛇舌草15g,甘草3g。方中茵陈、薏苡仁、滑石、通草清热除湿,栀子、连翘、蒲公英、虎杖、白花蛇舌草清热解毒,赤芍、丹参清热凉血活血,白术、茯苓、甘草顾护脾胃,热重加金银花、菊花、紫花地丁、败酱草、土茯苓等,湿重加白茅根、车前子、藿香、佩兰、石菖蒲等,血热重加丹皮、生地、紫草等,并时时注意中病即止。

2. 疏肝健脾解毒法

它适用于湿热毒邪侵扰肝脾,肝失疏泄脾失健运的肝郁脾虚证,证见胸胁胀闷窜痛,胸闷善叹息,倦怠乏力,气短,纳差,脘胀,便溏,舌淡或淡红,苔薄腻,脉弱或弦细等。治疗或以疏肝为主或健脾为主,佐以清热解毒除湿,常用逍遥散、柴芍四君子汤、参苓白术散、柴胡疏肝散、小柴胡汤等,酌加蒲公英、白花蛇舌草、白茅根、车前子、赤芍、丹皮、丹参等。其中逍遥散既疏肝以助肝用,又健脾养肝血以柔肝体,体用同调,刚柔相济,有助肝生理功能的恢复;小柴胡汤疏达少阳,扶正祛邪,对本病甚为适合。

3. 益气活血解毒法

肝藏血,主疏泄,肝的功能与气血运行密切相关,湿热入侵,阻遏气机,病久入络,导致肝血瘀阻,肝病传脾,脾主运化,脾虚失运,气血生化不足,而致气虚血瘀。证见神疲乏力,脘闷,纳差便溏,舌质淡或有瘀点,苔薄腻,脉沉弱或涩,或有肝脾肿大。治宜益气活血为主,佐以清热解毒除湿。自拟益气活血解毒汤随症加减,组成:黄芪15~20g,白术10g,茯苓10g,薏苡仁15g,赤芍15g,丹参15g,当归10g,郁金15g,泽兰15g,佛手10g,蒲公英15g,白花蛇舌草 15g,甘草 3g。方中重用黄芪补脾益气为主药,气旺以促血行,配白术、茯苓、薏苡仁健脾助黄芪以益气,且可培土以护肝木,丹参、赤芍、当归养血活血,郁金行血中之气,泽兰、桃仁活血祛瘀为辅药,佛手疏肝行气,蒲公英、白花蛇舌草清热解毒,甘草调和诸药,并根据湿热隐伏的不同而酌加茵陈蒿、虎杖、金银花、土茯苓等,其中蒲公英、金银花、白花蛇舌草、土茯苓属甘淡寒之品,甘可益脾,寒可清热,正确运用,很少有损伤气阴的副作用。瘀血证明显,肝脾肿大加鳖甲、土鳖虫、穿山甲、王不留行,气虚及阳,脾肾阳虚,出现面部黧黑、畏寒肢冷者加菟丝子、巴戟天、肉苁蓉等,气虚及阴,气阴两虚,伴口干潮热者加太子参、麦冬、黄精、北沙参、女贞子、枸杞子等。

4.养阴解毒法

肝为刚脏,体阴用阳,慢性肝炎常因湿热疫毒留于肝脏,损伤肝体,而使肝阴受耗;或由于治疗过程中过用理气、渗湿、化瘀之品,耗气伤津,肝体失养,肝阴不足,甚至子病及母,导致肝肾阴虚之候。证见:形体消瘦,头晕目眩,疲乏无力,不耐劳累,肝区隐痛,腰酸腿软,失眠多梦,眼干涩,耳鸣,或有低热,口干,肝掌,皮肤有赤缕红丝,舌红绛、少津、少苔,脉虚弦等。治宜滋肾养肝解毒,自拟养阴解毒汤,组成:生地黄 15g,山药 15g,山茱萸 15g,枸杞子 15g,女贞子 15g,黄精 15g,赤芍 15g,丹参 15g,白茅根 15g,蒲公英 15g,白花蛇舌草 15g,炒麦芽 15g。方中生地黄、山药、山茱萸、枸杞子、女贞子补肝肾阴为主药,黄精益气养阴,佛手、炒麦芽行气和胃,和中兼疏,使养阴而无碍胃之弊,赤芍、丹参、白茅根清热凉血活血,蒲公英、白花蛇舌草清热解毒为辅。肝肾阴血不足是慢性肝炎迁延不愈的一个重要因素,阴虚则病进,阴足则邪退,临床上只要见有肝阴不足的现象,就应及早应用此法,恢复肝体以阻止病情发展。胁痛明显加郁金、川楝子,便溏加葛根,神疲乏力加黄芪、太子参,纳差加神曲、鸡内金,湿热余邪较甚加茵陈、虎杖、败酱草,肝脾肿大加鳖甲、泽兰、土鳖虫,阴虚日久或阴损及阳,出现畏寒肢冷、便溏等,还需阳中求阴,使"阴得阳升而源泉不竭",加用巴戟天、菟丝子、淫羊藿、桑寄生等。

5.助阳解毒法

此证多见于病史较长者,多由于湿热壅滞日久伤阳,或用药过于苦寒伤阳,或患者肾阳素亏者。证见面色灰黯或黧黑,腰酸膝软,畏寒肢冷,神疲乏力,纳差,便溏,小便清长,浮肿,耳鸣,头昏,齿摇齿衄,舌淡胖,边有齿痕,脉沉弱等。治宜温补肾阳兼清毒邪,自拟助阳解毒汤,组成:巴戟天15g,菟丝子15g,仙茅15g,淫羊藿15g,黄芪15g,白术15g,枸杞子15g,女贞子15g,赤芍15g,丹参15g,佛手10g,蒲公英15g,白花蛇舌草15g,甘草3g。方中巴戟天、菟丝子、仙茅、淫羊藿温而偏润,无伤阳之弊,黄芪、白术益气以助阳,枸杞子、女贞子滋肾阴以阴中求阳,赤芍、丹参清热凉血活血,蒲公英、白花蛇舌草清热解毒,佛手行气,甘草调和诸药。阳虚甚加肉苁蓉、桑寄生、补骨脂,亦可酌用附片、肉桂、干姜等,温肾可使命门火旺,蒸糟粕而化精微,并能使脾胃健运,症状也可随之改善,阴虚甚加生地、制首乌、山茱萸等,阴阳同补,使"阳得阴助而生化无穷",湿热甚加虎杖、茵陈、败酱草等,寒温并用,不仅可清除隐伏的余邪,而且可以制约药性的温燥。

二、验案举例

例1:患者刘某,男,52岁,2008年8月14日初诊。有乙肝病毒感染史10年余,无饮酒史,1年前曾因胁痛,纳差,肝功能不正常,经某院住院治愈。近2月来时感倦怠乏力,微有右胁胀闷,食纳欠佳,口干微苦,大便溏,日1~3次,B超示:肝实质回声增粗,脾轻度肿大,门静脉内径正常,胆壁增厚;今日血生化检查:ALT

96U/L,AST 84U/L,TBIL 34.3μmol/L,DBIL 12μmol/L,ALB 35g/L,A/G 1.16,舌体淡黯微胖,舌薄苔腻,脉沉细。诊断:胁痛(慢性肝炎),肝郁脾虚兼气虚血瘀证。治宜疏肝健脾,益气活血,方用参苓白术散加减。加黄芪助益气,当归、赤芍、丹参养血活血,白茅根、车前子利水渗湿,佛手、香附、瓜蒌皮疏肝除胀。治疗1月余,患者乏力、胁胀等症时轻时重,肝功能仍反复不正常。后审察证情,发现患者正气虽虚然湿热未尽,表现为大便虽溏而不爽,口苦,心烦,尿黄,乃在上方基础上加用蒲公英、金钱草、白花蛇舌草等清热解毒除湿,扶正兼祛邪。11月4日复诊:精神转佳,食欲增加,二便正常,复查肝功能,各项指标恢复正常。

例2:患者王某,女,50岁,2006年10月20日初诊有乙肝病毒感染史15年,1月前出现头晕、口干、纳差,食后腹胀,肝功能不正常,曾服中、西护肝药,病情无好转。现症:患者形体消瘦,皮肤巩膜无黄染,头眩,乏力,纳差,腹胀,偶有鼻衄,面有红缕赤纹,口干,尿黄少,大便正常,停经已6年,舌红少苔,脉细数。血清肝功检查:ALT 86U/L,AST 119U/L,TBIL 35.3μmol/L,DBIL 12μmol/L,ALB 35g/L,A/G 1.15。B超示:肝脏形态规则,肝内光点密集,血管纹理不清晰,门脉内径1.3cm,胆囊壁增厚,脾厚4.5 cm。诊断:慢性乙肝,辨证为肝肾阴虚证。治宜滋养肝肾,凉血活血,方用一贯煎加减。加山药、山茱萸、女贞子、旱莲草加强益肾滋阴,黄芪、黄精益气,赤芍、丹参、泽兰凉血活血,佛手、炒麦芽疏肝和胃,加淫羊藿、菟丝子以阳中求阴,治疗约1月,患者病情好转不明显,肝功能仍明显不正常。细察病情,发现患者虽伤阴显著,仍夹有湿热,表现为舌虽光红而舌根部被有黄腻苔,口干且苦,心烦,尿黄,乃在上方基础上加用蒲公英、虎杖、败酱草、白花蛇舌草等兼清湿热余邪。12月24日复诊:精神转佳,口干苦消失,食纳增加,二便正常,复查肝功能恢复正常。

用补法治疗慢性乙型肝炎的体会

慢性乙型肝炎多见正虚邪实证候，多因人体正气内虚，邪气得以入侵而致病。湿热疫毒是其发病的始动因素，病位在肝，湿热隐伏肝脏，扰乱气血津液，导致气滞、血瘀、痰凝、热蕴、湿阻，这是其邪实的一面。湿热蕴结日久，损伤正气，肝病传脾，湿为阴邪，易困脾土，脾虚失运，气血生化受阻，脾虚及肾，脾肾阳虚；热为阳邪，易损肝阴，阴损及肾，肝肾阴虚，导致肝、脾、肾三脏亏虚，气血阴阳的失调，这是其正虚的一面。然总以正虚为本，邪实为标，治疗常应扶正和祛邪并重。更由于扶正可以祛邪，故在祛邪的基础上正确使用补益法，常能收到事半功倍的效果。

以现代医学的观点，普遍认为乙肝的发病受肝炎病毒和宿主两方面因素及其相互作用的影响，病毒在一定条件下引起宿主的免疫反应异常，是慢性乙肝所致的肝损伤及慢性乙肝的持续感染状态的主要环节，因此在乙肝的治疗中，针对免疫发病机制的治疗措施，越来越受到人们的重视，然而由于本病的免疫损伤机制极为复杂，至今在这方面尚无突破性的研究进展。

补法是中医学的重要治法之一，具有独特优势，已有较多科学研究证明扶助正气可以增加机体免疫功能，补益脾肾可以增强 CD_4^+，CD_8^+ 等 T 淋巴细胞和树突细胞的功能。故正确应用补法，调节脏腑气血阴阳的失调，增强其免疫调控功能，可能在本病的治疗中有其特殊重要性。

一、应用补益法的注意点

1. 要在辨病论治的基础上应用补法，要认真了解患者的病程长短、临床症状及舌、脉等，如病程短，体质壮实，舌红苔厚腻，脉实有力，多属疾病的早期或活动期，邪实而正不虚，就应祛邪为要，此时若盲目进补，反可使病程迁延，不利疾病的康复。

2. 大多数病人属正虚和邪实同时存在，则应扶正与祛邪同时应用，就应分析邪正两方面的消长盛衰，根据辨证确定虚实的孰多孰少而确定补益药味数量的多少和轻重，扶正以健脾、养肝益肾为主，祛邪则多为清热解毒，活血化瘀，祛痰浊等。又因慢性乙肝病程长，往往表现为气血阴阳俱虚，或肝脾两虚或肝肾两虚等，并且在不同的病理阶段有所偏重，或可互相转换，故往往需要用不同的补法，或多种补益药同时应用，或补法配合不同的祛邪药。

3. 由于本病邪毒内蕴是始动因素，邪毒蕴伏血分，有时邪实可以表现得不很明显，只表现出正虚的一面，此时只要病情许可，仍应酌情配伍一二味清热解毒或祛邪之药，有防止病情反复或湿热复燃的作用。

二、补益法的具体应用

1. 健脾益气法

肝病容易传脾，脾胃为后天之本，气血生化之源。脾为湿困，运化失司，出现脾虚症状，表现为神疲乏力，身倦肢懒，少气懒言，面色萎黄，肠鸣便溏等，治以健脾益气，常用参苓白术散，四君子汤加减，常用药物黄芪、党参、太子参、白术、茯苓、山药等，补气健脾以祛邪外出。脾胃同主中焦，脾升胃降共同完成运化任务，故健脾应脾胃同治，可加制半夏、苍术、厚朴、陈皮、鸡内金等化湿和胃之药，使脾恢复健运，湿邪得化，胃气得升，脾气得降。脾胃的升降有赖于肝的疏泄功能，如《素问·宝命全形论》所讲"土得木而达"，故健脾还应配合疏肝行气药，常加用柴胡、白芍、香附、郁金、青皮等，脾气旺，气血充足，肝木得以滋养，肝的疏泄功能也自然得以恢复，所谓"脾实则肝自愈"。在本病过程中肝郁脾虚亦是最常见的证型。

在肝病患者中有时还可见到脾阳虚的症状，甚者可出现脾肾阳虚，证见形寒肢冷，少气乏力，腰膝酸软，脉沉迟，究其病因，一是素体阳虚，或受湿毒之邪，寒湿困遏，脾阳不振，二是由于误治，过用清热寒凉之剂，伤及脾阳，此时还应选用干姜、肉桂等温补脾阳。此外脾有脾阴脾阳，脾阴是脾脏功能的物质基础，与脾阳相互协调共同完成脾脏的运化升降功能，脾阴虚是指脾的营血津液不足而致的运化失常，临床表现为口干唇燥，食少便干，形体消瘦，肌肤甲错，腹中隐隐灼痛，嘈杂似饥，手足心热等，治疗常用玉竹、石斛、黄精、太子参等滋养脾阴以助脾运。

2. 滋养阴血法

肝藏血，体阴而用阳，其性刚。血属阴，肝的阴血充足，使肝体柔润，才能逐其疏泄条达之性。肝病发展至一定程度，肝体受损可出现肝血不足和肝阴虚的表现。肝血不足：证见面色无华，眩晕耳鸣，爪甲不荣，肢体麻木，月经不调，舌淡，脉沉细涩等。养肝血常用方剂四物汤、当归补血汤，药如当归、白芍、鸡血藤、制首乌、阿胶、黄芪等，当归甘温辛散，既补血又能活血化瘀、行气止痛，在便溏时慎用或者减量，白芍补血敛阴缓急止痛，平抑肝阳而柔肝，在肝区痛时常用大剂量，鸡血藤祛瘀血而生新血，养血活血疏利经脉。何首乌不寒不燥亦不滋腻，平补肝血。由于气血具有相互滋生，相互依存的作用，故补血常须与补气同用，常配合黄芪、党参、白术、茯苓等。由于慢性肝病血虚与血瘀常同时存在，"气行则血行""祛瘀则生新"，故养血应当与养血活血药和行气活血药同用，养血活血药如丹参、赤芍、桃仁、红花、川芎、丹皮等,行气常用佛手、香附、郁金等。

肝阴不足证见肝区隐痛,绵绵不休,腰膝酸软,口干目涩,五心烦热,失眠多梦,小便量少,大便秘结,舌红少苔少津或有裂纹,脉沉细数等。肝阴不足在本病甚为常见。是本病迁延不愈的重要原因之一,治宜补肝阴养肝体,常用一贯煎、二至丸、六味地黄丸等,肾阴肝血同源,《类证治裁》所谓"凡肝阴不足,必得肾水以滋之",滋水涵木,木得滋荣,常用北沙参、枸杞子、白芍等养阴柔肝,首乌、黄精、生地、女贞子、墨旱莲、楮实子等滋补肾精,以补肾精而实肝体。《内经》有肝不足"以酸补之"的说法,更可加用木瓜、乌梅、酸枣仁、五味子、甘草等酸甘化阴。又根据阴阳互根互用,善补阴者必于阳中求阴的理论,故在补阴时酌情加用巴戟天、淫羊藿、菟丝子等滋润之药,可使阴得阳助而源泉不竭。在养血柔肝、滋养阴血的基础上,针对湿热气滞血瘀等病理变化,临床随症加减配合清热解毒疏肝理气及活血通络之品,可使病情获得好转。然应避免香燥及破血之药耗伤阴血。

3.补肾温肾法

肾藏元阴元阳,为脏腑机能活动之本。所谓"五脏之伤,穷必及肾,轻伤肾气,重伤肾阳"。在本病演变过程中常可见肾虚的症状,如乏力、神疲、头晕耳鸣、腰膝酸软、面部黧黑、畏寒、遗精、阳痿或月经不调等,舌象可见舌苔薄白、舌质淡胖、舌边有齿痕,脉象细弱等。常见于病程较久,肝功能反复异常,经多种治疗效果欠佳者,久病及肾,穷必及肾,此时用补肾温肾法常可获得较好疗效。常用药巴戟天、淫羊藿、桑寄生、菟丝子、肉苁蓉、仙茅、怀牛膝、补骨脂等增补元阳以温化湿毒,一般少用附子、肉桂、干姜等大辛大燥之药,而选用滋养肾阳,温而不燥之药以达温而不热,润而不燥,温肾而暖肝阳,温阳而不伤肝体,同时根据阴阳互根的理论,配伍枸杞子、熟地、山茱萸、生地、何首乌等补肾阴药,以求"阴助阳生而生化无穷",且能制约其温燥之性。此外,根据精气互生之理,配合四君子汤或黄芪等益气。同时,考虑到慢性乙肝常有湿热未尽的一面,故在温肾基础上再配伍清热解毒药如黄连、虎杖、蒲公英、白花蛇舌草、黄芩等。如果病情处于活动期而以湿热重或邪实为主,则以清化为主,减少温肾的药物,待湿热势挫,复以温肾为主。

三、验案举例

例1:患者张某,男,33岁,2012年6月20日初诊。有乙肝病毒感染史10年余,无饮酒史,两年前曾因肝功能不正常,在某院住院治愈。此次于今年4月底出现乏力、纳差、厌油,5月初查肝功能:ALT 1323U/L,AST 666U/L,TBIL 338μmol/L,入某院诊断为慢加急性肝衰竭,人工肝治疗3次,1周前出院,出院时肝功ALT 124U/L,AST 123U/L,TBIL 239.2μmol/L。现症:搀扶入室,虚弱貌,面目黄染,语音低微,恶心呕吐,已数日未进食,胃脘作胀,大便未解,舌淡胖,苔白腻,脉沉弱。诊断:瘟黄,脾胃气虚,胃气已伤。患者不愿住院治疗。患者经人工肝、中西药祛邪等,攻伐过度,元气大伤。治宜急扶其正,保得一分胃气才有一分生机,然后再祛邪。处方:六君子汤加味,党参20g,白术15g,茯苓15g,陈皮10g,法半夏10g,黄芪30g,藿香15g,旋覆花(包煎)15g,炒麦芽15g,炙甘草5g。4剂。浓煎分次缓缓服用。

6月24日复诊:服药4剂后病情明显好转,已无恶心呕吐,能进食稀粥少许,仍面黄,腹胀,大便溏,日2次,舌脉同前。治疗仍以健脾益气为主,开始酌加祛邪药。上方去藿香、旋覆花加茵陈15g,金钱草15g,夏枯草15g。10剂。

7月3日复诊:病情进一步好转,饮食明显增加,精神转佳,仍腹胀,二便正常,舌脉同前。今日查肝功能:ALB 36g/L,GLB

32g/L，ALT 46U/L，AST 41.3U/L，TBIL 53.3μmol/L。B超示:肝脏形态规则,肝内光点密集,血管纹理清晰,门脉内径1.3cm,胆囊壁增厚,脾不大,无腹水征象(读化验单后患者大喜)。治宜疏肝健脾兼祛邪,处方:四逆散合四君子汤加黄芪、金钱草、夏枯草、赤芍、丹参。随症加减。

8月16日复诊:病情更有好转,精神转佳,食纳恢复,无明显腹胀,面目无黄染,舌淡苔薄白,脉沉弦。今日肝功ALB 38g/L，GLB 30g/L，ALT 41U/L，AST 38.2U/L，TBIL 26.1μmol/L。治疗续用上方加减。

9月10日复诊:病情稳定,精神食欲正常,复查肝功能各项指标全部正常,患者已恢复工作。

例2:王某,女,38岁,2010年11月2日初诊。主诉:发现乙肝8年,反复肝功能不正常3月余。现症:乏力,腰膝酸软,头眩,右上腹隐痛,纳差,口干苦,潮热,畏寒,大便溏,小便黄,脉弦细,舌淡苔白腻。今日肝功能:ALB 38g/L，GLB 31g/L，ALT 212U/L，AST 156U/L，TBIL 20.9μmol/L，DBIL 8.6μmol/L。B超示:肝脏形态规则,肝内光点密集,血管纹理不清晰,门脉内径1.2cm,胆囊壁增厚。辨证脾肾亏虚,肾阴阳失调,湿热未尽。治宜益气补肾兼清湿热。处方:黄芪30g,白术10g,女贞子15g,墨旱莲15g,淫羊藿15g,菟丝子15g,巴戟天15g,赤芍15g,丹参15g,泽兰15g,蒲公英15g,虎杖15g,白花蛇舌草15g,炙甘草5g。方中黄芪、白术益气,女贞子、墨旱莲滋补肾阴,淫羊藿、菟丝子、巴戟天温补肾阳,赤芍、丹参、泽兰活血凉血,蒲公英、虎杖、白花蛇舌草清热解毒,炙甘草调和诸药。20剂。

11月30日复诊:精神好转,仍感腰膝酸软,右上腹隐痛,口干苦,潮热,畏寒,饮食尚可,二便正常,舌淡苔白腻,脉弦细。今日肝功能:ALB 40g/L，GLB 32g/L，ALT 154U/L，AST 96U/L，TBIL

22.4μmol/L,DBIL 8.4μmol/L。病情已有好转,舌脉同前,仍以益气补肾为主,兼清余邪,上方加郁金 15g,金钱草 15g。14 剂。

2011 年 1 月 15 日三诊:患者服上方后病情逐渐改善。精神食欲好转,仍感下肢酸软,无腹痛,潮热,睡眠欠佳,口干,微畏寒,二便正常,脉弦细,舌淡红,苔薄白。今日肝功能:ALB 42g/L,GLB 32g/L,ALT 45U/L,AST 38U/L,TBIL 20.6μmol/L ,DBIL 7.6μmol/L。病情已稳定,处方:黄芪 30g,白术 10g,女贞子 15g,墨旱莲 15g,菟丝子 15g,五味子 10g,赤芍 15g,丹参 15g,泽兰 15g,蒲公英 15g,郁金 15g,白花蛇舌草 15g,炙甘草 5g,以巩固疗效。

治疗肝硬化经验

引起肝硬化的病因很多,有病毒性肝炎、慢性酒精中毒、药物性或中毒性肝损害、遗传代谢性疾病、胆汁淤积及循环障碍性疾病等,其中病毒性肝炎及酒精中毒为主要原因。

一、病因病机

肝硬化属中医学"积聚""鼓胀"范畴。肝藏血、主疏泄、喜条达,肝的功能与气血运行密切相关。肝炎病毒属祖国医学"疫毒"范畴,为湿热之性。湿热入侵,阻遏气机,肝气郁结,病久入络,导致肝血瘀阻;肝病传脾,可致肝郁脾虚,脾主运化,为气血生化之源,脾虚失运,气滞血瘀,可促使胁下包块形成,而成积聚。气滞血瘀,脉络滞塞,则血行不利化而为水;脾虚则不能化生气血、输布精微以濡养脏腑,脾失运化,斡旋无力,则水湿停聚腹中;终因瘀血水邪停聚中焦,清浊相混而成鼓胀;肝脾久病及肾,肾为水脏,肾失开阖,水道不利,则鼓胀愈甚。故湿热阻滞是肝炎肝硬化的根本病因,气虚血瘀是本病基本病机,久病不愈,可致肝肾阴阳虚损。故本病病位在肝,涉及脾、肾。病理机制总属本虚标实、虚实错杂,肝脾肾亏虚为本,气滞血瘀水停为标。

二、辨证论治

本病的辨证,应分清受损的脏腑部位和病情的正虚和邪实。

邪实以湿热内蕴、肝郁气滞、瘀血阻络、水湿内停为主。正虚以脾虚、气阴两虚、肝肾阴虚、脾肾阳虚为主。由于病程冗长，病机繁杂，正虚邪实和血瘀湿热等常不能截然分开，往往虚中有实，实中有虚，因此治疗应在遵循基本治法的基础上，根据邪正主次而随证加减用药。

1. 用药规律

湿热内蕴者：证见身目黄染，胸闷，纳呆，口干，口苦，小便短赤，舌红苔厚腻，脉弦滑，化验检查常有血清转氨酶升高；治宜清热除湿解毒，常用茵陈、栀子、大黄、黄柏、蒲公英、龙胆草、金钱草、虎杖、金银花、连翘、赤芍、丹皮等。

肝气郁结者：证见胁痛阵作，似撑似窜，胸闷腹胀，脉弦；治宜疏肝行气，恢复肝的疏泄功能，常用柴胡、白芍、枳壳、当归、郁金、佛手、苏梗、香附、青皮、陈皮等。

肝络血瘀者：证见胁肋刺痛、胀痛或持续性痛，面色灰黯，皮肤有红丝赤缕，腹部青筋暴露，肝脾可扪及肿大，舌黯或有瘀斑，脉弦或涩；治宜活血通络，软坚散积，常用赤芍、丹参、红花、桃仁、泽兰、茜草、川芎、鳖甲、土鳖虫、穿山甲等。

水湿内停者：证见腹部膨隆，腹胀腹水，下肢浮肿，或有胸水，治宜淡渗利水，常用白术、茯苓、猪苓、泽泻、桑白皮、冬瓜皮、白茅根、车前子等，或行气利水用大腹皮、青皮、陈皮、厚朴、槟榔、陈葫芦等，或活血利水用泽兰、益母草、牛膝等，一般不用峻泻逐水药如黑白丑、甘遂、大戟、芫花，以免重伤正气。

脾气亏虚者：证见疲乏无力，四肢倦怠，声音低怯，面目虚浮，纳差便溏，动则气促，舌胖有齿痕，脉沉或无力；治宜益气健脾、培土以荣木，并推动气血水的运行，常用黄芪、党参、太子参、白术、茯苓、薏苡仁、山药、白扁豆、黄精、黑豆等。

肝肾阴虚者：证见口干，潮热，五心烦热，消瘦，尿黄，舌红少津少苔,脉弦细;治宜滋养肝肾以恢复肝体,常用生地、山药、山茱萸、沙参、麦冬、女贞子、枸杞子、旱莲草等。

脾肾阳虚者:证见面色晦暗,疲乏无力,四肢倦怠,声音低怯,畏寒,纳差便溏,动则气促,面目虚浮,水湿难以消退等,多见于疾病的晚期,舌胖有齿痕,脉沉无力;治宜温肾以固本,温阳以化气利水,又因肝为刚脏,阴体易伤,且本病常有湿热残留,故多用温而不燥的淫羊藿、巴戟天、肉苁蓉等,阳虚甚者或用附片、肉桂等,或温阳药与滋阴药同时应用,相互制约,相得益彰。

2. 经验方

作者根据肝炎肝硬化临床常见证型,通过数十年临床实践,拟定治疗本病经验方:

(1)益气活血汤

组成:黄芪 15~30g,白术 10g,茯苓 10g,薏苡仁 15g,山药 15g,赤芍 15g,丹参 15g,当归 10g,郁金 15g,泽兰 15g,桃仁 10g,鳖甲 15g,甘草 3g。

功用:益气活血,软坚散结。

方解:方中重用黄芪补脾益气为主药,气旺以促血行,配白术、茯苓、薏苡仁、山药健脾助黄芪以益气,且可培土以护肝木,丹参、赤芍、当归养血活血,郁金行血中之气,泽兰、桃仁活血祛瘀,鳖甲咸寒入肝脾,软坚散结,均为辅药,甘草调和诸药。

主治:慢性肝炎、肝纤维化、肝硬化、气虚血瘀证。临床表现:神疲乏力,脘闷,纳差便溏,舌质淡或有瘀点,苔薄腻,脉沉弱。

(2)加味茵陈四苓汤

组成:茵陈 30g,白术 15g,茯苓 15g,猪苓 15g,泽泻 15g,大腹皮 15g,陈皮 10g,赤芍 15g,丹参 15g,泽兰 15g,金钱草 15g,蒲公英 15g,白花蛇舌草 15g,甘草 3g。

功用:清热利湿,行气活血,利水退黄。

方解:方中茵陈清热利湿,白术、茯苓、猪苓、泽泻健脾淡渗利水,赤芍、丹参、泽兰、益母草凉血活血利水,大腹皮、陈皮行气利水,金钱草、蒲公英、白花蛇舌草清热解毒除湿,甘草调和诸药。

主治:肝硬化腹水、脾虚湿盛、水热蕴结证。临床表现:神疲乏力,腹胀纳呆,双下肢浮肿,或有身、目黄染,小便黄,舌质淡,苔黄腻,脉滑。

(3)养阴益气活血利水汤

组成:生地黄15g,山药15g,山茱萸15g,枸杞子15g,女贞子15g,黄精15g,黄芪30g,当归10g,赤芍15g,丹参15g,泽兰15g,益母草30g,淫羊藿15g,菟丝子15g,炒麦芽15g。

功用:滋养肝肾,活血化瘀。

方解:生地黄、山药、山茱萸、枸杞子、女贞子平补肝、脾、肾阴,尤以滋肝肾阴为主,当归、赤芍、丹参,养血凉血活血,黄芪、黄精益气,淫羊藿、菟丝子温肾阳,阳生则阴长,益母草、泽兰活血化瘀利水,麦芽行气和胃,使养阴而无碍胃之弊。

主治:肝硬化肝肾阴虚证。临床表现:形体消瘦,头晕目眩,疲乏无力,不耐劳累,肝区隐痛,腹胀纳呆,双下肢浮肿,腰酸腿软,眼干涩,口干,舌淡红或红绛少津少苔,脉弱或虚弦等。

3.典型案例

例1:赵某某,男,50岁。2009年6月初诊。主诉:乙肝标志物异常10年,反复右胁疼痛2月,曾在某医院诊断为肝硬化,住院经保肝、抗炎等治疗(具体用药不详),临床症状和生化指标好转后出院。出院后在家服药和休息,但右胁疼痛反复发作。现症:右胁隐痛,疲倦,四肢酸软,纳寐尚可,二便自调,舌质红,苔微厚,脉沉细。CT提示:肝硬化、脾大。查肝功能:ALB 32.5g/L,GLB 35.2g/L,ALT 82U/L,AST 62U/L,其余指标正常。诊断:积聚,证属肝气郁结,气虚血瘀夹湿热。治拟疏肝健脾,益气活血,兼清热利湿,方用益气活血汤加减。处方:柴胡10g,白芍20g,太子参15g,白术10g,茯苓10g,薏苡仁15g,黄芪15g,白茅根15g,泽兰15g,赤芍15g,丹参15g,蒲公英30g,鳖甲15g,金钱草15g,白花蛇舌草15g,甘草5g,7剂,水煎服,每日1剂。二诊右胁偶有刺痛,放射至右腰部,其余症状好转,舌红,苔薄黄,脉沉细。上方去柴胡、白芍,加桃仁增强活血化瘀之力。守方加减调治1月余,胁痛痊愈,复查肝功能:ALB 34.5g/L,GLB 33.2g/L,ALT 48U/L,AST 40U/L,其余指标正常。

按:肝藏血、主疏泄、喜条达,肝的功能与气血运行密切相关,湿热入侵,阻遏气机,肝气郁结,病久入络,导致肝血瘀阻;肝病传脾,可致肝郁脾虚,脾主运化,为气血生化之源,脾虚失运,气滞血瘀,可促使胁下包块形成;故气虚血瘀是慢性肝病常见的证候,治宜疏肝健脾,益气活血,兼清热利湿。益气活血汤主之。方中黄芪补脾益气为主药,气旺以促血行,配白术、茯苓、薏苡仁健脾助黄芪以益气,且可培土以护肝木,丹参、赤芍养血活血,泽兰活血祛瘀,鳖甲咸寒入肝脾,软坚散结,均为辅药,佛手行气消痞,蒲公英、白花蛇舌草清热解毒,车前子利水而不伤阴,白茅根活血利水,金钱草清热利湿,甘草调和诸药。由于患者初诊时胁痛明显,加柴芍以疏肝止痛,二诊胁痛已减,仍以益气活血为主。

例2:黄某,女,54岁。2008年10月初诊。主诉:腹胀纳呆,乏力,厌油2月余,曾在当地某医院诊治,服用中西药(药名不详),诸症日渐加重。现症:痛苦表情,神清,皮肤黏膜及巩膜黄染,纳差,食后腹胀难忍,尿黄少,大便溏,日2次,胸部有数个血痣,腹膨隆,腹围106cm,有移动性浊音,肝、脾肋下可触及,舌淡红,苔薄黄腻,脉弦滑。B超示:肝硬化伴中度腹水,门静脉内径1.4cm,肝脾肿大;肝功能示:ALT 128U/L,AST 98U/L,ALB 35.5g/L,A/G 0.82,TBIL 84.5μmol/L,DBIL 22.5μmol/L,乙肝标志物 HBsAg

(＋),HBeAg(＋),HBcAb(＋)。诊断:鼓胀(肝硬化腹水),证属湿热内蕴,气滞血瘀水停。治拟清热利湿,行气活血,利水退黄,方用加味茵陈四苓汤加减,处方:茵陈30g,白术15g,茯苓15g,猪苓15g,泽泻15g,大腹皮15g,陈皮10g,赤芍15g,丹参15g,泽兰15g,金钱草15g,败酱草15g,蒲公英15g,白花蛇舌草15g,虎杖15g,黄芪15g,水煎服,每日1剂。服药1周后,身目黄染均有所下降,尿量日渐增多,腹胀减轻,腹围明显缩小,胃纳增加;药已中病,原方去金钱草加益母草30g,连服月余,复查肝功能基本趋于正常,B超示未见腹水,随访6月无复发。

按:本例鼓胀病腹水、腹胀较甚,虚中夹实而实邪显著,属气滞血瘀水停兼湿热内蕴,纳差、乏力、舌淡为兼有脾气虚,治宜清热利湿、行气活血、利水退黄祛其标实,并酌情扶正,方用茵陈四苓汤加味,方中白术、茯苓、猪苓、泽泻健脾淡渗利水,赤芍、丹参、泽兰、益母草凉血活血利水,大腹皮、陈皮行气利水,金钱草、败酱草、蒲公英、白花蛇舌草、虎杖清热解毒除湿,加黄芪顾护正气,补土以荣木,并监制药性的寒凉。总使湿热得除,气血水消散,肝脾得养,病情及时控制。

例3:胡某,男,70岁,2006年10月初诊。主诉:3月前出现腹胀纳呆,双下肢浮肿,在某医院诊断为肝硬化腹水,曾用护肝药、利尿剂、输注白蛋白等,病情无好转而来院求治。现症:患者面部晦暗,形体消瘦,倦怠乏力,皮肤巩膜无黄染,腹部稍膨隆,纳差,食后腹胀,偶有鼻衄齿衄,双下肢膝以下凹陷性水肿,口干苦,尿黄少,大便正常,舌红苔薄黄,脉细数。肝功能检查:ALT 66U/L,AST 89U/L,TBIL 38.5μmol/L,DBIL 15μmol/L,ALB 25g/L,A/G 0.68。B超检查:肝脏右叶缩小,形态欠规则,表面呈锯齿状,肝内光点粗大密集,血管纹理不清晰,走向弯曲,门脉内径1.5cm,脾厚5.5cm,腹内可见液性暗区,最深约5cm。诊断:鼓胀(肝硬化腹水),证属肝肾阴虚,气阴两虚,气滞血瘀,水湿内停。治宜滋养肝肾,益气通络,利水消肿,方用自拟养阴益气活血利水汤加减,组成:生地15g,山药15g,山茱萸15g,女贞子15g,枸杞子15g,黄芪15g,黄精15g,菟丝子15g,大腹皮10g,赤芍15g,丹参15g,泽兰15g,益母草20g,鳖甲15g,蒲公英15g,白花蛇舌草15g,日一剂。服药10剂后,精神显著好转,腹胀减轻,小便增加,口略干,无衄血,舌质红,苔少,脉弦细,原方去大腹皮加佛手15g,10剂。病情继续好转,随症加减治疗2月后,精神明显好转,食纳增加,二便正常,下肢无水肿,除偶有腹胀外,余无不适,复查肝功能:ALT 32U/L, AST 30U/L,ALB 32g/L,GLB 31.5g/L,TBIL 17.8μmol/L,B超:肝脏缩小,肝右叶10.7cm,肝实质光点粗大密集,门脉内径1.2cm,脾厚5.5cm,无腹水症。

按:本例鼓胀病日久,肝脏缩小,肝体用均受损,肝脾肾亏损,气阴两虚,且又兼血瘀水停,属虚中夹实而以正虚为主者,治疗应扶正为主,在扶正的基础上兼以祛邪,用自拟养阴益气活血利水汤加减。方中生地、山药、山茱萸、枸杞子滋养肝肾,黄芪、黄精补脾益气,菟丝子补阳以助阴,大腹皮行气利水,赤芍、丹参、泽兰、益母草养血活血利水,鳖甲软坚散积,甘草调和诸药,又因患者舌红、口干苦,为水湿长期不化有化热趋势,故加蒲公英、白花蛇舌草清热除湿,经随症加减治疗2月余,获得满意疗效。在临床中体会到:肝病日久肝体失养而致肝肾阴虚,为肝硬化后期常见的证型,采用滋水涵木、培土抑木、气阴同治等法,解决肝阴不足这一主要矛盾,甚为重要。

肝硬化腹水证治思路

肝硬化腹水形成的原因众多,如病毒性肝炎、酒精或非酒精性脂肪性肝病、药物或毒物损伤、胆汁淤积、自身免疫性肝病、血吸虫感染、肝脏血液循环障碍等,尤以病毒性肝炎后肝硬化最为常见。临床症状除腹水外,往往伴有门脉高压、脾大、肝功能不全等。本病属中医学"鼓胀"病范畴,正如《灵枢·水胀》云:"鼓胀何如?……腹胀身皆大,大与肤胀等也,色苍黄,腹筋起,此其候也",对其症状进行了精确描述。

中医学认为,本病病位在肝,涉及脾、肾。其发生多由于机体正气虚弱、病毒侵袭等,使肝失疏泄,横逆乘脾;肝郁日久气滞血瘀,脉络滞塞,则血行不利化而为水;脾虚则不能化生气血、输布精微以濡养脏腑,脾失运化,斡旋无力,则水湿停聚腹中;终因瘀血水邪停聚中焦,清浊相混而成鼓胀;肝脾久病及肾,肾为水脏,肾失开阖,水道不利,则鼓胀愈甚。故本病病理机制总属本虚标实、虚实错杂之病症,肝脾肾亏虚为本,气滞血瘀水停为标。正如《医门法律》所言:"胀病亦不外水裹、气结、血凝"。

本病的辨证,应分清受损的脏腑部位和病情的正虚和邪实。邪实以肝郁气滞、瘀血阻络、水湿内停为主,由肝炎引起的肝硬化还常伴有湿热内蕴。正虚以脾虚、气阴两虚、肝肾阴虚、脾肾阳虚为主。由于肝硬化腹水病程冗长,病机繁杂,正虚邪实和血瘀湿热等常不能截然分开,往往虚中有实,实中有虚,因此治疗应在遵循基本治法的基础上,根据邪正主次而随证加减用药。湿热内蕴者:证见黄疸,胸闷,纳呆,口干,口苦,小便短赤,舌红苔厚腻,脉弦滑,化验检查常有血清转氨酶升高;治宜清热除湿解毒,毒邪不除,腹水难消,常用茵陈、栀子、大黄、黄柏、蒲公英、龙胆草、金钱草、虎杖、金银花、连翘、赤芍、丹皮等。肝气郁结者:证见胁痛阵作,似撑似窜,胸闷腹胀,脉弦;治宜疏肝行气,恢复肝的疏泄功能,常用柴胡、白芍、枳壳、当归、郁金、佛手、苏梗、香附、青皮、陈皮等。肝络血瘀者:证见胁肋刺痛、胀痛或持续性痛,面色晦暗,皮肤有红丝赤缕,腹部青筋暴露,肝脾可扪及肿大,舌黯或有瘀斑,脉弦或涩;治宜活血通络,软坚散积,常用赤芍、丹参、红花、桃仁、泽兰、茜草、川芎、鳖甲、土鳖虫、穿山甲等。水湿内停者:证见腹部膨隆,腹胀腹水,下肢浮肿,或有胸水,治宜淡渗利水,常用白术、茯苓、猪苓、泽泻、桑白皮、冬瓜皮、白茅根、车前子等,或行气利水用大腹皮、青皮、陈皮、厚朴、槟榔、陈葫芦等,或活血利水用泽兰、益母草、牛膝等,一般不用峻泻逐水药如黑白丑、甘遂、大戟、芫花,以免重伤正气。脾气亏虚者:证见疲乏无力,四肢倦怠,声音低怯,面目虚浮,纳差便溏,动则气促,舌胖有齿痕,脉沉或无力;治宜益气健脾、培土以荣木,并推动气血水的运行,常用黄芪、党参、太子参、白术、茯苓、薏苡仁、山药、扁豆、黄精、黑豆等。肝肾阴虚者:证见口干,潮热,五心烦热,消瘦,尿黄,舌红少津少苔,脉弦细;治宜滋养肝肾以恢复肝体,常用生地、山药、山茱萸、沙参、麦冬、女贞子、枸杞子、旱莲草等。脾肾阳虚者:证见面色晦暗,疲乏无力,四肢倦怠,声音低怯,畏寒,纳差便溏,动则气促,面目虚浮,水湿难以消退等,多见于疾病的晚期,舌胖有齿痕,脉沉无力;治宜温肾以固本,温阳以化气利水,又因肝为刚脏,阴体易伤,且本病常有湿热残留,故多用温而不燥的淫羊藿、巴戟天、肉苁蓉,阳虚甚者用附片、肉桂、干姜等,或温阳药与滋阴药同时应用,相互制约,相得益彰。

脂肪肝治疗初探

脂肪肝是由多种疾病或病因引起的肝脏脂肪代谢紊乱,肝细胞对脂质摄取增加而氧化减少,导致肝细胞内脂肪蓄积的一种肝病。随着我国经济的发展,国民生活水平的提高,饮食习惯、环境因素等的改变,脂肪肝的发病率逐年增加,且发病年龄趋于年轻化。从病因上脂肪肝有酒精性和非酒精性两大类。临床起病隐匿,即使已发生脂肪性肝炎,症状仍可缺如,有症状者多表现为肝区隐痛不适、腹胀、乏力、纳差等,肝B超有助诊断,可见肝区近场弥漫性点状高回声,远场衰减,肝内管道结构显示不清,肝轻度或中度增大,边缘变钝等,肝功能可见 ALT、γ – GT 等升高。治疗上西药降脂药物如贝特类、他汀类、胆酸、蛋氨酸、烟酸类等,疗效尚有异议,有些药物还对肝功有损害。中药复方在降低血脂、恢复肝功能、回缩肝脏方面均已证明有一定疗效,是中医药治疗的优势所在。

一、对脂肪肝中医病机的认识

脂肪肝在中医学无相对应的病名,可归为"胁痛""肝积""痞满"等范畴。其成因古代已有论述,《临证指南医案》云:"而但湿从内生者,必其人膏粱酒醴过度。"《古今医鉴》有:"胁痛者……若因暴怒伤触,悲哀气结,饮食过度,冷热失调……或痰积流注于血,与血相搏,皆能为痛",又有"肥人多湿""体胖多痰"等,其病因可概括为过食肥甘厚味,酒食碍胃,或久卧久坐,体丰痰盛,或七情内伤,或先天禀赋异常等,导致脾运化无权,肝疏泄失职,水谷精微不能正常输化,水湿内停,痰浊内生,气滞血瘀,湿痰瘀互结于肝而成。肝脾是受损的主要脏腑,但由于五脏相关,肾为脏腑阴阳之本,生命之源,故与肾的功能失调亦密切相关,可由肾虚而致肝脾失调,或肝脾失调久而及肾。临床上因痰瘀轻重的不等,热化或寒化的不同,肝郁脾虚或肾阴肾阳虚损的差异,变证甚多,病情多虚实夹杂。总以肝脾肾虚为本,痰阻气滞血瘀为标,治宜泄浊化痰,活血化瘀,运脾疏肝,恢复肝脾的功能,并根据肝脾肾受累及气血阴阳亏损的不同而随证施治。

二、自拟治疗脂肪肝经验方

1. 祛痰活血汤

组成:陈皮 10g,茯苓 15g,姜半夏 10g,苍术 15g,白术 10g,薏苡仁 15g,泽泻 15g,郁金 15g,丹参 15g,山楂 15g,香附 10g,佛手 10g,甘草 3g。

功用:泄浊化痰,运脾疏肝。

主治:脂肪肝痰瘀阻滞证。证见胸胁胀满,肝区闷痛,嗳气吞酸,怠惰嗜卧,肢体沉重,体胖,舌苔厚腻,脉弦缓。

方解:本方取二陈汤加减而成,方中姜半夏燥湿化痰,陈皮行气化痰,茯苓健脾利湿化痰,苍术燥湿健脾,白术、薏苡仁、泽泻健脾渗湿泄浊,郁金、丹参、山楂活血化瘀,香附、佛手疏肝行气和胃,甘草甘缓和中,诸药合用,有泄浊化痰,运脾疏肝的作用,使痰浊得化,瘀血得行,气机调畅,肝脾复健,改善脾胃运化功能,使"水精四布,五经并行"(《素问·经脉别论》),则痰浊瘀血无由生聚,血脂也就自然下降。若舌质淡,脉弱,便溏,属脾虚甚者,酌加黄芪、党参、太子参、山药;胸胁胀痛,肝郁甚者,酌加柴胡、白芍、枳壳、苏梗;舌红,苔腻,脉数,湿浊化热者,酌加茵陈、金钱草、虎杖、蒲公英、黄连、黄芩、荷叶;舌黯,脉涩,或胁下有痞块(肝脾肿大),酌加王不留行、鳖甲、莪术、泽兰;舌红少津、口干见肝肾阴虚者,去半夏、苍术,加枸杞子、何首乌、决明子、生地黄、山药、山茱萸;舌淡苔滑,畏寒肢冷,属脾肾阳虚者,酌加淫羊藿、巴戟天、菟丝子等。

2. 疏肝健脾降脂汤

组成:柴胡 10g,白芍 20g,党参 15g,白术 10g,茯苓 15g,陈皮 10g,法半夏 15g,泽泻 15g,郁金 15g,丹参 15g,山楂 15g,茵陈 15g,栀子 10g,甘草 3g。

功用:疏肝运脾,泄浊化瘀。

主治:脂肪肝肝郁脾虚、痰瘀阻滞证。证见胸胁胀满,肝区闷痛,怠惰嗜卧,肢体沉重,体胖,纳差,嗳气,口腻,小便黄,大便溏或正常,舌淡红苔厚腻,脉沉、弦或涩。

方解:本方由柴芍六君子汤加减而成,方中柴胡、白芍疏肝解郁,党参、白术健脾益气,法半夏燥湿化痰,陈皮行气化痰,茯苓健脾利湿化痰,泽泻健脾渗湿泄浊,郁金、丹参、山楂活血化瘀,痰瘀郁久易化热,故加茵陈清利肝胆湿热,虎杖清热利湿活血散瘀,甘草甘缓和中,诸药合用,有疏肝运脾化湿、祛痰活血的作用。若舌质淡,脉弱,便溏,属脾虚甚者,酌加黄芪、薏苡仁、山药;胸胁胀痛,肝郁甚者,酌加枳壳、苏梗、香附、佛手;舌红、苔黄腻,脉数,湿浊化热者,酌加黄连、黄芩、金钱草、蒲公英、荷叶;舌黯,脉涩或胁下有痞块、肝脾肿大,酌加泽兰、莪术、王不留行、鳖甲;舌红少津,口干属肝肾阴虚者,去半夏、陈皮,柴胡醋炒,酌加女贞子、墨旱莲、枸杞子、何首乌、生地黄、山茱萸;舌淡,苔滑,脉沉弱,畏寒肢冷,属脾肾阳虚者,酌加淫羊藿、巴戟天、菟丝子等。

三、临床举例

例1:患者,张某,男,43 岁,2005 年 6 月 15 日初诊。主诉:右胁隐痛6月。患者平素喜食肥甘,饮酒,于3年前开始发胖,6月前出现右胁隐痛,多在劳累后发生,伴精神疲惫,嗜睡,口干苦,小便黄,大便溏,日2~3次,今日血生化检查:HBsAg(-),肝功能:ALT 98U/L,AST 72U/L,γ-GT 125U/L,血脂 TC 7.2mmol/L,TG 5.8mmol/L,B超示:中度脂肪肝,舌质红,舌体胖大,苔白厚腻,脉滑。诊断:酒精性脂肪肝,肝郁脾虚兼痰瘀湿热阻滞证,治宜疏肝健脾,祛痰化瘀,清热除湿,方用疏肝健脾降脂汤加减:陈皮10g,茯苓15g,姜半夏10g,柴胡10g,白芍15g,黄连6g,黄芩10g,蒲公英15g,党参15g,白术10g,泽泻15g,郁金15g,丹参15g,生山楂15g,佛手10g,甘草3g,每日1剂,7剂。6月22日二诊:右胁痛基本消失,精神明显好转,舌脉同前,原方去柴胡白芍,加竹茹10g荷叶15g,7剂。7月6日三诊:病情继续好转,大便转干,日1次,原方继进7剂。此后在此基础上随证加减治疗,7月20日复诊:病情稳定,无自觉症状,血生化:ALT 46U/L,AST 30U/L,γ-GT 75U/L,TC 6.2mmol/L,TG 3.4mmol/L。8月24日血生化复查:肝功和血脂均正常或接近正常,B超示:轻度脂肪肝,病势已去,嘱继续随症治疗,进清淡、低脂饮食,忌酒,加强运动等。

按:患者饮食不节,恣食肥甘酒浆,损伤脾胃,致肝郁脾虚,脾运化无权,肝疏泄失职,气滞及湿热内停,痰浊内生,气滞及痰浊郁久又均可致瘀,湿热痰瘀互结而发病。方中柴胡、白芍、佛手疏肝理气,党参、白术益气健脾,陈皮、茯苓、姜半夏化痰浊,泽泻祛湿浊,荷叶芳香化浊,黄连、黄芩、蒲公英清热解毒,郁金、丹参、山楂活血化瘀,山楂还有消导作用,甘草调和诸药,调治2月使肝脾功能恢复,痰瘀化,湿热清,获得理想疗效。

例2:刘某,男,46岁。2009年6月11日初诊。右胁不适1月。患者于1月前饮酒后出现右胁不适,伴口臭,双目干涩,无发热、恶心呕吐、腹痛腹泻、黑便等症。未引起重视,症状时轻时重。

于今日来我处就诊。刻下症:右胁不适,伴口臭,双目干涩,寐稍差,大便不爽、色正常、1 次/日,小便黄。嗜酒,20 年。今日 B 超:脂肪肝。肝功能示:ALT 112U/L,AST 86U/L,GGT 232U/L,其余指标正常。血脂正常。神志清楚,精神欠佳,语言清晰,皮肤及巩膜无黄染。舌质红,舌苔黄腻。脉滑。诊断:酒精性脂肪肝,湿热中阻、肝郁脾虚证。患者平素嗜酒,酒为辛辣之品,易酿生湿热,伤食碍胃,脾运化无权,湿浊内生,郁而化热,证见口臭;肝失疏泄,气机不畅,肝气着而不行,证见右胁不适;舌红、苔黄腻,脉滑均为湿热之征。方选祛痰活血汤加味。陈皮 10g,姜半夏 10g,茯苓 10g,泽泻 15g,郁金 15g,丹参 15g,黄芩 10g,黄连 6g,竹茹 15g,瓜蒌壳15g,泽兰 15g,荷叶 15g,生山楂 15g,决明子 15g,佛手 15g,枳椇子15g,金钱草 15g,白茅根 15g,甘草 3g,7 剂。嘱戒酒,清淡易消化饮食,注意休息。上方共进 7 剂后,上述症状明显减轻,大便正常。守方再进 14 剂后,上述症状基本消失,复查肝功:ALT 62U/L,AST58U/L,GGT 98U/L,其余指标正常。守方加减 1 月余,肝功基本恢复正常。

按:本案因嗜酒所致,清热除湿治法贯穿始终。方用祛痰活血汤加减。方中黄芩、黄连清热燥湿,半夏燥湿化痰,竹茹、陈皮理气化痰。泽泻、薏苡仁、金钱草、白茅根清热利湿。赤芍、丹参、郁金、泽兰行气活血解郁。山楂、决明子有消食、清肝而能除痰瘀之功。加佛手、瓜蒌壳以宽胸理气。枳椇子,《滇南本草》载:"⋯⋯能解酒毒⋯⋯"诸药合用共奏清热除湿,泄浊化瘀,运脾疏肝之效。

肝纤维化的病机和治疗

一、对肝纤维化的认识

肝纤维化是肝病研究中的一个重要课题。肝纤维化是肝组织内细胞外基质（ECM）成分过度增生与异常沉积所导致的肝脏结构和功能异常改变的病理变化。几乎所有的慢性肝病均伴有这一病理变化。肝纤维化的进一步发展，可形成肝硬化，严重影响患者的健康和生命。直到20世纪70年代之前，人们对纤维化的重要性认识还很少，对其病理机制也多以为由于肝实质细胞坏死，导致肝脏网状支架塌陷而形成，是一种被动与不可逆的病理过程。20世纪80年代以来，随着肝脏细胞分离培养与生化及分子生物学技术的发展应用，肝纤维化的研究取得了长足进步。目前对肝纤维化认可的概念：肝纤维化是机体对慢性肝病损伤的主动性修复反应，以肝脏ECM增生与沉积为特征，形态上表现为肝窦毛细血管化与肝小叶内纤维化，功能上可引起肝功能减退、门脉高压等，肝星状细胞（HSC）活化是肝纤维化形成的细胞学基础，胶原等肝脏ECM代谢失衡、生成大于降解是生物化学基础。2005年在上海召开的首届国际中西医结合肝病学术会上，美国著名的肝纤维化专家 Scott L. Friedman 提出："不仅肝纤维化是可逆的，一定程度的肝硬化也是可逆的"观点。

纤维化的诊断除了肝活检外尚无特异的手段，以下几方面有助于肝纤维化的诊断:①血清γ球蛋白持续增高;②血清透明质酸（HA）、层黏蛋白（LN）、Ⅲ型胶原肽（PCⅢ）、Ⅳ型胶原肽（PCⅣ）四项指标能反映胶原和细胞外基质代谢情况,与肝纤维化程度呈正相关;③以B超为主的影像学检查,可显示肝脏的轮廓形态改变、肝脏密度（增强）、血管病变（欠清晰）、门脉内径（≥1.2cm）、脾厚（≥4.0cm）、脾静脉（≥0.9cm）及门脉高压时血流动力学变化等情况。④Fibro - Scan 检测与上述三方面指标结合互参,并注意动态变化。现代医学对肝纤维化的治疗除祛除病因外几乎无其他方法,中医则通过辨证论治调节脏腑气血阴阳而获得一定疗效。

二、肝纤维化的中医病因病机

中医学没有肝纤维化一词,肝纤维化病人大都因没有特异性症状而缺乏对应性的中医病名,若有肝脾肿大或黄疸者则归属于"积聚""痞块""黄疸"范畴。肝纤维化是一个慢性过程,其病机多依附于对慢性肝炎的认识,目前比较一致的认识,认为本病的病因病机是由于湿热疫毒入侵和正气不足,当人体感受湿热疫毒等邪之后,由于无力祛邪外出,邪留体内,隐伏血分,邪不仅伤正,而且扰乱气血,逐渐出现虚损性变化和失调性变化;在虚损性变化方面,由于湿性属阴、热性属阳,故既可损阴又可损阳,既可导致患者出现阴虚方面的变化,如肝阴虚、肾阴虚、血虚等,又可出现阳虚方面的变化,如脾阳虚、肾阳虚、气虚等;在失调性变化方面,因肝藏血、主疏泄、喜条达,肝的功能与气血运行密切相关,湿热入侵,阻遏气机,肝气郁结,病久入络,导致肝血瘀阻;肝胆湿热蕴结日久,肝病传脾,可致肝郁脾虚;脾主运化水湿,为生痰之源,湿邪困脾,脾失运化,痰浊内生,可致痰瘀互结;湿热蕴结热灼津液,血中阴液不足,血变稠滞,滞则失活,也可逐渐发生瘀血。故肝纤维化的基本病机为正虚血瘀,尤以气阴两虚兼血瘀为多,但在纤维化病变的不同阶段、不同患者,可表现有不同的兼证,常兼见肝胆湿热、痰瘀互结、肝郁脾虚、肝肾阴虚、脾肾阳虚等。其基本治法是扶正(益气养血或补益肝肾)和活血化瘀,并结合辨证论治,灵活配合清热解毒、疏肝理气、凉血活血、行水化痰、软坚散结等,临床上根据证候的不同,常重用某法或多法并用,以达到最佳的治疗目的。

三、肝纤维化的中医药治疗近况

中医药治疗肝纤维化有较好疗效,近年的诸多的实验研究已证实其疗效是通过多成分、多途径、多靶点的药理作用实现的,如:①拮抗 HSC 的活化;②抗肝细胞脂质过氧化损伤以减轻过氧化产物对 HSC 的刺激;③调节肝组织基质金属蛋白酶活性,逆转肝窦毛细血管化;④改善微循环;⑤调节机体免疫功能;⑥抗病毒作用等。通过许多学者的研究,已证明不少古方有抗纤维化作用如:大黄䗪虫丸、鳖甲煎丸、抵当汤、抵当丸、桃红四物汤、下瘀血汤、犀角地黄汤、青蒿鳖甲汤、血府逐瘀汤、乌鸡白凤丸等。近年来又创制了许多有效的新药及中成药,如:强肝软坚丸(由黄芪、白术、茯苓、生地、当归、白芍、丹参、郁金、丹皮、栀子、鳖甲、茵陈组成)、复方鳖甲软肝片(由鳖甲、赤芍、三七、冬虫夏草等 11 味组成)、复方861合剂(由黄芪、丹参、鸡血藤、陈皮、香附等 10 味组成)、扶正化瘀胶囊(由丹参、虫草菌丝、桃仁、七叶胆、五味子、松花粉组成)、安络化纤丸(由地黄、三七、水蛭、地龙、牛黄、白术等组成)等,可供临床选用。

四、自拟益气养阴活血汤治疗肝纤维化的经验

组成:黄芪 30g,白术 10g,女贞子 15g,旱莲草 15g,赤芍 15g,丹参 15g,鳖甲 15g,郁金 15g,泽兰 15g,白花蛇舌草 15g,炙甘草3g。

功效:益气养阴,活血化瘀。

主治:慢性肝病日久肝纤维化或代偿性肝硬化。临床症状轻微,或见神疲、乏力、脘闷、纳差、口干、大便溏或干,舌质淡或红或有瘀点,舌苔薄,脉沉、弱或弦细、涩,属气阴两虚血瘀证者。

方解:肝为藏血之脏,体阴而用阳,肝病日久,不仅肝病传脾而脾气虚损,而且肝体受损而阴血不足,气阴双补有恢复肝体用之功。久病必瘀,气滞湿浊化瘀,故又当化瘀以祛邪。方中重用黄芪补脾益气,气旺以促血行,配白术、炙甘草健脾益气,培土以护木,女贞子、旱莲草补阴血,益肝肾,养肝体,气阴同补有治本之效,加丹参、赤芍养血活血,郁金行血中之气,鳖甲软坚散结,泽兰辛苦微寒,活血祛瘀,利水解毒,由于本病常伴有湿热余邪未尽或内生毒邪,故加白花蛇舌草清热毒余邪,全方共成益气养阴、活血散结的功效,可使脏腑功能复健,症状及肝功能好转,并使 B 超所见有所改善。

加减化裁:腹泻加白扁豆、葛根,肝区隐痛加柴胡、香附、佛手,湿热蕴结口干苦苔黄腻加茵陈蒿、虎杖、蒲公英、黄芩,瘀血证明显肝脾肿大加土鳖虫、穿山甲、王不留行,腹胀腹水加大腹皮、益母草、猪苓,脾肾阳虚面部黧黑、畏寒肢冷加巴戟天、菟丝子、肉苁蓉,肝肾阴虚口干潮热加枸杞子、生地、山茱萸、山药、麦冬、北沙参,气虚甚加党参、太子参、黄精等。

五、典型病案举例

袁某某,女,56 岁。2006 年 4 月 10 日初诊。患者有乙肝感染史 10 余年,以往肝功能一直正常。3 月前因右胁痛诊断为"胆囊息肉伴感染",在泸州医学院附属医院行胆囊切除术,术中发现肝脏边缘不规则,质地变硬,诊断为早期肝硬化,术后一般情况尚好,无胁痛,饮食正常,唯肝功能时有轻度异常。现症:精神尚可,右胁时觉胀满,食纳正常,有嗳气无反酸,乏力,肢软,口干苦喜饮,小便正常,大便溏2次/日,舌淡红,苔薄白,脉沉弦细,今日肝功能检查:ALT 58U/L,AST 68U/L,TBIL 36.5μmol/L,ALB 38.5g/L,A/G 1.12,腹部B超肝内光点粗大密集,血管纹理欠清晰,门脉内径1.2cm,脾厚4.2 cm。证属气阴两虚,血瘀,肝胃不和,治宜益气养阴,活血,疏肝和胃,治用益气养阴活血汤加减,处方:黄芪20g,白术10g,茯苓10g,山药15g,女贞子15g,枸杞子15g,赤芍15g,丹参15g,郁金15g,佛手10g,旋覆花15g,泽兰15g,鳖甲15g,白花蛇舌草15g,金钱草15g,甘草3g。日1剂,连服10剂。

2005年4月24日复诊:胁胀明显好转,嗳气减少,仍乏力,大便基本正常,稍食油腻则便溏,舌脉同前。处方:上方去旋覆花,加黄精15g,日1剂,连服2周。

2005年5月13日复诊:病情继续好转,易疲乏,食纳正常,二便正常,舌脉同前。今日查肝功能:ALB 40.5g/l,A/G 1.27,ALT 46U/L,AST 40U/L ,TBIL 28.8μmol/L。治疗方案同前,并结合患者症状随证加减,嘱每周服药5剂。

2005年9月18日复诊:患者精神较好,纳寐正常,二便自调。今日复查肝功:TP 74g/L,ALB 43g/L,A/G 1.38,ALT 24U/L ,AST 33U/L,TBIL 25.6μmol/L,腹部B超:肝脏体积大小正常,形态规则,肝实质回声稍增强,血管纹理清晰,门脉内径1.2cm,脾、胰、双肾未见异常。舌脉同前。处方:黄芪20g,黄精15g,白术10g,茯苓10g,山药15g,女贞子15g,墨旱莲15g,赤芍15g,丹参15g,郁金15g,泽兰15g,鳖甲15g,白花蛇舌草15g,甘草3g。每周服3剂。嘱注意休息,饮食宜清淡。定期复查。

按:本案在胆囊手术中发现肝脏边缘不规则,质地变硬,腹部B超亦有肝实质光点明显增强增粗密集,脾轻度肿大等征象,确诊为早期肝硬化。患者肝体已伤,肝体阴而用阳,经中医药益气养阴活血治疗 5 月余,症状消失,肝功好转,B 超肝内实质回声显著好转,血管纹理变清晰,说明中医药疗效确切,可以使早期肝硬化稳定或逆转。加黄精、山药、茯苓加强益气健脾养阴,伴胁胀加佛手,嗳气加旋覆花,口苦为夹有湿热余邪加金钱草。

慢性重型肝炎治疗思路

一、对慢性重型肝炎的认识

慢性重型肝炎大都发生在慢性肝炎的基础上,以肝细胞出现大块或亚大块坏死为主要病理改变,病情重、发展快、并发症多、病死率高,是肝病领域中亟待解决的难题。慢性重型肝炎由于肝脏功能衰竭,易导致多器官功能损伤,出现多种严重并发症,如肝性脑病、自发性腹膜炎、消化道出血、肝-肾综合征、水电解质平衡失调、高胆红素血症等,临床表现分为早、中、晚三期:①早期:符合重型肝炎的基本条件,即严重乏力及消化道症状,黄疸迅速加深,血清胆红素大于正常10倍,凝血酶原活动度≤40%~>30%,或经病理学证实。但未发生明显的脑病,未出现腹水。②中期:兼有Ⅱ度肝性脑病或明显腹水、出血倾向(出血点或瘀斑),凝血酶原活动度≤30%~>20%。③晚期:兼有难治性并发症如肝-肾综合征、消化道大出血、严重出血倾向(注射部位瘀斑等)、严重感染、难以纠正的电解质紊乱或Ⅱ度以上肝性脑病、脑水肿、凝血酶原活动度≤20%。慢性重型肝炎的预后与病情分期密切相关:早中期存活率60%~80%,晚期存活率仅15%左右。随着人工肝和抗病毒药物的应用以及中医药治疗的参与,重肝的预后正在逐步改善。

二、慢性重型肝炎的中医病因病机

本病属中医"瘟黄""急黄"范畴。《沈氏尊生书·黄疸》云："又有天行疫疠,以致发黄者,俗称之瘟黄,杀人最急"。《诸病源候论·急黄候》云："脾胃有热,谷气郁蒸,因为热毒所加,故卒然发黄,心满气喘,命在顷刻,故云急黄也"。其病因病机复杂,既有湿、毒、瘀、痰之实邪,又有肝、脾、肾受损的正虚,而且此证与一般过程的肝病有所不同,在病邪方面是邪气极盛,其毒极重,其气秽浊,造成气机壅闭,弥漫三焦,难以宣发,在正气方面是肝脾肾亏虚,正气不足,难以御邪外出,以致邪气迅速进入血分,肝胆瘀滞,胆液暴泄而发黄。若不积极救治,可致气血逆乱阴阳离决而身亡。

三、慢性重型肝炎的治疗体会

1.重剂祛邪以顿挫病势

(1)由于湿热瘀毒蕴结于里,郁蒸肌肤则一身面目俱黄,弥漫三焦则小便深黄而不利,邪毒陷入血分则血热炽盛,急宜清热解毒除湿退黄,常用茵陈蒿汤加赤芍、丹参。方中茵陈为利湿退黄要药,配栀子清泄三焦湿热,使湿热从小便而出,佐大黄降泄瘀热,使瘀热从大便而解,赤芍、丹参,清肝凉血活血祛瘀。方中茵陈和赤芍用量宜大,一般在30g以上,大黄用量随病情而定,应保持每日大便在三次左右。

(2)由于机体反应的差异,临床有湿热孰轻孰重之分。口干苦,心烦,尿少,大便秘,舌红苔黄腻,脉数,为热重于湿,酌加蒲公英、虎杖、七叶一枝花、黄连、黄芩、黄柏、水牛角等。头重身困,胸脘痞满,恶心呕吐,便溏,舌苔厚腻微黄,脉弦滑,为湿重于热,加白茅根、车前子、滑石、小通草、藿香、佩兰、石菖蒲等。

(3)中药灌肠:是利用结肠生物半透膜特性的另一种祛邪方

法。常用灌肠液由赤芍 30g，大黄 10g，厚朴 10g，枳实 10g，蒲公英30g 组成，制成煎剂 150ml 高位灌肠，尽可能保留 1 小时以上，每日1 次，2 周为一疗程。已有较多实验研究证明，中药灌肠有排除血中内毒素，抑制肠道血氨的生成，减少胆红素的肠肝循环，降低血清胆红素水平等功效。灌肠方亦应辨证组方，以加强治疗的针对性，如若患者纳差、呕吐等，还可加入白术、茯苓等健脾益气药，有攻邪兼扶正功效，但总以药味少而精为好。

2. 重剂扶正以固护正气

本病来势凶险，邪虽实而正亦虚，故当重剂扶正，不嫌关门留邪，而可御邪深入，祛邪外出。应在辨证指导下细心进补。患者严重乏力，恶心呕吐，纳差腹胀，属气虚、脾失健运，加黄芪、太子参、西洋参、党参、白术、茯苓、陈皮、山药等。头昏目眩，心烦，口干，舌红少苔，脉细数，为邪毒伤阴肝肾阴虚，加北沙参、麦冬、枸杞子、女贞子、旱莲草、生地黄、黄精等。面色晦暗，神疲、纳少、腹胀、便溏，舌淡苔白腻，脉濡缓沉迟，为湿浊伤阳、脾肾阳虚，加菟丝子、淫羊藿、巴戟天、补骨脂、附片、肉桂等，并在温阳基础上酌加女贞子、旱莲草、生地等由阴中补阳，以使化源不绝。

3. 对症处理

食欲不振加鸡内金、炒麦芽、炒谷芽，脘腹胀满加全瓜蒌、枳壳、香附、佛手，腹水加白茅根、猪苓、泽泻、大腹皮、泽兰、益母草，出血倾向加三七、茜草、白及、云南白药，嗜睡加石菖蒲、郁金、远志，热入心包神志昏聩，根据热毒和痰浊的轻重酌加至宝丹、安宫牛黄丸、紫雪丹或苏合香丸等。

淤胆型肝炎的辨治思路

一、对淤胆型肝炎的认识

淤胆型肝炎又称毛细胆管性肝炎,是以肝内胆汁淤积为特征的肝脏疾病,可发生于任何一种肝炎的急性期或慢性期。其临床特征以梗阻性黄疸为主要表现,有乏力、皮肤瘙痒、肝肿大、大便呈灰白色,轻度或中度消化道症状。肝功能示直接胆红素、胆汁酸、AKP、γ - GT、胆固醇增高,血清转氨酶轻中度升高或接近正常,黄疸可持续数月至 1 年以上,B 超及 X 线排除肝内占位性病变及肝外梗阻性胆汁淤积,凝血酶原活动度检测正常,排除重型肝炎。本病大多数病人预后较好,部分患者因不及时治疗,长期高胆红素血症可导致肝细胞液性和凝固性坏死,演变成重型肝炎。发生肝内胆汁淤积的机制尚不明确,可能与毛细胆管微绒毛原发损伤有关,或者继发于肝细胞本身胆汁分泌器功能不良,引起的毛细胆管排泌功能障碍,使胆汁不能主动经胆小管排至肠道,反流至血液中所致。组织学检查除有肝脏炎症改变外,可见毛细胆管腔扩大,内有胆栓形成,电镜下可见毛细胆管腔扩大,微绒毛消失,毛细胆管周围外胞浆破坏。临床上分为急性胆汁淤积性肝炎及慢性胆汁淤积性肝炎两个类型。

现代医学对本病的治疗主要是休息,加强护理、保肝、抗病毒、应用激素、苯巴比妥、熊去氧胆酸等,疗效不很满意,副作用较多,且对黄疸症状无特殊的针对性治疗。而中医学以其独特的理论体系对黄疸进行分型辨证论治,且对肝细胞损害、肝功能减退等也有改善作用,具有一定的优势。

二、淤胆型肝炎的病因病机

本病属中医"黄疸""瘀黄""黑疸"范畴。始发病因基本与急性肝炎和慢性肝炎相同,也是由湿热或湿热疫毒蕴结,肝脾肾功能失调所致。主要特点是由于脾失运化,肝失疏泄,胆失和降,毒热弥漫周身,瘀滞血分,进而瘀热相结,阻滞脉络,所以黄疸色深而暗,《伤寒论》云:"瘀热在里,身必发黄",故属于瘀热胶结发黄。另外,湿浊为患也是本病的重要病因,湿浊其性阴寒,受毒热煎熬,成为痰浊,复与毒热瘀血凝结,胶固难化,以致黄疸久治不退。本病以阳黄多见,但若患者病前脾阳素虚,或感受湿邪重于热邪,湿从寒化,困阻中州,胆液不畅,胆汁外溢而发为阴黄;或始为阳黄,治疗过程中因正不胜邪,过用苦寒等,使脾阳被遏日衰,痰湿瘀血阻络,胆汁不循常道,而转化为阴黄。

三、淤胆型肝炎的中医药治疗体会

由于黄疸是本病的主要症状,辨证除分析气血失调及肝脾肾亏损情况外,应针对黄疸加深的原因,认真辨认毒热、血瘀、湿浊、寒湿、痰浊的胶结和轻重。本病黄疸色泽多较晦暗,这是由于瘀血阻络,痰浊凝滞,为时日久而致,多属阳黄,若为阴黄尚需参照是否显现其他阴证的证候,如口不渴、神疲困乏、舌质淡、脉虚无力等。身痒乃痰浊及瘀血互结,阻于脉络,经气不舒所致。舌苔多黄而垢腻,表示湿浊盛,舌质红为热毒盛,若淡而晦暗为阳气被遏之象,舌下脉络可见青紫迂曲怒张,为瘀血凝滞之征。脉弦缓或沉迟,弦脉主肝病,缓脉系阳气受湿浊困阻不得伸张使然。

本病的治疗以解除肝胆瘀滞、祛除黄疸最为重要。在治疗中化瘀类中药必用,这是改善本病预后的关键。并根据脏腑气血阴阳的虚实盛衰,给予疏肝健脾、行气活血、滋养肝肾等。常用治法如下:

(1)凉血活血解毒法:适用于本病毒热瘀滞较甚,正盛邪实,辨证属阳黄者。证见黄疸晦暗而有光泽,神疲纳差,口干苦,小便黄,大便干结或不爽,舌红苔黄腻,脉弦滑。本证最为常见,此法为治疗本病的第一要法。瘀热胶结于血分,急需凉血解毒,关幼波老先生治黄经验"治黄必治血,血行黄易却",《读医随笔》云"治黄兼用化瘀药一、二种,如桃仁、红花、茜草、丹参",《重庆堂随笔》云"丹参,善治血分,去瘀生新,补血生血……逐瘀生新,性倍芎䓖",《药品化义》云:"赤芍,味苦能泻,带酸入肝,专泻肝火,肝藏血,因此清热凉血";李时珍说:"赤芍药散邪,能行血中之滞"。中国人民解放军三〇二医院以上述理论为基础,研制出重用赤芍的"赤丹退黄颗粒",获得满意临床疗效,能显著退黄,缩短病程,在业界影响较大,各地在此基础上都有所发挥,如经验方(江苏):赤芍60g,茵陈30g,丹参、郁金、生地、丹皮各15g,大黄、甘草各10g,水煎服。腹部胀满加厚朴、枳壳、陈皮、山楂、鸡内金;纳差、恶心、呕吐加半夏、竹茹、砂仁;胁痛加延胡索、川楝子、柴胡、白芍;胃脘灼热嘈杂、泛酸者加石斛、玉竹、黄连;皮肤瘙痒加防风、地肤子、白鲜皮;肝郁气滞加川芎、延胡索、枳壳;脾胃虚弱加黄芪、白术、薏苡仁;肝肾阴虚加女贞子、旱莲草、枸杞子;如黄疸深重,赤芍可加大至120g。又如退高黄汤(江苏南通)由赤芍、水牛角、丹皮、桃仁、红花、三棱、当归、黄芪组成,能活血散瘀解毒,改善酶的活性,疏通胆道,促进黄疸消退,方中少佐黄芪,暗合仲景"见肝之病,知肝传脾,当先实脾"之意,以益气健脾,阻断传变,且能佐制大量凉血药物的苦寒之性,助其散瘀之能。

(2)温阳化湿祛瘀法:适用于本病脾阳不足,寒湿蕴结,痰瘀阻络而发黄,辨证属阴黄者,证见黄疸晦暗如烟熏,脘腹胀闷,口淡不渴,神疲,大便溏泄,畏寒,舌质淡黯,苔白腻,脉沉迟或濡缓。此证临床上也并非少见,正如《景岳全书》说:"凡病黄疸而绝无阳证阳脉者,便是阴黄"。治疗应抓住正气已虚,邪气亢盛这一病理特点,扶正与祛邪并举,常用茵陈术附汤、茵陈平胃散、茵陈理中汤、香砂六君汤、真武汤等,并在方剂中,加入活血化瘀之品,如桃仁、穿山甲、红花、川芎、牛膝等,使脾肾阳气得健,寒湿得化,瘀瘀得消,而黄疸自退。

(3)温阳化湿合凉血祛瘀解毒法:在临床上还有相当一部分患者既非完全的热毒瘀结发黄,又非完全的寒湿瘀结发黄;既有阳黄的表现,又有阴黄的特征,既有舌质淡或胖或有齿痕,舌苔白或白腻,同时又有口干或口苦,苔腻微黄等的表现,有人据此提出阴阳黄证的诊断(湖南)。对这一类黄疸,多主张在严格观察下,把握温化(健脾温阳法)和清化(解毒凉血法)两种治法的尺度,如用茵陈术附汤加味:茵陈15g,白术10～30g,附片3～10g,甘草5g,赤芍50～120g,葛根30 g,丹参15g等。在这类黄疸病人中运用附片等温阳药也未见出现病情加重的情况,由于此类患者一般病程较长,均存在不同程度的虚实夹杂,茵陈术附汤温阳化湿,有助脾气恢复,同时应用大剂凉血化瘀解毒之品,寒温并用,既祛瘀(湿)热疫毒,又可防止附片之温性太过。必要时,也常以淫羊藿、仙茅、巴戟天等温而不烈的药替代附子、肉桂等辛温之品,但在阳气大虚,阴寒内盛的情况下则应直用肉桂、附子。

(4)化痰祛瘀法:根据本病中医病机为湿热邪毒内蕴,湿浊也是其重要发病因素,湿郁生痰,阻碍气机,气机不畅,瘀血内停,痰瘀互结,而致黄疸迁延难退,治疗应化痰祛瘀为主,如用化痰祛瘀汤(江苏,盐城),药用:陈皮、制半夏、茯苓、制大黄、柴胡、郁金各10g,茵陈30g,赤芍60g,甘草3g。湿重者加苍术10g,蔻仁3g;热

51

象明显者加黄芩、山栀各 10g;寒象偏重者加熟附片 10g,干姜 3g;
脘胀不舒者加枳壳、木香各 10g;肌肤瘙痒者加地肤子、蝉蜕各
10g。方中二陈汤健脾化痰;茵陈清热利湿,降酶退黄;赤芍、大黄
活血化痰、改善肝脏微循环;柴胡、郁金疏肝理气、引诸药归肝经,
共奏化瘀祛瘀之功,临床疗效较为满意。

此外,《金匮要略》硝石矾石散有较好的化痰祛瘀作用,可在
本病辨证立法处方的基础上同时加服此方。用法:火硝 10g,皂矾
10g,共为散剂,每日分三次用大麦粥或米汤送服。硝石(火硝)味
苦咸性寒,能入血分消瘀除热,矾石(皂矾)性寒味酸,能入气分化
痰利水,大麦味甘性平,功能养胃,缓硝、矾之悍性,也可用米汤代
大麦粥,合而为养胃、消瘀、化痰、清热之剂。硝石矾石散原为治女
痨疸而设,但其证治符合淤胆型肝炎的病机,故可移用,一般都采
取与其他治法配合应用,具有显著退黄、明显缩短淤胆型肝炎的病
程等功效。

原发性肝癌治疗初探

一、对原发性肝癌的认识

原发性肝癌是消化系统常见恶性肿瘤,其病因与病毒性肝炎、黄曲霉毒素、饮水污染、烟酒等生活习惯有关,在我国主要与病毒性肝炎感染关系密切。肝癌起病隐匿,早期无明显症状,多在普查中发现,中晚期主要表现为肝区疼痛,上腹胀满,食欲减退,肝脏进行性肿大,质硬,伴乏力,消瘦,甚或出现腹水、发热、黄疸、出血、癌肿转移到肺、脑等症状。晚期肝癌的生存期一般只有 3~6 个月。虽然由于诊疗水平和普查观念的提高,使早期发现率逐年增高,但 5 年生存率仍然低于 12%。肝癌的治疗方法有手术切除、移植、肝动脉化疗栓塞、射频、γ 刀、靶向治疗、免疫治疗和治疗基础疾病(肝硬化和肝炎)等,在各种治疗的同时均可配合中医治疗。

二、原发性肝癌的中医病因病机

原发性肝癌属于中医学"癥瘕""积聚""肝积"等范畴。病因病机不外乎在内外因素影响下,使正气亏虚,肝失疏泄,脾失健运,肾阴阳失调,湿、热、毒、瘀等邪蕴结于肝脏而成。病性属本虚标实,本虚者肝虚、脾虚、肾虚,标实者血瘀、气滞、痰湿、热毒。本病治疗难度大,治疗常需辨证与辨病相结合。

三、辨证论治

辨证论治是中医治病的核心,对疑难重症更应重视辨证。在临床上常见以下证型:

1. 肝郁脾虚:主要表现为右上腹痛,倦怠乏力,纳差,便溏,舌淡苔腻,脉弦或沉弦。常用柴胡疏肝散、四逆散合四君子、柴芍四君子汤、六君子汤等随证加减。痛甚加延胡索、川楝子、芍药甘草汤,黄疸加茵陈、栀子、金钱草、夏枯草、车前子、赤芍、丹参等。

2. 气阴两虚:主要表现为语音低怯,气短,体倦,头昏,耳鸣,口干,心烦,自汗盗汗,食少,腹胀,偶有肝区疼痛,舌淡红,脉细数。常用黄芪、白术、党参、山药、黄精等益气,女贞子、墨旱莲、枸杞子、生地、麦冬、北沙参、石斛等养阴,并随证加减。

3. 肝肾阴虚:主要表现为烦热,口干,形体消瘦,潮热,小便短赤,右胁隐痛,舌红少津少苔。脉弦数或细数。治宜滋养肝肾,常用一贯煎或六味地黄丸随症加减。

4. 脾肾阳虚:主要表现为面部黧黑,腰膝酸软,畏寒肢冷,舌淡胖,脉沉无力等。治宜补脾肾,常用淫养藿、巴戟天、菟丝子、怀牛膝、肉苁蓉等补肾阳,枸杞子、女贞子、生地等滋肾阴以阴中求阳,黄芪、白术、党参等健脾,并随证加减。

四、原发性肝癌的中医辨病治疗

《内经》云:"坚则削之"。本病在辨证施治的基础上,给予清热解毒、活血化瘀、软坚散积等祛除其积块,甚为必要。常多法合用。

1. 清热解毒:常用白花蛇舌草、半枝莲、猫爪草、猫人参、蒲公英、虎杖、土茯苓、苦参、败酱草、青黛、夏枯草、连翘、金银花、七叶一枝花、漏芦、白毛夏枯草等。

2. 活血化瘀：常用赤芍、丹参、当归、川芎、山楂、桃仁、红花、茜草、三七等。

3. 软坚散结：常用莪术、鳖甲、三棱、土鳖虫、露蜂房、地龙、皂角刺、穿山甲等。

4. 祛痰：常用瓜蒌壳、竹茹、浙贝母、胆南星、山慈菇、泽漆、海藻、昆布等。

5. 以毒攻毒：常用蜈蚣、全蝎、蟾皮、斑蝥、蜣螂等。

五、原发性肝癌治疗的几点体会

1. 扶正为主：扶正应贯彻于治疗之始终，一是由于"扶正则积自消"，正气充足能为祛邪创造必要条件。二是由于大多数病人同时正在接受介入、射频等治疗，扶正可以减少其毒性，促进其完成治疗。三是恶性肿瘤具有向外扩展的属性，及时扶正有先安未受邪之地的作用。四是已有科学研究发现由扶正药黄芪、丹参、枸杞子、炙鳖甲、焦山楂五味中药提取物组成的松友饮（上海复旦大学研制），可以促使癌细胞凋亡，通过抑制 MMP-2 抑制肝癌的侵袭性。

2. 祛邪为辅：祛邪也很必要，然应适时掌握。一是正在放化疗者可暂缓祛邪，以免犯"虚虚"之戒。二是由于肝癌有出血倾向，活血破瘀药不要用得太重，以免发生出血，并且活血过甚还有促使转移的可能，故常用活血兼养血或止血者。三是清热解毒药可酌情随症使用，由于毒多有火，"痰毒""瘀毒"日久化火，尤在泾所谓"坚僻之处必有伏阳"。

3. 临床上通过适当扶正祛邪，观察到不少病人可以提高生存质量，也有带瘤生存长达 3 年以上者。但总应中西互补，适合手术者应及早做手术治疗，不可盲目自信，要合理配合，辨证与辨病结合，力求取得最佳治疗效果。

六、验案举例

李某某,男,82岁,退休工人。2012年11月总结。患者于5年前(2007年1月)出现上腹部不适,彩超提示"肝左叶原发性肝癌",AFP明显增高,行介入治疗,2月后行第二次介入,此后开始配合中药治疗,并每月注射胸腺五肽,2009年11月及2010年月1月又做二次无水乙醇固化消融术。2012年6月中上腹部MRI示:"左肝癌介入术后"表现,与前片比较左叶病变缩小,肝右叶前上段多个小结节,多系复发转移病灶,乃做第五次介入治疗。既往嗜烟酒,有慢性支气管炎和乙肝感染史,HBVM:HBsAg(+) HBeAb(+) HBcAb(+),肝功正常。患者已带癌生存将近6年,至今生活质量良好,行动自如,貌似常人。

中医治疗经过:患者自2007年起一直服中药治疗,偶有右上腹痛,吐痰多,咳嗽,纳食尚可,大便时溏,舌边尖红苔腻,脉弦。辨证属肝郁脾虚,长期用六君子汤为主方,随症加减,方例:柴胡10g,白芍20g,党参20g,白术10g,茯苓10g,陈皮10g,法半夏10g,黄芪30g,郁金15g,丹参15g,莪术15g,土鳖虫10g,白花蛇舌草15g,半枝莲15g,炙甘草5g。方中柴、芍疏肝,六君子加黄芪益气祛痰,郁金、丹参行气活血;莪术、土鳖虫软坚散结;白花蛇舌草、半枝莲清热解毒。无胁痛去柴芍,痰多加瓜蒌壳、浙贝母、或山慈菇、胆南星,倦怠乏力加黄精、山药,畏寒肢冷加淫羊藿、巴戟天、菟丝子等。中医药与免疫、介入相配合,获得已生存6年、生活质量良好的满意疗效。

慢性胆囊炎辨治思路

一、对慢性胆囊炎的认识

慢性胆囊炎是消化系统常见病、多发病。临床症状以右胁下或上腹部疼痛或不适反复发作,伴有右肩胛区疼痛、腹胀、嗳气、厌油腻、胃部灼热等为主要表现,进食油腻可引起急性发作。B型超声波对本病有较好诊断价值,可见到胆囊壁增厚粗糙,胆囊缩小、长大或变形,部分合并胆结石或有胆盐沉着等。胆汁检查可有黏液增多,白细胞成堆,或细菌培养阳性。现代医学认为本病发生与胆汁成分改变、胆道动力障碍、细菌侵袭等有关,其基本病理改变是纤维组织增生及慢性炎细胞浸润,使胆囊壁增厚,肌肉纤维萎缩,胆囊的收缩功能减退。因此在治疗上的一个难点是胆囊壁的不良重构而引起胆囊收缩功能的丧失,临床上应用西药消炎很难达到恢复胆囊收缩功能的目的。以中医辨证治疗,加上适宜的饮食和情志调节作为辅助,可收到较好疗效。

二、慢性胆囊炎的中医病因病机

慢性胆囊炎属于中医"胆胀""胁痛""黄疸"等病证范畴。胆为六腑之一,内藏清汁,由肝之余气所化生,汇聚于胆。《素问·五脏别论篇》曰:"六腑者,传化物而不藏,故实而不能满也。"故胆囊有"泻而不藏"的特性,及时排空其内容物,保持通畅,并不停地传递,才能以降为顺,以通为用。肝与胆互为表里,肝的疏泄功能直接控制和调节着胆汁的排泄,肝疏泄正常,则胆汁排泄畅达,反之,肝失疏泄导致胆汁排泄不利,胆汁郁结而为病。临床上常见慢性胆囊炎表现为肝郁气滞证,证见右胁下及上腹胀闷疼痛,甚者牵涉肩背,伴见食少嗳气,口苦咽干,大便干燥,排便不爽,舌红或淡红,苔薄白,脉弦。肝胆与脾胃同属中焦,肝胆气逆最易犯胃侮脾,造成肝木乘脾,脾胃不运,湿食停聚,蕴生湿热,反滞于肝胆,或胆汁郁滞而化热,故而容易酿成肝胆湿热证,证见右上腹灼热疼痛剧烈,胸闷口苦,恶心欲吐,厌食油腻,或兼发热,身目黄疸,小便黄赤,舌红,苔黄腻,脉弦滑。肝胆气郁日久,胆汁瘀积及湿热阻滞,均使络脉不畅,导致气滞血瘀证,证见胁痛经久不已,其痛如刺,部位固定,入夜尤甚,食欲不振,口干舌燥,舌质红或质黯,或有瘀斑,苔黄,脉细涩。"土得木而达",肝胆气机不利,木郁及土,则产生肝郁脾虚证,证见右胁隐隐胀痛,胃脘胀闷,善太息,嘈杂,嗳气,食欲不振,身困乏力,便溏,舌质淡,脉弦细。无论何种证候,久病不愈,耗伤肝阴,可出现肝阴不足证,证见右胁隐隐作痛,劳则加重,心烦易怒,头晕眼花,舌红少苔,脉细数。少数患者迁延日久不解,湿从寒化,内伏而成留饮,产生脾肾阳虚证,证见经常上腹及右胁下闷胀不适,或隐痛绵绵,背寒怕冷,脘部喜暖,口干喜热饮,脘腹痞满,纳呆食少,大便不实,小便清长或淡黄,舌质淡苔白滑,脉象细弦。

三、慢性胆囊炎的中医药治疗体会

本病的治疗应谨守病机,根据病情演变而给予疏肝利胆、清热除湿解毒、活血化瘀或益气养阴温阳等。肝郁气滞证是本病的基本证型,疏肝利胆是基本治法,我在临床治疗中常将疏肝利胆辅以清热除湿作为基础治疗,这是因为慢性胆囊炎不管其病因为何,在其发病机制中都有不同程度的胆汁瘀滞和湿热内蕴,虽然其湿热不如急性胆囊炎明显,但却迁延不愈,难以彻底清除,常用丹柏四逆散为主方,结合病情及证型演变,随症加减。丹柏四逆散由四逆散加丹皮、黄柏组成,方中柴胡轻清升散疏肝解郁,枳实下气破积泄热,助柴胡调畅气机,白芍柔肝敛阴,又合枳实调理气血,且为缓急止痛之佳品,丹皮清热凉血活血化瘀,黄柏清热燥湿,泻火解毒,甘草调和诸药,益脾和中,且缓急以助白芍止痛,共奏疏肝解郁,清热解毒之功。疼痛甚者加大白芍和甘草剂量,取芍药甘草汤柔肝缓急止痛之意,或加川楝子、延胡索,取金铃子散疏肝清热行气止痛,肝郁犯胃,上腹胀闷,食少嗳气,口苦咽干,加香附、苏梗、陈皮、佛手等,取香苏散以苏梗换苏叶加味,以理气和胃通降,胃的通降也能促进胆汁的通降。湿热症状明显或辨证属肝胆湿热证者,常用丹柏四逆散酌加茵陈、栀子、虎杖、薏苡仁、败酱草、金钱草、蒲公英、红藤等,本方疏肝利胆、清热解毒除湿力量强,应属权宜之计,均用于急性发作时,久用过用有损伤脾胃之弊,若大便秘结再加大黄,则含有合用茵陈蒿汤之意,茵陈蒿汤有较好利胆作用,可使胆汁显著增加,已有实验证实。如虚实相杂,苔黄腻而舌淡,脉弦而力度不足者,可加黄芪,这是仿《金匮要略》薏苡附子败酱散之意,用黄芪代替附子以推动阳气,增强解毒作用,再则在大队清热药中加黄芪以抑制其副作用。伴有结石者常加郁金、金钱草、鸡内金、海金沙、威灵仙、王不留行、滑石、皂角刺等,其排石作用虽不很理想,但能缓解症状,减少复发,恢复正常生活,一般不用大剂通里攻下药,以免重伤正气,如结石直径小于 10mm,单个或 2 个,边缘光整,胆囊内胆汁充盈良好,右上腹疼痛阵作,表明胆囊收缩功能良好者,可加用大黄、芒硝等因势利导,可以获得排石的效果。由于气行则血行,气滞则血瘀,故临床伴血瘀证者较常见,可在丹柏四逆散基础上加当归、赤芍、丹参、桃仁、红花、鸡血藤等;病史日久,治疗效果欠佳者,或胆囊壁增厚、粗糙者,亦需加入活血化瘀之品,此因久病多瘀,且祛瘀可使增厚的胆囊壁恢复正常。肝郁犯脾而见气虚者,常用丹柏四逆散合四君子汤加味,使疏中有补,固护脾胃。由于肝郁日久伤阴或久用疏肝而致肝阴不足者,用丹柏四逆散加沙参、麦冬、芦根、石斛、太子参等益气滋阴药物;或仿一贯煎加减,加祛湿热而不伤阴分的蒲公英、金钱草,疏达气机而耗阴作用少的枳壳、佛手、香橼等。若出现脾肾阳虚,则用丹柏四逆散加桂枝、干姜等,或仿金匮要略柴胡桂姜汤随证加减,达到寒温并用,温阳疏胆。

四、典型病案举例

病例1:杜某,女,55岁,2006年5月6日就诊。自述右胁痛反复发作已3年余,常自服消炎利胆片可以缓解,此次于4日前因进食不慎又出现右胁胀满疼痛,放射至右肩背,胃脘部痞闷不适,嗳气纳差,口干苦,无寒热,无黄疸,小便黄,大便3日未解,自服消炎利胆片及玄胡止痛片均无好转。检查:右上腹触痛,痛处拒按,腹部B超:胆囊壁增厚>0.5cm,透声性差,囊内可见多个结石,最大直径约1.2cm,舌质暗红,舌苔黄腻,脉弦滑。诊断:慢性结石性胆囊炎急性发作,肝胆湿热证。治则:疏肝利胆,清热解毒,通腑止痛。处方:丹柏四逆散加味。丹皮10g,黄柏10g,柴胡10g,白芍30g,枳壳9g,厚朴10g,金钱草20g,郁金15g,鸡内金15g,败酱草15g,蒲公英30g,川楝子10g,延胡索10g,丹参15g,赤芍15g,甘草5g。水煎服,日1剂。5剂后,右胁痛明显好转,大便已解,原方去厚朴加旋覆花15g,服7剂后,症状基本消失,后又服加减方10剂,并嘱注意饮食。随访6个月无复发。

病例2:周某,女,52岁,2005年4月15日初诊。患者于2002年夏患急性胆囊炎,经抗生素治疗后,症状消失,此后时有复发。

此次于 5 天前因生气后进食突发右上腹阵痛,向肩背放射,伴轻度恶心,食欲减退,小便黄,大便正常。检查:患者面色黯淡,神疲乏力,右上腹按之痛甚,腹部 B 超:胆囊大小正常,胆囊壁粗糙欠光滑,壁厚 0.5cm,未见结石,舌质淡黯,苔薄白,脉沉细。诊断:慢性胆囊炎,肝郁脾虚兼血瘀证,治以疏肝利胆,健脾益气,清热活血,处方:丹柏四逆散合四君子汤加减。丹皮 10g,黄柏 10g,柴胡 10g,白芍 24g,枳壳 9g,党参 15g,白术 10g,茯苓 10g,金钱草 15g,蒲公英 10g,赤芍 15g,丹参 15g,川芎 10g,佛手 10g,炒麦芽 15g,甘草 3g。水煎服。服 5 剂后,右胁疼痛减轻,乏力明显好转,食欲增加,恶心消失,上方去炒麦芽,又进 10 剂,右胁痛消失,面色见红润,又随症加减连进 14 剂。随访两年未复发。

治疗胆道术后综合证的思路

一、对胆道术后综合征的认识

胆囊切除术后,有 10% ~ 20% 的患者仍可发生与手术前相似的上腹不适、腹胀腹痛、恶心呕吐、嗳气等症状,称为胆道术后综合征,一般认为由胆道残留结石、胆管损伤后狭窄、Oddi 括约肌功能紊乱、胆汁反流、胃肠功能紊乱、胆汁损伤胰腺、精神心理因素等原因所致,治疗较为棘手,严重影响着患者的生活质量。中医学根据辨证与辨病相结合的原则,疏其气血,调其阴阳,祛邪扶正,调整脏腑功能,确可获得较好效果,是中医学治疗的优势所在。

二、胆道术后综合征的中医病因病机

根据临床症状,本病应属于中医学"胁痛""痞满"等范畴。临床症状多端:常有右胁疼痛,痛及上腹及后背,或两胁下窜痛,属肝气郁结;伴腹胀,纳差嗳气,泛恶呕吐,胃脘部有烧灼感,属肝胃不和;口干苦,尿黄,大便干或不爽,甚或皮肤及巩膜黄染,发热,舌红苔黄或腻,属肝胆湿热;病史长,伴倦怠,肢软乏力,纳差,大便溏,舌淡脉弱,属肝郁脾虚;病史长,右胁持续痛或疼痛部位较固定,舌黯或有瘀斑,脉弦涩,属肝郁血瘀;病史长,胁有隐痛,咽干口燥,舌红少苔,脉细弱或虚弦,属肝郁阴虚;以上症状常一种或数种同时出现。治宜谨守病机,给予疏肝利胆,清热解毒,和胃,健脾,活血,滋养肝肾等。

三、胆道术后综合征的中医药治疗

作者在临床中疏肝理气常用四逆散加味;清利肝胆湿热常用丹柏四逆散加郁金、金钱草、茵陈、薏苡仁、败酱草、蒲公英等;和胃常用加味香苏散,由香附、苏梗、陈皮、甘草加佛手、旋覆花等组成,伴嗳气吐酸加黄连、吴茱萸或浙贝母、海螵蛸、瓦楞子等;健脾常用四君子汤加黄芪;活血常用丹参、郁金、川芎、红花、泽兰等;肝肾阴虚者,加百合、北沙参、麦冬、白芍、当归,或用一贯煎加减。

在治疗中,作者认为:①肝气不疏是本病的关键,其急性发作多因饮食不节或情志失调,使肝郁化热或湿热阻滞所致,疏肝利胆清热解毒,是常用之法,在缓解期则因手术致使脾胃亏损等而应以疏肝健脾为法;②和胃降逆是常用的辅助治疗,应密切注意有无嗳气反酸、胁肋部或胃部有无烧灼感等症状,及时给予旋覆花、黄连、吴萸或浙贝母、海螵蛸、瓦楞子等降逆护胃制酸,往往可以收到较好效果,这可能与胆囊术后容易引起胆汁反流有关,胆汁反流入胃,破坏胃黏膜屏障,致使胃酸增高;③根据久病入络,久病必瘀的古训,应适当加用活血化瘀药,不仅可改善症状,而且可以减少或消除术后瘢痕形成。

四、典型病案举例

何某,女,50岁,2008年4月25日初诊。主诉:右胁下阵发性剧烈钻痛反复发作已4年,此次发作1周余。患者于1周前无特殊原因,先出现上腹不适,继即右胁疼痛,初为胀痛,后呈剧烈钻痛,放射至背心、剑下,经某诊所输液及服中西药治疗,症状已有所好转,但仍有阵阵剧痛而来求治。患者于10年前因胆囊息肉行胆囊切除术,术后一度无异常,4年前逐渐出现右胁痛,并逐年加重及频繁,多次腹部 B 超、CT、MRI 肝胆管内均无结石发现,胃镜检查有胆汁反流。刻下症:患者神情紧张,表情痛苦,身目无黄染,无发热,纳差,每日仅能进稀食少许,伴腹胀、嗳气、口苦,小便黄,大便正常,舌淡胖,边尖红,苔薄黄腻,脉弦。诊断:胁痛,肝胆湿热,兼肝胃不和肝郁脾虚证。西医诊断:胆道术后综合征。治宜疏肝利胆,清热除湿,调和肝脾胃。处方:丹柏四逆散加味,柴胡 10g,白芍 30g,枳壳 9g,丹皮 10g,黄柏 10g,郁金 15g,金钱草 15g,川楝子 10g,延胡索 10g,佛手 10g,浙贝母 10g,海螵蛸 15g,败酱草 15g,黄芪 15g,旋覆花 15g,甘草 5g,5 剂。

2008 年 5 月 2 日复诊:右胁痛明显减轻呈隐痛,饮食增加,自述近数月来右胁难有如此快感,仍嗳气,口苦,小便黄,大便正常,舌脉同前。处方:白芍改为 15g,去川楝子、延胡索,加蒲黄 10g,五灵脂 10g,7 剂。

2008 年 5 月 9 日复诊:病情继续好转,仅偶感右胁不适,纳食恢复,唯觉倦怠乏力,舌淡胖边尖微红,苔薄腻,脉弦缓,治宜疏肝健脾,兼清余邪。方用四逆散合四君子汤加味。柴胡 10g,白芍 15g,枳壳 9g,丹皮 10g,黄柏 10g,党参 15g,白术 10g,茯苓 10g,郁金 15g,金钱草 15g,蒲黄 10g,五灵脂 10g,佛手 10g,浙贝母 10g,海螵蛸 15g,甘草 5g,10 剂。

于 2009 年 7 月随访:近 1 年余患者右胁痛基本未复发。

按:本患者右胁胀痛,放射至背心、剑下,属肝郁气滞,病史已久,有胆囊切除术史,疼痛部位相对固定,呈钻痛,属气滞血瘀,舌尖红,苔薄黄腻,口苦,小便黄,为夹有湿热,纳差,嗳气,舌淡胖,为肝木克伐脾胃所致,初诊以疏肝利胆、清热止痛为当务之急,故治用四逆散合金铃子散为主,加丹皮、黄柏、金钱草、败酱草清解湿热,郁金行气解郁活血止痛,佛手行气止痛,重用白芍配甘草柔肝缓急止痛,旋覆花降气和胃,浙贝母、海螵蛸止酸护胃,在众多理气和清热药中加一味黄芪以防克伐过度。随着病情好转治疗改为标本兼顾,在疏肝利胆的基础上加用失笑散活血祛瘀及四君子汤健脾益气。个人认为:胆囊术后患者常有肝胃不和及瘀血证表现,可能与术后容易引起胆汁反流和瘢痕形成有关,及时加用祛瘀和制酸降逆药物很是必要。

功能性便秘的中医治疗

一、对功能性便秘的认识

功能性便秘是指患者缺乏确切的器质性疾病证据,同时符合罗马Ⅱ有关慢性便秘诊断标准的便秘,即在过去 12 个月中至少 12 周连续或间断出现以下 2 个或 2 个以上症状:①大于 1/4 的时间有排便费力;②大于 1/4 的时间有粪便呈团块或硬结;③ 大于 1/4 的时间有排便不尽感;④ 大于 1/4 的时间有排便时肛门阻塞感或肛门直肠梗阻;⑤大于 1/4 的时间排便时需手法协助,如揉腹或抵住骨盆底;⑥大于 1/4 的时间每周排便 < 3 次,无稀便,也不符合肠易激综合征。功能性便秘虽非"大病",然而便秘努挣,可导致结肠憩室、肛周疾病,也是结直肠癌的高危因素和心脑血管疾病发生的诱因之一,严重影响患者的身体健康和生活质量。而长期服用泻药不仅因成瘾而失效,而且有产生肠黑变病的可能。中医药学从整体辨证着手,调整各脏腑气血阴阳,可获得较满意疗效,是中医学的优势所在。

二、功能性便秘的中医病因病机

中医学认为,"便秘"病位在大肠,病因病机与脾、胃、肝、肾、肺等脏腑功能失调密切相关。《内经》云:"大肠者,传导之官,变化出焉。"脾主运化,胃主和降,胃与肠相连,水谷入口,经脾的运化输布,胃的腐熟受纳,最后将糟粕传入大肠。如阳明胃热过盛,热灼津液,津伤液耗,肠道失润,可致便秘。脾气不足,气虚而传送无力,亦可产生便秘。肝气郁结,肝木侮土,或气机壅滞,"气内滞,而物不行",或气郁化火,火邪伤津,亦可使肠道失运、失润而便秘。肾开窍于二阴而恶燥,又主五液,肾阴不足则肠失濡润,肾阳不足则阴寒凝滞,津液不通而便秘。肺与大肠相表里,手太阴肺经与手阳明大肠经相络属,大肠的传导功能依赖于肺气的清肃下降,肺气清肃,则大肠之糟粕能随之而降。以上各脏腑功能失调,皆可成为便秘之由。

三、功能性便秘的中医药治疗概况

便秘的治疗应谨守病机,辨明病位和病性,给予恰当的治疗。素体阳盛、嗜酒、喜食辛辣或热病之后,表现为大便干结,腹中胀满,按之疼痛,口干口臭,身热面赤,口舌生疮,舌质红,苔黄,脉滑数,为实热便秘,治宜清热泻腑通便。思虑过度,情志不畅或久坐不动的人,表现为大便秘结,欲便不能,嗳气,胁腹胀满、疼痛,舌苔薄腻,脉弦,为气滞便秘,治宜疏肝行气导滞。临厕努挣乏力,挣而汗出气短,面色白,便后乏力,舌质淡嫩、苔薄,脉虚,甚至肛门坠迫或脱肛等,为气虚便秘,治宜益气健脾。年老体衰,形体消瘦,表现为大便干结,状如羊屎,口干少津,头晕耳鸣,心烦少寐,潮热,舌红苔少,脉细,为阴虚肠燥便秘,治宜滋阴通便。年老体衰,面色无华,大便干结,口唇色淡,舌淡苔白,脉细,为血虚便秘,治宜养血润燥。年老体衰,四肢不温,大便艰涩,排出困难,腹中冷痛,面色白,舌质淡,脉沉迟,为阳虚便秘,治宜温阳散寒通便。

四、自拟润燥行气通便汤治疗功能性便秘的经验

在临床工作中我的粗浅体会:①本病涉及脏腑较多,病情常有

虚、实、寒、热,且多错杂相间,然总以津亏肠燥和肠道传导失司为其共有的病机。津亏肠燥宜滋液生津,常用生地、玄参、麦冬等;气机郁滞宜行气导滞,常用厚朴、枳壳、莱菔子等。②肺与大肠相表里,肺为水之上源,肺失宣降,水液不行,则大便艰涩难行,即所谓上窍闭而下窍不通,故对久治不愈者,可加用桔梗、紫菀、瓜蒌、杏仁、枇杷叶、荆芥、防风等开宣肺气的药物,以调畅气机,促进大肠传导功能,有"提壶揭盖"之用。③本病大都病史较久,根据久病多瘀、久病入血的古训,酌加化瘀之品如桃仁、当归、赤芍、丹参、川芎等,往往能提高疗效。④大黄能泻下积滞,兼有泻火解毒活血化瘀等功能,在本病中常需应用,而且往往可以获得满意疗效,然又应遵照《景岳全书·秘结》之劝诫"凡属老人,虚人,阴脏人与产后……盖此非气血之亏即津液之耗,凡此之类,皆须详查虚实。不可轻用芒硝、大黄……虽今日暂得通快,而重虚其虚,以致根本日竭。"由于本病大都属慢性或虚实错杂之症,故用大黄时应十分谨慎。

在以上认识的基础上,自拟润燥行气通便汤作为基础方应用于临床,并随证加减,往往能获得满意疗效。本方由玄参、麦冬、生地黄、枳壳、厚朴、瓜蒌仁、火麻仁七味组成,是由增液汤合小承气汤加减而成,方中玄参、麦冬、生地黄滋阴生津润肠,增液行舟为主药,取小承气汤中的枳壳、厚朴行气散结通腑,轻下热结为辅,去大黄是因本症多为虚实夹杂或虚证,恐大黄大苦大寒易伤胃气之故,加瓜蒌仁、火麻仁润肠通便,且瓜蒌仁还能宣肺祛痰,切中肺与大肠相表里,通上窍以利下窍的作用。常用加减:腹胀胁痛加柴胡、白芍;气滞日久化火,口苦、苔黄加栀子、黄芩;气逆、呕吐加旋覆花、生姜、法半夏;神疲、气短、乏力加黄芪、党参、白术、黄精;面白无华、脉弱兼血虚加当归、白芍、何首乌;口干口渴,胃阴不足加玉竹、石斛;口干、潮热、舌红少苔,兼有肾阴虚加女贞子、北沙参、旱莲草;手足不温、腰膝酸软、兼有肾阳不足加淫羊藿、肉苁蓉、菟丝子、怀牛膝。不论何种便秘,日久均可瘀血内阻,酌加活血药当归、赤芍、丹参。各种便秘,均可酌加杏仁、荆芥、防风等开上窍以通下窍。

五、典型病案举例

案例1:陈某,女,68岁,2008年10月9日初诊。主诉:大便秘结8年余,常10余天一解,粪质干结或不甚干结,常需服泻药或用手指抠,才能解出。现症:面部晦暗,形体消瘦,痛苦表情,易急躁,寐差,纳食减少,口干口苦,喜饮,肠鸣矢气,下腹胀痛,舌红苔薄黄,脉弦细数。诊断:阴虚便秘。治宜滋阴润肠,导滞通便,方用自拟润燥行气通便汤加味,处方:玄参15g,麦冬15g,生地黄15g,厚朴19g,枳壳10g,佛手9g,瓜蒌仁15g,杏仁10g,火麻仁15g,女贞子15g,枸杞子15g,甘草3g,5剂。服药后大便已解,便质正常,腹胀明显减轻,然仍感解便不爽,且停药后又已3日未解,原方去佛手加黄芪20g,当归10g,白芍15g,7剂。服后大便1~2日一次,已无坠胀感,腹胀消失,去厚朴加何首乌15g,肉苁蓉15g,10剂以善后。随访3月,排便正常,无复发。

按:患者病程久,高龄,消瘦,口干口苦,舌红脉细数,阴虚津亏为其本,伴腹胀、便难为夹有气滞,故从阴虚便秘论治。方中玄参、麦冬、生地黄增液润肠以行舟,厚朴、枳壳行气散结,消痞除满,瓜蒌仁、火麻仁润肠通便,加佛手行气,杏仁开肺气以促肃降,女贞子、枸杞子滋养肝肾兼增液,经治疗后病情好转,但仍觉大便不爽,为气血虚无力推动所致,故加黄芪益气,当归、白芍补血,气血足则推动有力,又加何首乌、肉苁蓉补肾益精以善后。

案例2:陈某,男,82岁,2010年3月初诊。主诉:大便秘结3年余,常4~5天一解,便质先干后稀,滞涩不易出,肛门坠胀难忍,脘腹胀痛,嗳气频作,纳食减少,口干苦,曾自服"麻子仁丸",外用"开塞露"等治疗未见好转,近10天以来用"开塞露"后液体径自溢出而仍不能解便,痛苦万分。现症:大便近10日未行,腹胀,痛苦病容,舌淡红有齿痕,苔薄腻,脉弦。诊断:气滞便秘。治宜顺气导滞,润肠通便,方用自拟润燥行气通便汤加味,处方:玄参15g,麦冬15g,生地黄15g,枳壳10g,厚朴10g,瓜蒌仁15g,火麻仁15g,柴胡10g,白芍15g,莱菔子12g,杏仁10g,佛手10g,广木香9g,甘草3g,5剂。服药2剂后大便即解,便质偏稀,腹胀明显减轻,诸症如释,然停药后又2日未解便,且肛门坠胀明显,努挣无力,原方去莱菔子、佛手,加黄芪20g党参15g,白术10g,7剂。服后大便2日一次,腹胀消失,唯肛门坠胀不止,去广木香加肉苁蓉15g,淫羊藿15g,升麻6g,7剂。并嘱患者作腹部按摩每日30次,注意饮食粗细搭配,养成定时登厕的习惯等。

按:本证以腹胀痛、嗳气、便难最为痛苦,故先从气秘论治,方中加柴胡、白芍有四逆散之意,以调畅气机,加佛手、木香行气和胃止痛,莱菔子消胀通腑,杏仁开肺气以润肠。患病已3年,舌淡有齿痕,为兼有气虚,随着腹胀好转而肛门坠胀不减,亦属气虚之征,故去莱菔子,加党参、白术、黄芪健脾益气,调和肝脾,以恢复肠道功能。患者年届耄耋,肾气亏虚,故又加肉苁蓉、淫羊藿温阳以益气,补肾益精润肠。加升麻升清以降浊。按摩也是治疗便秘的好方法。此外,保持生活规律,饮食清淡,多食用新鲜蔬菜水果,适当运动,养成固定排便习惯,对于功能性便秘的治疗也有积极作用。

骨质疏松症辨治体会

一、对骨质疏松症的认识

骨质疏松症是老年人的常见病,起病隐匿,早期可无症状,继则出现周身骨痛,以腰背部及四肢为甚,弯腰、攀登等体位改变时疼痛加重,伴乏力,不耐劳作,不能久站,夜间下肢痉挛等,病情重者常有脊柱压缩性骨折,多发生在胸椎或腰椎,造成驼背、身长缩短,其次为髋部或腕部骨折,严重影响患者的生活质量。本病分为原发性和继发性,原发性多由绝经期雌激素缺乏和年龄增长而致,继发性则由内分泌疾病、肾病、肝病等引起。骨密度检查是诊断本病的重要方法,可量化骨质减少程度,X线摄片亦有辅助作用,可观察到不同部位骨骼的密度降低,骨皮质变薄、骨小梁的数量减少等,血清骨钙蛋白测定,尿钙和尿羟脯氨酸排泄量的测定,亦可辅助诊断。西药治疗以补充雌激素、降钙素、钙制剂、维生素 D 等为主,大都属于替代疗法,疗效不甚满意。

二、骨质疏松症的中医病因病机

本病散见于历代医书的"腰痛""腰背痛""痹证""痿证"等篇节中。如《内经》中已有"腰痛"专篇,《素问·长刺节论》云:"……病在骨,骨重不可举,骨髓酸痛,气至,名骨痹"。《素问·痿论》曰:"肾气热,则腰脊不能举,骨枯而髓减,发为骨痿"。其病机与肾、脾、肝虚损有关。尤以肾虚为发病的主因,《内经》认为"骨者,髓之府""腰者,肾之府""肾主骨""髓足则骨强"。由于各种原因导致肾(气、阴、阳)的不足,影响骨髓之化源,可发生骨髓脆弱虚少,导致骨质疏松症的发生。与脾胃功能亦密切相关,脾主运化水谷,为气血生化之源,主肌肉四肢,为后天之本,后天养先天而可充养肾精,《素问·五脏生成篇》曰"肾之合骨也,其荣在发,其主脾也",若脾胃虚弱,则气血皆虚,不能生髓养骨,筋、骨、皮、肉、血脉皆弱而致骨质疏松。与肝脏亦相关,叶天士有"女子以肝为先天"之说,又有"人之衰老,肝为先导"之说,肝在女性衰老中的地位甚为突出,绝经后女性多有情志不遂而致肝郁,气郁而化火,易灼伤肝阴而致阴血不足,《素问·五脏生成篇》曰:"足受血而能步,掌受血而能握,指受血而能摄",肝血虚不能濡养筋脉而可致肢体疼痛,屈伸不利;又因肾肝母子相生,精血互换,肝主筋,肾主骨,筋骨相连,肝血衰少可致精虚,精虚则髓枯筋燥而致骨萎。本病与血瘀也密切相关,肾虚日久不能温煦和推动血脉,必致瘀阻,气血虚和气滞也必致血瘀,所以血瘀亦是导致骨质疏松症发生和发展的一个重要因素。此外,肝脾肾的亏损易致外邪入侵,风寒湿热等邪阻滞则可使疼痛加重。

三、骨质疏松症的中医药治疗近况

本病常数因具存,治疗应病症合参、辨证求因,标本兼治、虚实兼顾。腰背酸痛,喜按喜揉,腿膝无力,遇劳更甚,卧则减轻,属肾气虚。喜温喜按,形寒肢冷,舌质胖有齿痕,苔白润,脉细弱为肾阳虚。少寐健忘,头晕耳鸣,发脱齿摇,舌红苔少,脉沉细或细数,为肝肾阴虚。腰膝酸软疼痛,麻木不仁,倦怠无力,语音低弱,不思饮食,腹胀便溏,舌淡苔白,脉虚大无力,为脾气虚。面色苍白或萎黄,头晕目眩,四肢倦怠,气短懒言,心悸怔忡,食欲不振,舌淡苔薄白,脉沉细,为气血两虚。腰背隐痛或刺痛,痛处相对固定,活动受限,发脱目涩,舌暗有瘀斑,脉沉涩或沉细弦,为血瘀。因涉水冒雨,气候剧变等原因疼痛加重,或苔厚而腻者,为感受外邪。老年人年老体弱,天癸已竭,气血亏虚,肾虚、脾虚、肝郁脾虚、气虚血瘀常相互影响,而且容易感受外邪。治疗应谨守病机,采用补益肝肾,常用右归丸、左归丸、二仙汤、虎潜丸、阳和汤等。健脾益气,常用参苓白术散、圣愈汤、黄芪桂枝五物汤等。养血活血化瘀,常用四物汤、活络效灵丹等。根据主症而选方,并随证加减,小腿抽筋加白芍,身痛较甚加路路通、鸡血藤、络石藤、威灵仙,湿热加黄柏、苍术、防己、木瓜、薏苡仁,寒湿加独活、桂枝、羌活。中医药治疗有利于骨功能的恢复和维持,是中医学优势所在。

四、典型病案举例

病例 1:周某,女,56 岁,2006 年 10 月 23 日初诊。主诉:腰背痛 6 月余,加重伴四肢酸痛 3 月,血液检查:血沉正常,类风湿因子阴性,X 线腰椎摄片骨密度降低,有明显脱钙区。既往史:10 年前因子宫肌瘤做子宫次全切除术,术后停经,曾服雌二醇、钙片及维生素 AD 等,并局部理疗均无好转。现症:面色萎黄,气短乏力,既畏寒又怕热,多汗,腰骶有压痛,双下肢麻胀屈伸不便,食纳差,口干微苦,二便正常,舌淡红有齿痕,苔薄白,脉沉细。诊断:骨痹(骨质疏松症),肾精虚兼气血虚证。治宜补肾填精,益气养血,活血通络,方用自拟补肾活血蠲痹汤加减,处方:淫羊藿 15g,补骨脂 15g,菟丝子 15g,枸杞子 15g,女贞子 15g,当归 10g,白芍 20g,川芎 10g,丹参 15g,黄芪 20g,白术 10g,佛手 10g,鸡血藤 15g,木瓜 15g,甘草 5g。服药 7 剂后,腰痛明显减轻,两膝已能屈伸,原方去木瓜,加骨碎补 15g,10 剂。服后腰痛基本消失,已能做体位改变较大的活动,加熟地黄 15g,党参 15g,茯苓 10g,陈皮 10g,15 剂。嘱平时坚持服桂附地黄丸,并适当锻炼,加强营养等。

按:本例为绝经期妇女,腰背及四肢酸痛,畏寒怕热,面色萎黄,形体消瘦,纳差,舌淡苔白,脉沉细,属肾精亏虚,气虚血弱,肾阳虚重于肾阴虚。用补肾活血蠲痹汤补肾填精,益气养血,活血通络,方中淫羊藿、补骨脂补肾壮阳,菟丝子补肝肾益阴精,共为主药,枸杞子、女贞子滋肾阴,性平不寒无伤阳之虞,与温肾壮阳之品同用,有阴中求阳之用,当归补血活血,白芍养血敛阴柔肝缓急止痛,川芎活血化瘀且能搜风止痛,丹参活血化瘀消癥散结,黄芪、白术健脾益气,气行则血行,鸡血藤不仅补血行血还能舒筋通络以利经脉,木瓜宣壅通滞,能通经络止痹痛和肝脾,佛手调畅气机,甘草调和诸药。随着病情好转,在此基础上加骨碎补加强补肾强筋骨止痛作用,又加熟地黄、党参、茯苓、陈皮,即合四君、四物,以加强益气养血助血运作用,并嘱平时坚持服桂附地黄丸以善其后,获得较好疗效。

病例2:曹某,女,65岁,2007年3月21日初诊。主诉:罹患腰背及四肢酸痛已1年余,血液检查:血沉正常,类风湿因子阴性,右股骨X线摄片见骨密度明显降低,曾服钙片及多种维生素,并局部理疗等均无好转。现症:面色苍白,形体消瘦,伴乏力气短,不耐劳作,不能久站,夜间常有下肢痉挛剧痛,腰背酸痛,双下肢麻胀屈伸不便,食纳差,二便正常,舌质淡体胖有齿痕,苔白,脉细缓。诊断:阴阳气血亏虚、营卫不和的虚痹证(骨质疏松症)。治宜益气温经、和营通痹,方用黄芪桂枝五物汤加减,处方:黄芪30g,桂枝10g,白芍30g,党参15g,白术10g,当归10g,鸡血藤15g,伸筋草15g,桑寄生15g,怀牛膝15g,丹参15g,生姜6g,大枣9g,甘草3g,7剂。服药后四肢酸痛明显减轻,两膝已能屈伸,原方加淫羊藿15g,骨碎补15g,菟丝子15g,10剂。服后腰痛也基本消失,已能做体位改变较大的活动,守方继进10剂,并嘱适当锻炼,加强饮食营养等。

按:黄芪桂枝五物汤出自《金匮要略》,原本主治阴阳俱微气血不足的血痹证,具有益气温经、和营通痹之效,临床应用广泛,除血痹证之外,大凡气血两亏、阳气不振、营卫不和、肌肤麻木不仁或疼痛者均有效。本例气血双亏,腰背酸痛,四肢麻胀屈伸不利,舌淡胖有齿痕,脉细缓。与此方的脉证相符。在此基础上加当归、鸡血藤、丹参养血活血化瘀通络,党参、白术助黄芪益气以助血运,伸筋草通经活络,桑寄生、怀牛膝强筋骨止痹痛。又因腰为肾之府,肾主骨,骨生髓,肾精亏损则骨骼失养而腰痛,故加淫羊藿、菟丝子、骨碎补补肾壮阳,强腰健骨,方中白芍用量30g,寓有芍药甘草汤之意,有较好的舒筋缓急止痛作用。

治疗老年病经验

一、对老年病的中医认识

中医老年病的防治特点,是由老年人的体质及老年病的发病特点所决定的,《内经》曰:"年四十而阴气自半也,起居衰矣;年五十,体重,耳目不聪明矣;年六十,阴痿,气大衰,九窍不利,下虚上实,涕泣俱出矣"。大凡年老之人,正气不足者多,在生理病理上多有阴、阳、气、血的不足,因此辨证的重点应在于辨明脏腑的亏虚情况、阴虚、阳虚或阴阳俱虚,以及气虚血虚的相互影响等;又由于老年人抗病能力明显降低,易受外邪,易传变,故在疾病过程中又常常出现感受外邪或虚实夹杂证候,这就要求医者掌握较厚的医学功底,充分运用中医理论知识,采用多种辨证方法,使辨证确切,才不致患虚虚实实之误。此外,老年病又常兼有血瘀,正如清代医家王清任所言:"元气既虚,必不能达于血管,血管无气,必停留而瘀"。又如张锡纯所言:"气血亏损,流通于周身者,必然迟缓,血即因之而瘀",又曰"肾虚元气不足,无力推行血液,每致气虚血瘀"。故治疗老年病应正确地祛其邪,扶其正,还应适当加入活血药物,并且用药不宜过杂,药性不宜过猛,药量不宜过大,以适应老年人脾胃吸收功能减弱的特点,针对不同的证候表现,中病即止。

二、典型病案举例

1.耳聋耳鸣案

齐某,男,70岁,患2型糖尿病6年,2年前出现耳聋耳鸣,每日自己皮注胰岛素治疗,空腹血糖控制在6.5~7.5mmol/L之间,但耳聋耳鸣不减,尤以近6月来听力锐减,影响生活和睡眠质量,电测听检查:左耳听力下降54dB,右耳听力下降40dB。现症:形体消瘦,痛苦病容,行动迟缓,需大声说话才能听到,耳鸣如蝉声,伴头晕目眩,乏力,口干,纳食尚可,二便正常,舌质红,苔薄黄,脉沉细数。中医诊断:耳聋耳鸣,肾精亏虚,耳窍失养证,西医诊断:神经性耳聋。治宜滋阴补肾,活血通窍。方用知柏地黄汤加味。处方:知母10g、黄柏10g、生地黄15g、山茱萸10g、山药15g、牡丹皮10g、茯苓10g、泽泻10g、石菖蒲15g、郁金15g、赤芍15g、丹参15g、菟丝子15g、补骨脂15g、生牡蛎15g。服药14剂后耳鸣有所减轻,头晕好转,口干缓解,原方去知母、黄柏加葛根15g、黄芪15g,继服20剂,耳鸣基本消失,听力复查:左耳听力提高15dB,右耳听力提高20dB。

按:高年之体,天癸渐竭,肾精不足,髓海空虚,耳窍失养,且因肝肾阴亏于下,不能恋阳,虚阳浮越上扰清窍,而致耳鸣耳聋。方用知柏地黄汤滋阴补肾,清虚火,引火归元,加菟丝子、补骨脂增强补肾之力,生牡蛎重镇息风止耳鸣;窍道虚闭日久必继发痰瘀阻滞,故又加郁金、丹参、赤芍活血化瘀,石菖蒲通窍泄浊,后又加黄芪益气,葛根配泽泻以升清降浊,全方组合周密,达到较好的聪耳通窍之效。耳聋耳鸣系难治疾病,病人常因此而放弃治疗,然而实践证明中医辨证治疗可有一定疗效。

2.痹证案

杨某,女,62岁,罹患腰背痛1年余,加重伴四肢酸痛4月,血液检查:血沉正常,类风湿因子阴性,X 线腰椎摄片骨密度降低,有明显脱钙区,曾服钙片及维生素 AD 丸 3 月,并局部理疗等均无好转。现症:面色萎黄,形体消瘦,腰背有压痛,双下肢麻胀屈伸不便,食纳差,二便正常,舌体胖有齿痕,苔白,脉细缓。中医诊断:痹证,气血亏虚,营卫不和证,西医诊断:原发性骨质疏松症。治宜益气温经,和营通痹,方用黄芪桂枝五物汤加减,处方:黄芪 15g,桂枝 10g,白芍 30g,党参 15g,白术 10g,当归 10g,鸡血藤 15g,姜黄 15g,威灵仙 15g,伸筋草 15g,桑寄生 15g,甘草 3g,7 剂。服药后腰痛明显减轻,两膝已能屈伸,原方去伸筋草,加淫羊藿 15g、骨碎补 15g,10 剂。服后腰痛基本消失,已能做体位改变较大的活动,去姜黄加丹参 15g、熟地黄 15g,10 剂,并嘱适当锻炼加强营养等。

按:黄芪桂枝五物汤出自《金匮要略》,原本主治血痹证,具有益气温经、和营通痹之效,临床应用广泛,除血痹证之外,大凡气血两亏、阳气不振、营卫不和、肌肤麻木不仁或疼痛者均有效,本例气血双亏,腰背痹痛,与此方的脉证相符。在此基础上加当归、鸡血藤养血活血通络,党参、白术助黄芪益气以助血运,姜黄、威灵仙、桑寄生、伸筋草通经活络,强筋骨止痹痛。又因腰为肾之府,肾主骨,骨生髓,肾精亏损则骨骼失养而腰痛,故加淫羊藿、骨碎补补肾壮阳,强腰健骨,加熟地黄滋肾精,丹参增强活血通瘀的作用。方中白芍用量 30 g,寓有芍药甘草汤之意,有较好的舒筋缓急止痛作用。

3. 汗证案

杨某,男,67 岁,因反复潮热、出汗、心悸、失眠、上热下寒、肢冷两年余来院求治,自诉每天因潮热多汗需更换内衣至少 4 次,又时而觉冷时而热,虽时下已夏令仍需穿棉毛衫裤,否则下肢酸痛难以启步,现症:神疲乏力,畏寒,烘热多汗,头晕耳鸣,失眠多梦,舌质红,苔薄黄,脉沉细。中医诊断:汗证,肾阴阳失调证,西医诊断:

自主神经功能紊乱。治疗给予二仙汤加减,药用仙茅 10g,淫羊藿 15g,当归 10g,知母 10g,黄柏 10g,女贞子 15g,旱莲草 15g,百合 15g,浮小麦 20g,煅牡蛎 15g,炙甘草 3g。服药 5 剂后,出汗和烘热显著缓解,头晕减轻,失眠好转,仍畏寒肢冷,原方加五味子 10g,巴戟天 15g,菟丝子 15g,10 剂。服药后出汗及潮热基本消失,已能松解衣服,病情趋向稳定。此后,患者常于每 1~2 月来院随访,虽偶有小的反复,稍加治疗即可缓解。

按:二仙汤是已故名医张伯讷先生创制的名方,具有温肾阳、滋肾阴、泻相火、调理冲任、平衡阴阳的作用。本例患者年事已高,神疲乏力,脉弱,既有畏寒怕冷等肾阳不足,阴寒盛于下,不能温煦肌肤的阳虚症,又有烘热多汗,失眠多梦,舌红等肾阴亏虚,阴虚生内热,虚热上扰的阴虚症,故用二仙汤调和阴阳,方中仙茅、淫羊藿温补肾阳,并有补阳生阴之意,知母、黄柏滋肾阴之不足,泻相火之有余,当归滋养阴血,加女贞子、旱莲草、百合加强养阴作用,浮小麦、煅牡蛎敛汗固涩,初诊因汗出量多,舌红,唯恐温阳过余,故去巴戟天,待虚热稍减又加巴戟天温肾阳,五味子补肾敛汗、菟丝子补肾益精。

4. 胸痹案

田某,女,73 岁,因胸闷、胸痛、心悸反复 7 年,加重 1 月来院求治,血压 140/76mmHg,血糖、血脂正常,心电图检查有多个导联 S-T 段压低,T 波平坦,伴频发性室性早搏。现症:神情倦怠,皮肤干燥无泽,胸闷,胸前刺痛频发,尤以晚上为甚,伴心悸,气短,口燥咽干,头晕目眩,睡眠欠佳,舌黯红,薄苔,脉细无力。中医诊断:胸痹,心气阴两虚,心脉痹阻证,西医诊断:慢性心肌缺血,冠心病。治宜益气养阴,活血化瘀,用生脉散加味。处方:太子参 15g,麦冬 15g,五味子 10g,黄芪 30g,赤芍 15g,丹参 15g,郁金 15g,红花 10g,桂枝 10g,全瓜蒌 15g,川楝子 10g,延胡索 10g,广木香 9g,佛手 9g,

炙甘草 6g,4 剂。服药后胸痛显著减轻,曾有 2 夜未发,仍感心悸气短,原方加黄精 15g,4 剂。服药后胸痛偶发,为绵绵隐痛,精神转佳,原方去川楝子、延胡索、红花加白术 10g,茯苓 10g,熟地黄 15g,巴戟天 15g,7 剂。复查心电图室性早搏显著减少。

按:冠心病心绞痛是临床常见病,临床表现与中医的胸痹相类似,病机有虚实两个方面,虚为阳虚、气虚、阴虚、血虚,实为气滞、寒凝、瘀血、痰浊,在疾病发展过程中,常虚实兼见,相互夹杂。因此治疗必须分清虚实,祛邪扶正,着眼于恢复脏腑功能。本例心悸气短,头晕目眩,脉弱,属心气阴两虚证,胸痛频作,舌黯苔薄,为夹有瘀血,故治用生脉散加行气活血药,方中太子参、麦冬、五味子养心益气生津,加黄芪增强益气功能,桂枝温通心阳,赤芍、丹参、郁金、红花活血化瘀,全瓜蒌利气宽胸,川楝子、延胡索、广木香、佛手行气止痛,后又加黄精补气滋阴,并随着胸痛的缓解,减行气活血药,加白术、茯苓、熟地黄、巴戟天等健脾补肾以助气血生化之源。从实践中体会到行气活血,通则不痛,确能祛除胸痹心痛,然治疗的着眼点应是固本,根据虚之所在,或益气养阴,或健脾温肾等,祛邪只是权宜之计,通过扶正祛邪而营养心肌,改善功能,这也是中医学的优势所在。

四逆散临床应用琐谈

一、四逆散用方心法

四逆散是《伤寒论》中治疗热邪传里,阳郁不伸所致的热厥证的名方,由柴胡、白芍、枳实、炙甘草四味药组成。方中柴胡入肝胆经,升清阳而解郁热;枳实入中焦归脾胃,降浊气而消痞结。二药合用,一升清,一降浊,使气机通畅,升降正常;白芍养血柔肝,和营敛阴,缓急止痛,与柴胡并用,一升阳,一敛阴,刚柔相济,动静结合;与枳实相配,一气一血,调其气血;甘草调和药性,又可健脾益气,芍药甘草配伍,还能增强缓急止痛的作用。四药合用,具有透解郁热,疏肝理脾,理顺气血津精的升降出入,恢复枢机运转之功能。

本方所治病位在肝脾,脾主运化,是气血精液升降出入的枢机;肝主疏泄,能促进脾胃的正常运化,肝疏脾运,才能维持人体"清阳出上窍,浊阴出下窍,清阳发腠理,浊阴走五脏,清阳实四肢,浊阴归六腑"(《素问·阴阳应象大论》)的正常升降运动,若肝失疏泄脾失健运,则内而五脏六腑,外而四肢九窍,都会发生病症(《脾胃论》)。所以,升降失常是产生内伤病变的主要关键。四逆散方功能恢复枢机之正常运转,足见其治疗适应证的广泛。

本方证的病机特点是阳气内郁,后世引伸其意,凡气滞、湿阻、热结、血瘀、或热毒瘀结等所致的肝气不疏、肝脾不和、肝胃郁结、肝胆湿热等证，均可用本方加减治疗。本方证的辨证要点是胸胁满闷，心下痞满，舌红或舌质基本正常，苔薄黄或黄腻，脉弦、滑、细数或重按有力，多为实证或虚实夹杂证。临床应用如原文载"少阴病，四逆，其人或咳，或悸，或小便不利，或腹中痛或泄利下重者，四逆散主之"。虽属少阴病，但所列证候涵盖上中下三焦诸多病证，常可用于具备以上病机的慢性胃炎、溃疡病、慢性肝病、胆囊炎、胆石症、急慢性胰腺炎、胃肠功能紊乱、乳房小叶增生、痛经、月经不调、肋间神经痛、咳嗽、心悸、失眠、头痛、梅核气等症。气滞甚在本方基础上加香附、佛手、川楝子、广木香等，湿阻加苍术、厚朴、薏苡仁、白豆蔻、陈皮、法半夏等，热重加黄连、黄芩、黄柏、栀子、金银花等，肝胆湿热加金钱草、夏枯草、茵陈等，热毒甚加蒲公英、败酱草、红藤等，血热血瘀加赤芍、丹参、丹皮、生地、桃仁等。亦可结合方证选配成方，如与左金丸相配则清肝降胃，与良附丸相配则疏肝温胃，与金铃子散相配则行气活血、散结止痛，与丹参饮相配则活血行气化浊，与四君子汤相配则健脾养胃助运，与百合乌药汤相配则安中调气，与四物汤相配则养血活血，与失笑散相配则散瘀止痛，与平胃散相配则疏肝燥湿和胃，与小陷胸汤相配则清热化痰散结，与三子养亲汤相配则化痰消滞通便。

本方使用过程中偶可出现大便溏稀，一般为疾病有转机的表现，往往随之病情出现好转，但若便次过多，便质清稀，则枳实应减量，或将枳实换成枳壳，以减其通降作用。本方用于治疗疼痛者，白芍用量宜大，常可用至每剂 30g 以上，以增强柔肝缓急止痛的作用。

二、典型病案举例

1. 急性复发性胰腺炎案

患者吴某某，男，64 岁，泸州技术学院退休教师，2004 年 3 月 4

日初诊。患者因急性胰腺炎反复发作 3 月余,曾 2 次住泸医附院消化内科,均经输液、禁食、静滴抗生素等临床治愈出院,此次于 2 日前,因进食略多,又出现上腹部持续闷痛,阵发加剧,伴恶心呕吐,吐出胃内容物及黄色苦水。检查:痛苦面容,口干欲饮水,水入即吐,小便黄,大便 2 日未解,腹部膨满,压痛明显,舌红,苔薄黄腻,脉弦滑,体温 37.4℃,WBC12.0×10⁹/L,血淀粉酶 220U(温氏法),尿淀粉酶 320U(温氏法),腹部 B 超胆囊壁粗糙,胰腺增大并见回声减低,胰内无钙化点无结石,患者不愿住院,要求中药治疗。诊断:腹痛,肝郁气滞,湿热蕴结(急性复发性胰腺炎)。以四逆散加味治疗。药用:柴胡 10g,白芍 30g,枳实 10g,厚朴 10g,丹皮 10g,赤芍 15g,黄柏 10g,金钱草 15g,栀子 10g,败酱草 15g,红藤 15g,蒲公英 15g,广木香 9g,生甘草 3g。

3 月 7 日复诊,呕吐已止,腹痛减轻,大便已解,已能进流汁,苔仍黄腻,脉弦,药既见效,嘱按原方再进 4 剂。

3 月 11 日三诊,患者病情更见好转,腹胀痛基本消失,血尿淀粉酶恢复正常,苔薄黄,脉弦细,原方去栀子、厚朴、红藤,加郁金 15g,丹参 15g,砂仁 6g,7 剂。用上方加减观察 1 月余,血尿淀粉酶正常,B 超胰腺已无肿大。随访 1 年无复发。

按:胰腺炎的病因以饮食不节、胆道梗阻居多,其他如感受六淫之邪、蛔虫上扰等亦可引起。本例因饮食失调引起,浊邪阻滞气机,致肝脾不和,湿郁热结,气、湿、热结聚则生热毒,热毒不解,必致血瘀,即所谓"毒热炽盛,蔽其气,凝其血"(《俞根初重订通俗伤寒论》)。故在治疗上我们根据病机实质,确立疏肝理气、通腑导滞、清热解毒、散瘀止痛为治疗大法,选用四逆散加味。方中柴胡、枳实疏理气机,厚朴助枳实散结消痞,厚朴与枳实合用还有通腑作用,黄柏、栀子、金钱草清利肝胆湿热,蒲公英、败酱草、红藤清热解毒,败酱草、红藤还有活血祛瘀止痛的作用,丹皮清热凉血化瘀,广木香行气止痛,甘草调和诸药。诸药合用,使气机流畅,湿、热、毒、瘀消散而病情得以痊愈。本方的特点:一是没有用大黄、芒硝等通腑药而腑气得通,二是没有用镇痛药而疼痛自除,三是注意了热毒化瘀这一病机,加用解毒散瘀的药物,使病情痊愈而无复发。

2. 咳嗽案

患者徐某某,女,36 岁,工人,2006 年 9 月 27 日初诊。主诉:咳嗽月余,伴胸肋部疼痛 1 周。患者在月初无明显诱因出现咳嗽,流清涕,无寒热,即口服阿莫西林克拉维酸钾、抗病毒冲剂、止咳糖浆等,后又改为青霉素静滴,1 周后诸症均愈,唯咳嗽仍不止,吐少量黏痰,且于 1 周前出现右侧胸肋疼痛,疼痛与咳嗽无明显关系,口微苦而干,乏力,寐差,二便正常,胸透及 B 超正常,舌边红苔薄黄,脉弦。诊断:咳嗽,肝火犯肺肺失清肃证,给予四逆散加减,处方:柴胡 10g、白芍 20g、枳壳 9g、川贝母 10g、瓜蒌壳 15g、黄芩 10g、栀子 10g、桑白皮 10g、麦冬 15g、五味子 10g、郁金 15g、甘草 3g,4 剂。

10 月 2 日二诊:咳嗽明显好转,按上方继续服 3 剂。

10 月 5 日三诊:咳嗽已止,胸痛消失,上方去黄芩、栀子加太子参 15g、白术 10g、茯苓 10g,5 剂。

按:《素问·咳论》曰:"五脏六腑皆令人咳,非独肺也。"本病为表邪内郁,少阳枢机不利,气郁化火,气火循经上逆犯肺,以致肺失宣肃,治疗当清肝泻肺,疏利气机,气行而郁解,使诸症得以消除。方中四逆散疏肝解郁调畅气机,黄芩、栀子、桑白皮清泻肺肝之火,郁金理气和络,麦冬滋养肺阴,川贝母、五味子敛肺止咳。全方合用,使郁火得清,气机得疏,肺气宣肃正常,诸症得消。

3. 附件炎案

患者唐某某,女,48 岁,工人,2010 年 5 月 12 日初诊。主诉:右下腹痛反复发作伴白带多 2 年余复发 4 天。病史:患者于 2 年多前劳累后出现右中下腹阵发绞痛,妇科检查示:右侧盆腔组织增厚有压痛,诊断为盆腔炎,经中西药治疗后症状消失,但此后仍常有右下腹痛且白带多,此次于4天前症状复发。现症:神清合作,一般情况好,无寒热,腹软,右中下腹隐痛伴坠胀,有轻度压痛,无反跳痛,白带量多,黄白色有腥臭味,口干苦,纳食正常,二便正常,舌体淡胖边尖红,苔黄白腻,脉弦细。诊断:带下病,肝郁脾虚兼下焦湿热证,治宜疏肝健脾清热除湿,方用四逆散加味,处方:柴胡10g,白芍30g,枳壳9g,薏苡仁20g,山药15g,黄芪30g,白术10g,黄柏10g,蒲公英15g,败酱草15g,白果15g,赤芍15g,丹参15g,炙甘草5g。

5月17日复诊腹痛减轻,白带明显减少,上方继服4剂。

5月21日三诊,腹痛消失,白带少量,色白无臭味,舌体淡胖边尖红,苔薄白,脉弦细,病情已基本缓解,上方去败酱草、白果加菟丝子15g,续断15g善后,1年后患者因其他病来诊,腹痛及带下未见复发。

按:足厥阴肝经起于足大趾毫毛部,沿足跗部向上至内踝上八寸处交出于足太阴经的后面,上行膝内侧,沿着股部内侧进入阴毛中,绕过阴部上达小腹,挟胃属肝络胆。本患者右下腹痛故病位在肝,多因正气不足肝郁脾虚,外邪得以入侵而起病,湿热内蕴不得外泄,循肝脉下注而为带下,量多有臭味,湿阻气机热伤血络,以致气滞血瘀而腹痛。治宜疏肝健脾、清热除湿,方用四逆散疏肝解郁调畅气机,黄芪、白术、山药、薏苡仁健脾除湿,赤芍、丹参活血化瘀,黄柏、蒲公英、败酱草清热解毒除湿,白果止带。由于妇女带下与肝肾亏虚外邪易于入侵胞宫有关,故于病情好转后又加菟丝子、续断补肾以固本。

二仙汤的临床应用

一、二仙汤用方心法

中医"肾"为脏腑阴阳之本,生命之源,主生长、发育、生殖和水液代谢、藏精、主骨、生髓,外荣于发,开窍于耳和二阴,肾的盛衰与疾病的发生发展密切相关,许多疾病起于肾或最终演变及肾。肾气随着年龄的增长而逐渐衰退,内经有"女子七岁肾气盛……三七肾气平均……七七任脉虚,太冲脉衰少……。丈夫八岁肾气实……三八肾气平均……八八天癸竭,精少,肾气衰……"故肾虚是中老年人的多发病证。肾为水脏,位居下焦,藏真阴真阳,为一身阴津阳气之根本。肾中水火应保持相对平衡,否则将会导致"火不归原"。肾火上升往往表现为上热下寒,面色浮红,头晕耳鸣,口舌糜烂,牙齿痛,腰酸腿软,两足发凉,舌质嫩红,脉虚等。其病机主要有阳虚、阴盛或阴虚。阳虚,主要指肾阳虚,命门火衰,阳气无根,虚阳上浮所致的上热下寒证;阴盛,主要指阴寒内盛,格阳于外(上)所致的内寒外热,即真寒假热证;阴虚,主要指阴精亏损,肾水不足,以致阴不涵阳,出现的种种虚火证或真虚假实证,故辨肾火的虚实真假十分重要。肾藏有肾阴肾阳,两者均以肾中精气为其物质基础,肾阴虚到达一定程度可以累及肾阳,称为"阴损及阳",肾阳虚到达一定程度也可累及肾阴,称为"阳损及阴";肾中阴阳还相互依存,"阴无阳不生,阳无阴不长",故《景岳全书》指出"善补阳者,必于阴中求阳,以阳得阴助则生化无穷;善补阴者,必于阳中求阴,以阴得阳助则泉源不竭",故辨肾阴肾阳的消长及转化甚为重要。

二仙汤由上海曙光医院已故名中医张伯讷先生于20世纪50年代所研制,由于组方原则切中肾的生理病理,所以在临床上甚为实用,已成为调补肾阴肾阳的常用方。由仙茅、淫羊藿、巴戟天、当归、知母、黄柏六味组成,方中仙茅、淫羊藿、巴戟天为温柔之品,性温可壮阳振颓,性柔可滋阴填精,温柔相合,刚柔相济,则阳气自复,阴精自生;精血同源,又配伍当归以补血养血,使血得补,精得生;佐以知母、黄柏,一则润燥滋阴,一则泻肾火,使补中有泻。本方寒温并用,补泻兼施,"温而不燥""刚柔相济",有温润补虚之能,而无苦寒伤正之弊,切中"阴阳互根""阴中求阳""阳中求阴"等古训。本方原为温肾阳,益肾阴,泻肾火,调冲任而设,主治更年期高血压及更年期综合征,经随证加减,扩大其治疗范围,可治疗多种肾虚证,并都可获得较好疗效,本方原以温肾阳为主,经随证加减也可用于治疗肾阴阳两虚或肾阴虚证。

二、典型病案举例

1. 粉刺(痤疮)案

宋某某,女,69岁。2009年2月18日初诊。主诉:面部反复出现丘疹3年余。患者3年以来面部出现丘疹如米粒大,色红,稍感瘙痒及疼痛,此起彼伏,有时丘疹顶部化脓流水或可挤出碎米样粉汁,伴口干苦,纳差,神疲乏力,睡眠欠佳,无寒热,大小便正常,舌质红苔薄黄腻,脉沉细。诊断:粉刺(痤疮),证属阴虚火旺夹湿热,治宜滋阴清热除湿,处方:知柏地黄汤加减,知母10g,黄柏10g,生地15g,山药15g,山茱萸15g,丹皮10g,茯苓10g,泽泻10g,蒲公英15g,夏枯草15g,土茯苓15g,水煎服,日1剂,连服7天。

2月25日二诊:服药后病情无明显改善,仍有新疹产生,舌脉如前。上方去泽泻加赤芍15g,女贞子15g,旱莲草15g,5剂。

3月1日三诊:服药后,虽无新疹发生,然病情仍无明显改善。追溯病史患者曾于1年前CT发现脑轻度萎缩,在医生指导下服"温元颗粒",期间曾有1月未发皮疹,停药后皮疹如前。"温元颗粒"为某医院治脑病的协定方,已不生产,其主要成分有淫羊藿、巴戟天、黄柏、石斛等;结合患者目前病情,虽无畏寒肢冷等阳虚表现,但有纳差,神疲乏力,脉沉细等气虚表现,且病史已久,单纯补肾阴治疗无效,乃调整治法为阴阳双补,引火归元,兼清湿热,处方:二仙汤加减:仙茅10g,淫羊藿10g,当归10g,巴戟天10g,知母10g,黄柏10g,女贞子15g,旱莲草15g,生地15g,山茱萸15g,丹皮10g,赤芍15g,紫花地丁15g,蒲公英15g,夏枯草15g,水煎服,日1剂,5剂。

3月8日四诊:诉服药第2剂病情即有好转,服完5剂丘疹已全部消失,舌脉同前,嘱继续巩固疗效。随访4月均无复发。

按:痤疮好发于青壮年,多由阳热偏盛,气血郁滞而发病,老年少见。本患者已病3年,伴口干苦,舌质红,苔薄黄腻,脉弱,辨证应属肾阴亏虚兼湿热,用滋阴清热泻火法治疗无效,后加用淫羊藿、仙茅、巴戟天等温阳药,用二仙汤阴阳同调而获效,充分体现出"阴阳互根""阴损及阳""善补阴者,必于阳中求阴,以阴得阳助则泉源不竭"等古训的重要性和实用性,并体会到在补阴药中恰当地加用补阳药,确实可以起到引火归元的作用。

2.汗证(自主神经功能紊乱)案

朱某某,女,78岁。2010年8月20日初诊。主诉:反复潮热出汗2年余。患者于2年以来,反复潮热、出汗、心悸、失眠、上热下寒、肢冷,每天因多汗需更换多次内衣,又觉背心及四肢发冷,虽夏令仍需穿长袖衣裤,否则下肢冷痛难忍,多方医治无效,伴神疲乏力,头晕耳鸣,口干苦,失眠多梦,舌质红,苔薄黄,脉沉细数。诊断:汗证(自主神经功能紊乱),证属肾阴阳失调。治予二仙汤加减,处方:仙茅10g,淫羊藿10g,当归10g,知母10g,黄柏10g,女贞子15g,旱莲草15g,生地15g,百合15g,浮小麦20g,五味子10g,煅牡蛎20g,炙甘草3g。日1剂,连服7天。

2010年8月27日二诊:出汗和烘热显著缓解,头晕减轻,失眠好转,仍畏寒肢冷,原方加巴戟天10g,菟丝子15g,日1剂,连服10天。

2010年9月10日三诊:服药后出汗及潮热基本消失,怕冷好转,已能松解衣服,病情趋向稳定,守上方7剂。水煎服,日1剂。随访2年余,病情稳定,常自服上方加减。

按:本例患者年事已高,神疲乏力,脉弱,既有畏寒肢冷等肾阳不足,阴寒盛于下,不能温煦肌肤的阳虚证,又有烘热多汗,失眠多梦,舌红等肾阴亏虚,阴虚生内热,虚热上扰的阴虚证,阴虚重于阳虚,故用二仙汤调和肾阴肾阳,加女贞子、旱莲草、生地、百合加强养阴作用,浮小麦、五味子、煅牡蛎敛汗固涩,初诊因汗出量多,舌红,脉细数,未用巴戟天,待出汗稍减又加巴戟天温肾阳,菟丝子补肾益精。

3. 不寐案

李某某,女,72岁,2007年4月22日初诊。主诉:失眠3月余。患者于3个月以来睡眠甚差,难入睡,易醒,有时通夜未能眠,伴烦躁、烘热、心慌心累,时有出汗,瞬时汗即消失,虽热亦不能去衣被,纳差,口干苦,舌红少津,脉沉细。诊断:不寐,肾虚火旺,心肾不交证,治用二仙汤加味:仙茅10g,淫羊藿15g,当归10g,知母10g,黄柏10g,女贞子15g,旱莲草15g,合欢皮15g,夜交藤15g,百合30g,浮小麦30g,生牡蛎30g,炙甘草3g,水煎服,日1剂,连服7天。

4月29日二诊:服药后睡眠明显好转,现每晚能睡4小时左右,口干苦及心累减轻,仍有烘热,舌脉同前,原方加丹参15g,五味子15g,水煎服,日1剂,7剂。

5月6日三诊:睡眠已基本恢复,烘热减轻,一般情况好,在原方基础上调理1月后痊愈。

按:失眠多因脏腑功能失调,气血失和,以至心神失养或心神不安而发病。老年人失眠则多与肾虚密切相关,其特点为在临床上除失眠外往往伴有口干苦、烘热、畏寒、多汗等肾阴阳失衡的症状,肾阳不足则心失温养,肾阴不足则心火失济,均可引起心悸失眠等症,故常治疗以二仙汤为主温补肾阳,滋肾精,泻肾火,调理阴阳,以达安神补心之功。

逍遥散临床应用

一、逍遥散用方心法

逍遥散出自《太平惠民和剂局方》，由柴胡、白芍、当归、白术、茯苓、甘草、薄荷、煨姜组成。方中柴胡疏肝解郁；薄荷助柴胡调达肝木；当归、白芍养血和血，使肝血得补，肝气得疏；白术、茯苓健脾祛湿，佐以煨姜、甘草和中健脾，使气血生化有源，则"土疏木荣"。诸药合用，既疏肝解郁又养血健脾而柔肝，其疏肝的力度虽不及四逆散，健脾的力度不及柴芍六君子汤，但具顺遂肝的曲直之性，药性平和，不伤正气等特点，是恢复肝的体、用功能的常用方，使肝气畅，郁结散，精神爽，逍遥自在，庄子云："逍遥于天地之间而自得"，故名曰逍遥散，临床应用范围极广。

本方使用要点：一是广泛用于足厥阴肝经所经过的各脏腑病证，及与肝的生理、病理特点相关的病证，包括精神、神经、消化、呼吸、内分泌、泌尿、妇科、眼科等多个系统的疾病。二是无论何种病证，一定要符合肝气郁结之证，肝郁日久必损及脾，脾运化失施，可导致肝血虚，所以"肝郁"和"血虚"是逍遥散应用的基础。如证见两胁作胀，头晕目眩，口燥咽干，神疲食少，月经不调，乳房作胀，舌淡红苔薄白，脉弦而虚等。三是临床化裁是提高疗效的灵魂，患者个体不同，所表现的证候有差异，临床组方就应对症加减，灵活掌握，这样才可获得理想的治疗效果。

二、典型病案举例

1.慢性乙型病毒性肝炎案

患者马某,女,23 岁,2008 年 12 月 11 日初诊。主诉:右胁隐痛、纳差、乏力半月。患者于 7 年前体检时发现乙肝标志物异常,示乙肝 HBsAg(+) HBtAg(+) HBcAb(+),肝功正常,无不适症状,未予治疗,此后定期监测肝功均正常。近半年休息欠佳,并于半月以来时有肝区隐痛,乃于今日复查肝功示:ALT 94U/L ,AST 46U/L,乙肝标志物示 HBsAg(+)、HBeAg(+)、HBcAb(+)。现症:右胁隐痛,食纳欠佳,二便正常,舌尖偏红,舌苔薄白,脉沉细。中医诊断:胁痛,肝郁脾虚证。治宜疏肝健脾,养血活血,清热解毒。处方:逍遥散加减。柴胡 10g,当归 10g,白芍 15g,白术 10g,茯苓 10g,郁金 15g,赤芍 15g,丹参 15g,蒲公英 15g,白茅根15g,金钱草 15g,败酱草 15g,白花蛇舌草 15g,甘草 3g。每日 1 剂,水煎服。2009 年 1 月 15 日二诊:服药 10 剂后,右胁痛显著减轻,精神转佳,食欲增加,舌尖红苔薄白,脉正常,今日生化检查:TP 79.7g/L,ALB 49.3g/L,GLB 30.4g/L,ALT 40U/L,AST 29U/L ,TBIL17.3μmol/L,DBIL 9.4μmol/L。继续守方守法以善其后,用上方加减。处方:柴胡 10g,当归 10g,白芍 15g,白术 10g,茯苓 10g,郁金15g,赤芍 15g,丹参 15g,白茅根 15g,白花蛇舌草 15g,蒲公英 15g,车前子 15g,甘草 3g。

按:本案诊断为慢性肝炎轻症。湿热疫毒隐伏体内是慢性肝炎的始动因素,湿热阻遏气机,使肝气郁结,失于疏泄,故时有右胁隐痛,久郁必致肝血亦受损伤,而肝血不足又使肝郁经久不愈。肝病传脾,木郁克土,脾失健运,气血化源不足,故见精神疲惫,食纳欠佳,脉沉细等;又气滞日久可致血瘀,瘀血阻滞又加重气滞;舌质偏红,为虚中夹热象。基于以上病机,设疏肝健脾,养血活血,清热解毒治法,用逍遥散加减,方中柴胡疏肝解郁,当归、白芍养血补肝,三药配合,补肝体而助肝用,配白术、茯苓补中健脾,培土以荣木为辅,赤芍、丹参、郁金养血活血,白花蛇舌草、蒲公英、败酱草清热解毒,白茅根、车前子、金钱草清热除湿,甘草调和诸药,诸药合用,使肝气得疏,肝血得养,脾虚得运,湿热得清,瘀血得散,恢复肝的正常生理功能。

2. 桥本氏甲状腺炎案

患者钱某,女,28 岁,2005 年 5 月 11 日初诊,主诉:发现颈部肿大 5 月,伴乏力、失眠 1 月。1 周前曾在某地血清学检查示:T_3、T_4 正常,TgAb、TSH 增高,诊断为桥本氏甲状腺炎,属自身免疫性疾病,患者不愿服激素类药物而要求中药治疗,现证见:颈前双侧甲状腺弥漫性肿大,质韧无结节,怕热,多汗,纳食正常,舌质淡红,薄苔,脉弦细数。中医诊断:瘿病,肝郁痰结化火证,治疏肝理气,清热化痰,软坚散结,方用逍遥散合消瘰丸加减。处方:柴胡 10g,当归 10g,白芍 15g,白术 10g,茯苓 10g,丹皮 10g,玄参 15g,麦冬 15g,夏枯草 15g,浙贝母 12g,瓜蒌壳 15g,生牡蛎 15g,五味子 15g,甘草 5g。水煎服,每日 1 剂,7 剂。

5 月 18 日二诊:患者出汗减少,睡眠好转,颈部肿块变软,舌脉同前,原方去五味子、麦冬加赤芍 15g,丹参 15g,王不留行 15g,10 剂。

5 月 25 日三诊:病情继续好转,颈部肿块有所减小,上方继进14 剂。6 月 5 日四诊:诸症消失,肿块显著缩小,舌淡红,苔薄,脉弦,患者欲返回外地工作。处方:柴胡 10g,当归 10g,白芍 15g,玄参 15g,麦冬 15g,夏枯草 15g,浙贝母 12g,生牡蛎 15g,女贞子 15g,菟丝子 15g,甘草 5g,连服 20 剂。1 年后复查甲状腺功能恢复正常。

按:肝经由胁肋向上,沿着喉咙后面进入鼻咽部,连于"目系"，故咽部疾病可以归属肝经。本病主要是由于情志内伤，肝气郁结，以致气滞痰凝血瘀，壅结颈前，而发为甲状腺肿大，痰气郁结化火伤津，而致失眠多汗，病位在肝脾心三脏，属于肝郁脾虚兼心肝阴虚之证，治则应以理气化痰、软坚散结消瘿为主，故以疏肝解郁，健脾养血之逍遥散为主方，合消瘰丸清热化痰、滋阴降火，加夏枯草清肝火散郁结，瓜蒌壳清热化痰，五味子、麦冬宁心敛汗，赤芍、丹参、王不留行活血化瘀散结，诸药合用，共奏疏肝健脾，滋阴清热，祛痰散瘀，标本兼治之功，又因肾为肝之母，后期加女贞子、菟丝子有调补肝肾以固其本之意。

3. 面部黄褐斑案

患者陈某，女，38 岁，教师，2005 年 3 月 14 日初诊。主诉：颜面部出现黄褐色斑 6 月余。现症：颜面颧部及额部散在黄褐色斑片，表面光滑，无鳞屑，面色晦暗，神疲乏力，眠差，纳呆，大便溏，月经期正常，量少，经前期有小腹痛，舌质淡苔薄白，脉弦。诊断：黄褐斑，肝郁脾虚肾虚兼气血瘀滞证。治宜疏肝健脾益肾，行气活血。方用逍遥散加减：柴胡 10g，当归 10g，白芍 15g，党参 15g，白术 10g，茯苓 15g，山药 15g，陈皮 9g，郁金 15g，丹参 15g，红花 10g，赤芍 15g，菟丝子 15g，女贞子 15g，白芷 10g，甘草 3g。上方加减调理 1 月余，诸症消失，面色渐转光泽，斑块大部分消失。

按：面部黄褐斑好发于中青年女性，现代医学认为与内分泌失调有关。本患者面色晦暗，神疲乏力，纳呆便溏，月经量少，经前期小腹痛，属肝郁脾虚，气滞血瘀，气血不能上荣于面而致，方用逍遥散疏肝解郁、健脾养血以治其本，加郁金、丹参、红花、赤芍养血活血通利血络以祛斑，党参健脾，菟丝子、女贞子补肝肾调冲任，白芷为引经药，诸药合用使肝郁畅，气血充，气血上荣于头面，而达到润肤和减轻色素的作用。

4. 经前期紧张综合征案

患者高某,女,30 岁,2003 年 10 月 14 日初诊。主诉:每次月经前 10 天左右情绪开始不愉快,心烦易怒,不悲自泣,少寐多梦,少腹胀痛,食少,二便正常,至月经来潮时常伴腰背酸痛,眼睑、四肢微肿,性情更加暴躁,甚至吵闹不休,不能自控,已两年余。月经周期正常,经量适中,现正值月经前期。现症:表情抑郁,面部及眼睑微肿,脉弦细数,舌体胖、质微红,苔薄黄腻。中医诊断:月经前后诸证,证属肝郁脾虚,虚火上扰清窍,治宜疏肝健脾,清热涤痰安神,方用逍遥散加减:柴胡 10g,当归 10g,白芍 15g,生地 15g,白术 10g,茯苓 15g,郁金 15g,薄荷 10g,香附 10g,栀子 10g,石菖蒲 15g,竹茹 10g,合欢皮 15g,甘草 3g。

10 日 14 月二诊:月经已来潮,药后烦躁等症均较前明显减轻,面目无浮肿,腰有酸胀感,舌胖微红,苔薄腻,脉弦细。原方去栀子,加菟丝子 15g,桑寄生 15g,4 剂。此后,于经前 10 天开始服药,持续 3~4 个月后病症基本消失。

按:本病属中医"月经前后诸证"范畴,致病与体质禀赋和妇女月经期气血盈亏有关,以性格急躁及内向抑郁的妇女多发。肝为藏血之脏,体阴而用阳,妇女于行经前,由于血注冲任血海,致使肝血不足,逐使肝失疏泄,不能调畅情志,故见抑郁不乐或急躁易怒等精神异常,肝失调达气机上逆则头昏头痛,气机不畅则胸闷腹胀,肝属木脾属土,肝失疏泄横犯脾土,脾不运化则面目浮肿,肝郁化火,郁火痰结则狂躁不安,不能自制。治疗当疏肝解郁,养血健脾,清热化痰、宁心安神,方中柴胡、薄荷、香附、郁金疏肝解郁,当归、白芍、生地养肝血,白术、茯苓、甘草健脾以调肝,栀子、石菖蒲、竹茹清积火、化痰热,制约狂躁,合欢皮安神解郁,甘草调和诸药。肝血又需肾精滋养,故加桑寄生、菟丝子补肾壮腰。

黄芪桂枝五物汤临床应用

一、黄芪桂枝五物用药心法

黄芪桂枝五物汤载于《金匮要略·血痹虚劳病脉证治》，由黄芪、芍药、桂枝、生姜、大枣五味药组成。方中黄芪补气升阳益卫固表，桂枝辛温解肌温经通阳，二者相配，疏通肌表经脉而不伤正，寓通于补，芍药养血和营，舒畅血行，配桂枝，一阴一阳，一静一动，能调和营卫，通经络利气血，配黄芪，一气一血，补气生血，通经活血，生姜助桂枝辛散外邪以解肌，大枣配芍药调脾胃和营卫。全方具有温阳散寒，调理气血，通脉利痹之功。主治肌肤麻木不仁，脉微而涩紧的血痹证。本方配伍严谨，适应证广泛，疗效肯定，临床价值高深，值得深入学习和探讨。

本方证的基本病机是气血不足，外邪入侵，血脉不畅。临床表现多见神疲气怯，面色㿠白，皮肤少泽欠润，四肢或某一肢体软弱无力，活动不灵，麻木不仁，疼痛，甚至肌肉萎缩，舌质淡，苔薄白，脉细弱。临床上多种疾病如腰背痛、神经炎、肩周炎、颈椎病、骨质疏松、骨质增生、不宁腿综合征、脑血管意外后遗症、慢性荨麻疹、多汗证、血栓闭塞性脉管炎、雷诺氏病等，凡具备以上病机和临床表现者，均可用本方加减治疗。本方也可用于治疗气血亏虚，血行涩滞的胸痹、乳房肿块、胃痛、胁痛等内脏病证。本方证与风寒湿痹证不同，后者以肢体筋骨疼痛为主症，是风寒湿三气杂感所致，但由于风寒湿邪之所以能入侵,也必有正气的虚衰,故在此病的有些阶段,也可用本方加减治疗而获效。本方药物的剂量黄芪宜重不宜轻,常用至30～50g,轻则不能领诸药以发挥温阳散邪的作用,芍药与桂枝等量或芍药略重于桂枝,共奏调和营卫之功,若肢体挛急疼痛明显者,芍药亦常用至30g以上。气虚甚加党参、白术,血虚甚加当归、鸡血藤、制首乌,肢体萎软加木瓜、杜仲、怀牛膝,麻木加伸筋草、海风藤、钩藤、络石藤,久病入络肢体疼痛或麻木甚者,加地龙、全蝎、乌梢蛇,气血瘀滞脉涩者,白芍易赤芍加丹参、桃仁、川芎、红花等。

二、典型病案举例

1. 原发性骨质疏松症案

杨某某,女,55岁,居民,2003年10月12日初诊,患者近半年来常感周身骨节酸楚疼痛,以肩部及腰背部尤甚,肢体上抬及活动感到困难,身倦乏力,头晕心悸,失眠,纳差。腰椎摄片骨密度减低,骨小梁吸收变细。查体:面带倦容,双睑轻度浮肿,肤色萎黄,大、小便正常,舌淡苔薄白,脉沉细。诊断:血痹(原发性骨质疏松症),证属气血不足,经络痹阻,筋脉失养,治以益气养血,温经通络。黄芪桂枝五物汤加减:黄芪30g,桂枝10g,白芍30g,党参15g,白术10g,鸡血藤15g,当归10g,木瓜15g,威灵仙15g,桑寄生15g,杜仲15g,淫羊藿10g,仙茅10g,甘草3g。水煎服,7剂。

10月20日复诊,药后腰背酸痛明显减轻,精神转佳,已能操持家务,上方去姜、枣,加菟丝子15g,再服10剂,并嘱注意营养,适当加强锻炼。随访1年无复发。

按: 本病多发生于中老年人,本例由于女子七七天癸竭,肝肾衰弱,气血不足,筋失濡养,复感外邪侵袭,或劳损失调,导致"不通则痛""不荣则痛",产生周身关节酸楚疼痛,活动不便。治疗用黄芪桂枝五物汤益气温经,和营通痹,加党参、白术助黄芪益气,当归、鸡血藤助白芍养血,木瓜、威灵仙疏经活络,桑寄生、杜仲、淫羊藿、仙茅、菟丝子补益肝肾。

2. 多发性神经炎案

刘某某,女,46岁,农民。2003年8月2日初诊,患者于4月前因上腹疼痛反复发作,服呋喃唑酮及甲氰米胍等药物治疗,10天后出现四肢远端感觉障碍。始见双侧手指、足趾麻木疼痛,渐上行至肘及膝关节以下,局部皮肤有紧缩感,肌张力降低,曾用维生素B_1、B_{12}等治疗,无好转。刻下症:患者形体消瘦,精神委顿,四肢皮肤粗糙干涩,感觉欠灵敏,肌力减退,手握物无力,扶杖而能行走,肢冷、口渴、大便干结,小便正常,月经正常,舌质淡红,舌苔薄白,脉沉细。诊断为血痹(多发性神经炎),证属营卫虚弱,复感毒邪阻络,血不养筋。治当益气和营,祛邪养血通络。方予黄芪桂枝五物汤化裁:黄芪30g,桂枝10g,白芍30g,当归10g,川芎10g,赤芍15g,丹参15g,鸡血藤15g,木瓜15g,丝瓜络15g,僵蚕15g,全蝎6g,甘草3g。水煎服,7剂。

8月9日复诊,服药后肢麻略有好转,局部紧缩感减退,仍步履维艰,原方加伸筋草15g,怀牛膝10g,7剂。

8月20日三诊,病情更见好转,仍肢端发麻,但已能弃杖行走,上方去全蝎加制首乌15g,7剂。用上方加减反复调治共30余天,至9月下旬已能参加田间劳作。

按:本例患者平素气血虚弱,有上腹病史,又因服药不受,毒邪乘虚入侵,阻滞经脉而致四肢麻木不仁、疼痛、活动不便,舌质淡红,脉沉细,符合血痹证病机,故用黄芪桂枝五物汤振奋阳气,调理气血,温通血脉。《难经二十二难》云:"血主濡之",《素问·五脏生成篇》云:"肝受血而能视,足受血而能步,掌受血而能握,指受血而能摄",其握物无力,步履维艰等多由血虚不能濡养筋脉所致,故加当归、川芎、赤芍、丹参、鸡血藤、制首乌等大队养血活血之品，又因肢体麻木较甚，加木瓜、丝瓜络、伸筋草通经活络，加僵蚕、全蝎搜风剔邪解毒。

特发性水肿的中医治疗

一、对特发性水肿的认识

特发性水肿是指非心脏、肾脏、肝脏、黏液性、营养不良性及药物等引起的一种原因不明的、水盐代谢紊乱综合征。好发于中、老年人，以女性为多，表现为反复发作的、周期性的下肢凹陷性水肿，或眼睑水肿，或虽无明显凹陷性水肿，但伴有不同程度的肥胖，给人以胖的感觉，立位重于卧位，傍晚重于晨起，夜尿量明显多于白天，常伴有肢体困倦、心悸、头晕、腰酸、月经不调等症状，或可有精神抑郁，易激动，面部潮红、易出汗等自主神经功能失调的表现。本病发病机理尚不清楚，可能与毛细血管通透性增加、蛋白质代谢异常以及醛固酮、雌激素分泌过多等因素有关。西医治疗多以限制钠盐摄入，运用利尿剂、休息及心理治疗等，疗效欠佳，用中医药辨证论治，平调脏腑阴阳气血，确可获得满意疗效，显示了中医药治疗本病的优势。

二、特发性水肿的中医病因病机

特发性水肿属于中医水肿病范畴。祖国医学认为，水液代谢的过程与肺、脾、肾三脏密切相关，同时又与心、肝、三焦及大肠、小肠等脏腑有一定联系。正如《景岳全书·肿胀》指出："凡水肿等证，乃肺脾肾三脏相干之病，盖水为至阴，故其本在肾，水化于气，故其标在肺；水唯畏土，故其制在脾"，《素问·至真要大论》曰：
"诸湿肿满，皆属于脾"，《素问·水热穴论》云："肾者，胃之关也。
关门不利，故聚水而从其类也。上下溢于皮肤，故为胕肿"，《素问
·灵兰秘典论》曰："三焦者决渎之官，水道出焉"，《诸病源候论·
肿》云："青水者，先从面目肿遍一身，其根在肝"，《血证论》谓："瘀
血化水，亦发水肿，是血瘀而兼水肿"。

从临床观察看，本病水肿的发生机理与肝脾肾三脏关系尤为
密切。多因患者受情志、劳欲、内伤等影响，肝气受损，郁结不畅，
疏泄失当，血行不利，致使水道难以畅通。而与脾的运化功能也密
切相关，脾运强健则肝脏疏泄功能才能正常，肝脏气机条达又是保
证脾胃正常运化的重要条件，脾运失健，则水湿内停而为肿。与肾
亦密切相关，人的生长发育与衰老，皆由肾气主宰，女子中年以后，
肾气由盛逐渐衰退，特别是年届"七七"，天癸将竭，冲任两脉虚
衰，使阴阳失衡，气血失调，肾主气化水液，肾阳不足，开合不利，水
液内停，水停又可引起络阻血滞，水液溢于肌肤而发为水肿。

三、特发性水肿的中医药治疗经验

本病临床表现多端，治疗应根据证候随证施治。在临床上常
见的有以下两型：

1.肝郁脾虚血瘀证。证见：面浮足肿，心情抑郁，胸闷腹胀，饮
食减少，神疲乏力，夜不安寐，头昏心悸，面部烘热，月经不调或已
绝经，舌淡或黯苔薄白腻，脉细弦或沉细。治宜疏肝养血、健脾祛
湿、活血利水，用自拟加味当归芍药散，方药：当归、白芍、川芎、白
术、茯苓、泽泻、柴胡、泽兰、益母草、党参、黄芪、炙甘草。《金匮要
略》当归芍药散是主治肝脾两虚血瘀湿滞的名方，方中当归、白芍、
川芎调血柔肝，白术、茯苓、泽泻补脾渗湿。归芍之养血是补其不
足，归芍之活血是通其瘀滞，白术之补脾是恢复脾运，苓泽之渗湿

是泻其水湿,六药相伍,泻中寓补,加柴胡增强疏肝解郁力度,泽兰、益母草活血利水,党参、黄芪、炙甘草健脾益气。全方切中病机,在此基础上随证加减应用,往往可以获得较好疗效。

2.脾肾阳虚证。证见:面浮足肿,面色少华,腰背酸软,形寒怯冷,形体肥胖,肢体困重,气馁神疲,纳差腹胀,不耐劳累,便溏,病程一般较长,舌质黯淡舌体胖大有齿痕,脉沉弱或沉紧,治宜温肾健脾,化气利水,用自拟仙芪五苓散加减,方药:淫羊藿15g,黄芪20g,桂枝9g,白术10g,茯苓10g,猪苓15g,泽泻15g,巴戟天15g,楮实子15g,泽兰15g,益母草30g。方中淫羊藿、巴戟天温肾壮阳,肾气足则气化水行,楮实子滋肾益阴,使之达到以温肾为主而在阴中求阳的目的,黄芪、白术益气健脾以助运化水湿,桂枝温化水湿,茯苓、猪苓、泽泻渗湿利水,泽兰、益母草活血利水,全方补泻兼施,使脾肾得健,水湿得除,在此基础上随证加减,往往可以获得较好疗效。

四、典型病案举例

病案1:陈某,女,55岁,工人。2001年5月16日初诊。主诉:两年来经常出现面部及四肢浮肿,时轻时重。近1周因家中琐事操劳而浮肿加重,双下肢呈凹陷性肿,自感面部及四肢憋胀,神疲乏力,周身肌肉困楚,日间尿量减少,卧床尿量增多,纳食欠佳,大便微溏,绝经已6年,辅助检查:血、尿、大便常规,胸部透视,肝功能、肾功能、心电图等均无异常,舌质淡胖有齿痕,苔白厚腻,脉沉细。诊断:特发性水肿,属脾肾两亏,治拟健脾温肾利水,用仙芪五苓散加减,处方:淫羊藿15g,黄芪20g,桂枝9g,白术10g,茯苓10g,猪苓15g,泽泻15g,巴戟天15g,泽兰15g,益母草30g。水煎服,7剂。

5月23日二诊:浮肿明显消减,尿量增加,仍感四肢憋胀,舌脉同前,原方加佛手10g,川芎10g,7剂,以增强行气活血药力。

5月23日三诊:病情继续好转,浮肿已基本消失,减益母草为15g。随证调治1月后痊愈,随访6月未复发。

病案2:王某,女,45岁,2006年10月12日初诊。主诉:经常面浮足肿3年余,时消时肿,每于情绪波动或劳累后加重,此次加重5天,伴胸闷不舒,失眠多梦,倦怠乏力,饮食减少,二便正常,月经量少,经期不规则,曾做心、肝、肾、T_3、T_4、TSH及妇科多项检查均未发现异常,舌淡黯苔薄白,脉细弦。诊断:特发性水肿,肝郁脾虚血瘀证。治宜疏肝养血、健脾祛湿、活血利水,用加味当归芍药散,处方:当归10g,白芍20g,白术10g,川芎10g,茯苓15g,泽泻15g,泽兰15g,益母草30g,丹参30g,黄芪15g,香附10g,佛手10g,水煎服,7剂。

10月19日二诊:水肿减轻,精神转佳,原方加菟丝子15g、女贞子15g,继服7剂。

10月26日三诊:水肿消失,减益母草为15g,丹参为15g。随访6个月未复发。

验案选编

胁痛（慢性乙型病毒性肝炎）
湿热中阻,肝胃不和证

曹某某,女,24岁

2005年2月28日初诊

主诉:乙肝标志物异常10余年,右胁不适10余天

病史:患者于就诊前10余年前查乙肝标志物为"HBsAg(+)
HBeAg(+)　HBcAb(+)",肝功正常,诊断为"慢性乙型病毒
性肝炎",未治疗。10余天前无明显诱因感右胁隐隐不适,查肝功
示ALT 254 U/L,AST 207U/L。现症:右胁隐痛不适,伴纳差、嗳
气、乏力,舌淡,苔淡黄腻,脉弦细。

中医诊断:胁痛　湿热中阻,肝胃不和

西医诊断:慢性乙型病毒性肝炎　中度

治　　法:清热解毒除湿,疏肝和胃

方　　药:茵陈解毒汤(自拟方)加减

茵陈15g,连翘15g,白术10g,茯苓10g,薏苡仁15g,赤芍15g,
丹参15g,滑石15g,神曲15g,蒲公英15g,鱼腥草15g,败酱草15g,
广木香9g,紫苏梗10g,佛手10g,甘草3g

水煎服,日1剂,连服7剂。

2005年3月17日复诊:右胁不适症状明显改善,食纳增加,今
觉睡眠差,乏力、口干、潮热、小便黄。舌边尖红,苔淡黄腻,脉弦

细。复查肝功示 ALT 152U/L,AST 90U/L。处方:

茵陈 15g,连翘 15g,白术 10g,茯苓 10g,薏苡仁 15g,赤芍 15g,丹参 15g,白茅根 15g,金钱草 15g,土茯苓 15g,蒲公英 15g,败酱草 15g,丹皮 10g,甘草 3g

日 1 剂,连服 2 周。

2005 年 3 月 31 日复诊:仍觉轻微乏力,纳寐可,二便调,无口干、潮热症状。舌质淡,苔薄黄,脉弦细。今日复查肝功示:ALT 45U/L,AST 40U/L,肝功已恢复正常。处方:茵陈四君子汤加味。

茵陈 15g,太子参 15g,白术 10g,茯苓 10g,薏苡仁 15g,赤芍 15g,丹参 15g,郁金 15g,白花蛇舌草 15g,蒲公英 15g,败酱草 15g,黄芪 15g,白茅根 15g,甘草 3g

日 1 剂,连服 1 周。

按:慢性乙肝多系外感湿热毒邪,侵袭机体,日久不解,或治之失宜,气血受损,外邪因而得入,邪正相搏留于中焦而成,其根本病机在于"正邪纷争",其病变部位在于"少阳胁下"。本案有如下特点:①此患者在发病初期以湿热阻滞肝胆为主,治以清热解毒除湿;②病程长,肝病传脾,脾气亏虚,故后期在清热除湿基础上用四君子汤加黄芪,益气健脾,攻补兼施;③本案治疗一直守清热解毒除湿之法,"祛湿务尽",使诸证解而肝功恢复正常。

肝着（慢性乙型病毒性肝炎）湿热中阻证

邓某某　男　22岁　工人

2008年10月17日初诊

主　诉:发现乙肝标志物异常2月余

病　史:患者于2月余前体检发现乙肝标志物异常提示乙肝"HBsAg(+)　HBtAg(+)　HBcAb(+)",肝功正常,无不适症状。未治疗。今在我院门诊复查肝功示: ALT 437U/L , AST 156U/L,HBV－DNA 示 1.76×10^3,仍无不适症状,但为求中药治疗而来诊。现症:发育正常,营养中等,表情自然,神清语晰,食纳正常,大便正常,除小便稍黄外无不适症状,舌尖鲜红,舌苔白厚,脉弦数。

中医诊断:肝着　湿热中阻证

西医诊断:慢性乙型病毒性肝炎

治则治法:清热解毒除湿

处　方:茵陈解毒汤加减

茵陈15g,白术10g,茯苓10g,薏苡仁15g,滑石15g,车前子15g,赤芍15g,丹参15g,蒲公英15g,虎杖15g,白花蛇舌草15g,土茯苓15g,甘草5g

2008年11月24日复诊:发育正常,营养中等,表情自然,神清语晰，小便稍黄，仍无其他特殊不适。舌红苔白，脉弦细，治法同前，加黄芪。处方：

茵陈 15g，白术 10g，茯苓 10g，薏苡仁 15g，车前子 15g，白茅根 15g，赤芍 15g，丹参 15g，郁金 15g，蒲公英 15g，虎杖 15g，土茯苓 15g，败酱草 15g，黄芪 15g，甘草 5g

2008 年 12 月 15 日复诊：无不适症状，舌脉同前，今日复查肝功 ALT 38U/L，AST 32U/L，ALB 42.7g/L，GLB 29.5g/L，GGT 54U/L。理化指标已基本恢复，继续清热解毒并益气健脾以善其后。处方：

太子参 15g，白术 10g，茯苓 10g，薏苡仁 15g，车前子 15g，赤芍 15g，丹参 15g，郁金 15g，蒲公英 15g，虎杖 15g，败酱草 15g，白花蛇舌草 15g，神曲 15g，炒麦芽 15g，甘草 3g

按：慢性肝炎为湿热疫毒之邪隐伏体内所致，肝失疏泄，胆失通降，胆汁外溢下注膀胱则小便黄，舌质红、苔白厚，脉弦为湿热征象。患者虽无自觉症，从舌脉表现，仍属湿热阻滞证。故用清热解毒除湿法并贯穿始终。因清湿热药易伤脾胃，保护好脾胃是治疗的关键，故用白术，茯苓顾护脾胃；茵陈、滑石清热除湿；赤芍、丹参凉血活血；蒲公英、虎杖、败酱草、土茯苓、白花蛇舌草、车前子清热解毒；甘草调和诸药，后期则加四君子汤，扶正与祛邪并施以善其后。

胁痛（慢性乙型病毒性肝炎）
肝郁脾虚证

陈某某　男　42岁　技术员

2008年11月20日初诊

主　诉：右胁疼痛1月余

病　史：患者于1月前自觉肝区隐痛不适，时发时止，能忍受，伴厌油、身软乏力，在附属医院检查发现：乙肝标志物"HBsAg（＋）HBtAg（＋）　HBcAb（＋）"，肝功异常，HBV – DNA阳性，在门诊经中西药治疗（具体不详）后，症状无好转而求治于我科。刻下症：精神差，面色稍暗，皮肤巩膜无黄染，肝区隐痛不适，厌油、身软乏力，二便正常，舌质淡红，舌边有齿印，舌苔薄白，脉沉细，今日B超。肝实质回声增强，胰胆脾未见异常。肝功：ALT 139.9U/L，AST 85.1U/L，HBV – DNA 2.88E + 06。

中医诊断：胁痛　肝郁脾虚证

西医诊断：慢性乙型病毒性肝炎　中度

治则治法：疏肝健脾

处　　方：逍遥散加减

柴胡10g，当归15g，白术10g，白芍15g，茯苓15g，黄芪15g，郁金15g，丹参15g，薏苡仁15g，白茅根15g，金钱草15g，甘草3g，蒲公英15g，白花蛇舌草15g

1 日 1 剂,水煎服,7 剂。

2008 年 11 月 27 日复诊:服药后身软乏力明显减轻,精神好转,但仍有肝区隐痛,腹胀,舌尖红,舌苔白微厚,脉沉细。经服上方 7 剂后,脾虚症状得以改善,但肝郁症状无缓解,且有化热之征,治宜疏肝解郁,兼以健脾清热,用小柴胡汤加减。处方:

柴胡 10g,黄芩 10g,法半夏 10g,党参 15g,生姜 2 片,大枣 9g,郁金 15g,赤芍 15g,丹参 15g,佛手 10g,香附 10g,蒲公英 15g,虎杖 15g,白花蛇舌草 15g,甘草 3g

1 日 1 剂,水煎服,7 剂。

2008 年 12 月 4 日复诊:肝区隐痛及腹胀明显减轻,偶有乏力感,舌尖红,苔白,脉沉。经上方治疗后,肝郁之症得以缓解,但热邪未尽,继以上方加减。处方:

柴胡 10g,黄芩 10g,白术 10g,白芍 15g,茯苓 15g,佛手 15g,香附 10g,郁金 15g,丹参 15g,白茅根 15g,金钱草 10g,夏枯草 15g,白花蛇舌草 15g,当归 15g,甘草 3g

1 日 1 剂,水煎服,7 剂。

2008 年 12 月 11 日复诊:自觉症状基本消失,精神食纳可,二便正常,舌质淡红,舌苔白,脉沉细,今日复查肝功:ALT 46U/L,AST 35U/L。病情已明显缓解,续以疏肝健脾兼清余邪调理,用逍遥散加减。处方:

柴胡 10g,当归 15g,白术 10g,白芍 15g,茯苓 15g,黄芪 15g,郁金 15g,丹参 15g,薏苡仁 15g,白茅根 15g,金钱草 15g,甘草 3g,蒲公英 15g,白花蛇舌草 15g

1 日 1 剂,水煎服,7 剂。

按:肝主疏泄,调畅气机,肝气不舒,气机不畅,不通则痛,故表现为右胁疼痛;木郁乘土,致脾气虚,运化无能,则有厌油;脾主肌肉四肢,脾虚则身软乏力,精神差。舌淡红,边有齿印,苔薄白为肝郁脾虚之征。本患者初诊即是虚实夹杂之候,肝郁与脾虚并见,治疗上疏肝健脾并用,但效果不佳,说明逍遥散疏肝力量偏轻,以致二诊时有肝郁化热之征,后及时加大疏肝理气,辅以清热,收到良好的效果。胁痛一症总由肝郁所致,木郁乘土,故肝郁脾虚甚为常见,辨证应区别肝郁与脾虚的孰轻孰重,进行适当处理,并随证加用清热解毒、活血、益气之品。

胁痛（慢性乙型病毒性肝炎）湿热阻滞证

陈某某　男　37 岁　干部

2008 年 11 月 3 日初诊

主　诉:右胁胀痛半月

病　史:患者为"乙肝病毒携带者",半月前无明显诱因感右胁胀痛不适,查肝功转氨酶轻度升高,乙肝标志物"HBsAg(+) HBeAb(+)　HBcAb(+)",B 超:肝实质回声增粗,血管纹理欠清晰,胆囊壁粗糙。为求进一步诊治遂于今日来诊。刻下症:神志清楚,精神稍差,语言清晰,肌肤、目睛无黄染,右胁持续胀痛,阵发性加剧,不发热,纳食欠佳,口干苦,小便黄,大便正常,肝功 ALT 162U/L,AST98U/L,其余指标正常。舌质红,舌苔淡黄腻,脉弦。

中医诊断:胁痛　湿热阻滞证

西医诊断:慢性乙型病毒性肝炎　中度

治则治法:疏肝理气,清热除湿

处　方:四逆散加减

柴胡 10g,白芍 30g,枳壳 9g,郁金 15g,赤芍 15g,丹参 15g,泽兰 15g,蒲公英 15g,金钱草 15g,夏枯草 15g,虎杖 15g,香附 10g,白花蛇舌草 15g,甘草 3g

1 日 1 剂,水煎服。14 剂。

2008 年 11 月 17 日复诊:服上方 14 剂后,右胁胀痛症状消失,纳眠可,精神佳,表情自然,仍口苦,小便黄,舌质红舌苔薄黄,脉弦,治以疏肝健脾,清热解毒除湿,四逆散合四君子汤加减。处方:

柴胡 10g,白芍 30g,枳壳 9g,党参 15g,白术 10g,茯苓 10g,郁金 15g,赤芍 15g,丹参 15g,泽兰 15g,蒲公英 15g,虎杖 15g,夏枯草 15g,金钱草 15g,白花蛇舌草 15g,甘草 3g

1 日 1 剂,水煎服,7 剂。

2008 年 12 月 2 日复诊:病情进一步好转,纳眠正常,除小便黄外无其余症状,舌质淡红,舌苔薄白,脉弦细。今日肝功示 ALT 32U/L,AST 30U/L。治以健脾益气加清解余邪。处方:

党参 15g,白术 10g,茯苓 10g,陈皮 10g,赤芍 15g,郁金 15g,丹参 15g,泽兰 15g,白花蛇舌草 15g,蒲公英 15g,夏枯草 15g,金钱草 15g,白茅根 15g,甘草 3g

1 日 1 剂,水煎服,7 剂。

按:本病属祖国医学"胁痛"范畴。乙肝病毒属"疫毒"范畴,为湿热之性,湿热阻滞肝胆,致肝失疏泄,气机不畅,不通则痛,故表现为右胁胀痛,舌质红,苔淡黄腻,脉弦亦为湿热阻滞,肝气不疏之征。治疗以疏肝利胆、健脾益气、清热解毒除湿为主,初诊以四逆散加清热解毒凉血活血之品,随着胁痛减轻以疏肝健脾和清解余邪为主。方中柴胡、白芍、枳壳疏肝理气,夏枯草、金钱草清肝胆湿热,蒲公英、虎杖、白花蛇舌草清热解毒,赤芍、丹参、泽兰凉血活血,郁金行气活血,党参、白术、茯苓、陈皮顾护脾胃,甘草调和诸药,使胁痛痊愈,肝功复常。

胁痛（慢性乙型病毒性肝炎）
肝郁脾虚兼湿热阻滞证

黄某　男　35 岁　工人

2008 年 11 月 17 日初诊

主　诉：右胁隐痛半月

病　史：患者半月前无诱因出现右胁痛，呈持续性隐痛，伴腹胀不适，尤进食后明显，纳食减少，大便溏，日 1～3 次，无发热、黄疸、黑便等症状。在泸医附院行 B 超检查示肝实质回声粗糙，肝内血管纹理欠清晰，门静脉内径 1.2cm，胆囊壁粗糙，肝功示 ALT 128U/L，AST 105U/L，TBIL 30.5μmol/L，D－BIL17.2μmol/L。给予口服中药汤剂，症状无缓解，遂来就诊。患者 20 年前体检发现"乙肝"，肝功正常，未治疗。8 年前肝功异常，转氨酶及胆红素均升高，在泸医附属医院住院治疗，治愈出院。后监测肝功时有异常。现症：右上腹持续性隐痛，伴腹胀不适，尤进食后明显，精神尚可，乏力，食纳欠佳，口干欲饮，口苦，小便稍黄，大便溏，舌尖稍红，舌苔薄黄腻，脉弦。

中医诊断：胁痛　肝郁脾虚兼湿热阻滞证

西医诊断：慢性乙型病毒性肝炎　中度

治则治法：疏肝健脾利胆，清热解毒

方　药：柴胡疏肝散加减

柴胡 15g,白芍 30g,枳壳 9g,川芎 10g,香附 10g,陈皮 10g,白术 10g,茯苓 10g,郁金 15g,白芍 15g,丹参 15g,夏枯草 15g,金钱草 15g,蒲公英 15g,白花蛇舌草 15g,甘草 3g

1 日 1 剂,水前服,7 剂。

2008 年 12 月 11 日复诊:自服上方 20 剂,上述症状明显缓解,偶晨起时右胁不适,口干,小便黄,精神尚可,表情自然,舌尖红,舌苔薄白,脉弦。今日复查肝功示 ALT 38U/L ,AST 32U/L,TBIL 17.5μmol/L ,D – BIL 6.8μmol/L。病情已好转,继续疏肝健脾利胆,清热解毒,使肝气得疏,脾气健运,余邪得清,以巩固疗效,方用四逆散合四君子汤加减。处方:

柴胡 10g,白芍 30g,枳壳 9g,太子参 15g,白术 10g,茯苓 10g,郁金 15g,丹参 15g,赤芍 15g,夏枯草 15g,金钱草 15g,蒲公英 15g,白花蛇舌草 15g,佛手 10g,甘草 3g

1 日 1 剂,水煎服,7 剂。

按:肝藏血,主疏泄,喜条达。慢性肝炎湿热疫毒羁留或隐伏体内,阻遏气机,肝气不疏,不通则痛,证见右胁隐痛,肝气郁久化热,则见小便黄;肝气横逆犯脾胃,证见腹胀,口干欲饮,口苦,舌尖红,肝郁脾虚,故见乏力,食纳欠佳,大便溏。治疗用柴胡疏肝散、四逆散合四君子汤为主,以疏肝胆之郁结、泻脾气之壅滞、调中焦之运化。方中柴胡疏肝解郁,白芍养血补肝,二药配合,补肝体而助肝用,恢复肝的正常生理功能。又取芍药甘草汤柔肝缓急止痛,枳壳、香附、佛手行气止痛,太子参、白术、茯苓健脾益气助运,赤芍、丹参、郁金养血活血,金钱草、夏枯草、蒲公英、白花蛇舌草清热解毒。诸药合用,使肝气得疏,脾胃健运,湿热得清,则诸症可愈。

肝着(慢性乙型病毒性肝炎，停抗病毒药后)湿热中阻证

孔某某　男　35岁　干部

2012年1月11日初诊

主诉:乙肝抗病毒治疗3年余,停药3月,发现肝功异常1天。

病史:患者于3年多前患"重症肝炎",在附院感染科住院治疗,曾做人工肝1次,并开始口服"阿德福韦"抗病毒治疗,此后病情一直稳定,3月前自行停"阿德福韦",今日发现肝功不正常,遂来院要求中药治疗。现症:一般情况尚好,稍显疲惫,偶有肝区隐痛,饮食尚可,食后上腹微胀,睡眠欠佳,脱发较多,口干苦,小便黄,大便正常,舌红,苔黄腻,脉弦滑。今日肝功:ALT 124.2U/L,AST 56.4U/L, TBIL 34.5μmol/L,DBIL 11.8μmol/L,ALB 41.4g/L,GLB 32.4g/L,GGT92 U/L, HBVM:HBsAg(+),HBcAb(+),HBV – DNA 1.95×10^6,B超:无异常。

中医诊断:肝着　湿热中阻证

西医诊断:慢性乙型病毒性肝炎　中度　停抗病毒药后复发

治则治法:清热解毒除湿

处　　方:茵陈解毒汤加减

茵陈15g,栀子10g,连翘15g,赤芍15g,丹参15g,白术10g,茯苓10g,薏苡仁15g,滑石15g,蒲公英15g,苦参15g,虎杖15g,白花

蛇舌草 15g,佛手 10g,炒麦芽 15g,甘草 3g

1 日 1 剂,水煎服,14 剂。

2012 年 1 月 25 日复诊:感疲乏,饮食欠佳,食后腹胀,大便正常,小便黄,舌边尖红,苔薄腻,脉弦。今日复查肝功能 ALT 72U/L,AST 32U/L,TBIL 22.5μmol/L,DBIL 9.2μmol/L。HBV - DNA 9.45 × 10³,B 超:(-)。病情已有好转,上方去滑石加黄芪 30g。7 剂。

2012 年 2 月 19 日复诊:服上方 20 剂,病情明显好转,肝区偶有不适,纳食正常,脱发较多,舌质正常,苔薄白,脉弦缓。今日肝功:ALT 36U/L,AST 34U/L, TBIL 18.5μmol/L,DBIL 8.2μmol/L。HBV - DNA ≤5 × 10²。治则:疏肝健脾加清热解毒除湿,逍遥散加减。处方:

柴胡 10g,当归 10g,白芍 20g,白术 10g,茯苓 10g,黄芪 30g,赤芍 15g,丹参 15g,薏苡仁 15g,蒲公英 15g,苦参 15g,虎杖 15g,白花蛇舌草 15g,炒麦芽 15g,甘草 3g

1 日 1 剂,水煎服,14 剂。

2012 年 3 月 14 日复诊:肝区偶有不适,饮食及二便正常,睡眠欠佳,舌尖红,薄苔,脉弦。上方加减,加合欢皮、首乌藤。

柴胡 10g,当归 10g,白芍 20g,白术 10g,茯苓 10g,黄芪 30g,赤芍 15g,丹参 15g,蒲公英 15g,苦参 15g,虎杖 15g,合欢皮 15g,首乌藤 15g,白花蛇舌草 15g,炒麦芽 15g,甘草 3g

2012 年 4 月 18 日复诊:脱发较多,头顶部有小块斑秃,睡眠欠佳,饮食及二便正常,舌尖红,薄苔,脉弦细,今日肝功:ALT 32U/L,AST 25U/L, ALB 50.2g/L,GLB 31.4g/L,GGT 64U/L,TBIL 12.8μmol/L,DBIL 2.6μmol/L。HBV - DNA ≤5 × 10²。治宜疏肝健脾养血。处方:

柴胡 10g,当归 10g,白芍 20g,川芎 10g,生地 15g,黄芪 30g,白

术 10g,赤芍 15g,丹参 15g,蒲公英 15g,苦参 15g,虎杖 15g,生侧柏叶 30g,制首乌 15g,白花蛇舌草 15g,甘草 3g

2012 年 11 月 14 日复诊:病情稳定,肝区偶有不适,脱发减轻,睡眠欠佳,饮食及二便正常,舌淡红,薄白苔,脉弦。昨日复查肝功正常,DNA(-),血常规正常。处方逍遥散加减继进。

柴胡 10g,当归 10g,白芍 20g,白术 10g,茯苓 10g,黄芪 30g,赤芍 15g,丹参 15g,蒲公英 15g,苦参 15g,虎杖 15g,生侧柏叶 30g,首乌藤 15g,合欢皮 15g,白花蛇舌草 15g,甘草 3g

按:患者 3 年前因"重肝"行人工肝治疗,并开始口服阿德福韦抗乙肝病毒治疗,已 3 年,停药后病毒指标反弹,肝功能不正常。初诊见:口干苦,小便黄,舌红苔黄腻,脉弦滑,属湿热中阻证,急则治标,用茵陈解毒汤清热解毒除湿,方中茵陈、薏苡仁、滑石清热除湿,栀子、连翘、蒲公英、苦参、虎杖、白花蛇舌草清热解毒,赤芍、丹参凉血活血,白术、茯苓、炒麦芽顾护脾胃,佛手舒畅气机,甘草调和诸药。患者病史已久,疲惫、脱发、睡眠欠佳属气血不足,故在湿热控制的同时加黄芪以益气,改逍遥散为主方以疏肝健脾,合四物汤养血生发,生侧柏叶亦为清热生发的常用药,首乌藤养血安神,合欢皮解郁安神。全程均攻补兼施而各有重点,调治数月获得肝功恢复,HBV-DNA 阴转等满意疗效。自西药抗病毒药问世以来,肝炎的治疗获得长足进步,然而疗程长,停药后易复发,是亟待解决的难题,中医药治疗仍不可少,中医药扶正祛邪,调节脏腑气血阴阳,不仅多方位多靶点改善症状,而且也有较好抗病毒作用。

肝着(慢性乙型病毒性肝炎)
湿热中阻兼痰瘀互结证

刘某某　男　44 岁　干部

2008 年 12 月 15 日初诊

主　诉:乙肝标志物异常 20 余年,腹胀 1 周

病　史:患者于就诊前 20 余年体检时发现乙肝标志物异常,示乙肝"HBsAg(+)　HBeAb(+)　HBcAb(+)",肝功能一直正常,未治疗。1 周前过度劳累后出现腹胀不适,矢气后减轻,伴纳差,大便稀溏 1~2 次/日,无黄疸、厌油、恶心呕吐、黑便等症,发育正常,形体偏胖,寐可,小便正常,舌质红,舌苔薄黄,脉滑。今复查肝功示 ALT 75U/L,乙肝标志物示乙肝"HBsAg(+)　HBeAb(+)　HBcAb(+)",B 超正常,为求进一步诊治遂来就诊。家族史中其母亲病逝于肝炎肝硬化(乙型),其妹妹患有乙肝。

中医诊断:肝着　湿热中阻　痰瘀互结证

西医诊断:慢性乙型病毒性肝炎　轻度

治则治法:疏肝运脾,清热化痰,活血化瘀

处　方:温胆汤加减

黄连 6g,黄芩 10g,陈皮 10g,法半夏 10g,茯苓 10g,竹茹 15g,香附 15g,苏梗 15g,佛手 10g,泽泻 15g,荷叶 15g,生山楂 15g,柴胡 10g,白芍 15g,甘草 3g

1 日 1 剂,水煎服,7 剂。

2008 年 12 月 29 日复诊:腹胀消失,大便已成形,1~2 次/日,但时有干咳,纳寐可,肥胖,精神佳,舌质红,舌苔薄黄,脉滑。咳嗽为痰湿蕴肺,肺失宣肃所致,故加用瓜蒌壳等行气化痰以消除症状。今复查肝功示 ALT 40U/L,转氨酶已恢复正常。

处方:

黄连 6g,黄芩 10g,陈皮 10g,法夏 10g,茯苓 10g,竹茹 15g,佛手 10g,香附 15g,郁金 15g,丹参 15g,泽泻 15g,荷叶 15g,生山楂 15g,瓜蒌壳 15g,金钱草 15g,甘草 3g

1 日 1 剂,水煎服,7 剂。

按:乙肝病毒属祖国医学"疫毒"范畴,为湿热之性,湿热阻滞肝胆,肝失疏泄,气机不畅,横逆犯脾,脾失健运,则腹胀、纳差、便溏;其形体偏胖,"肥人多痰",痰湿蕴结,久则成瘀亦可发病,舌质红,苔薄黄,脉滑亦为痰湿热之征。治宜运脾疏肝,泄浊化痰,活血化瘀,恢复肝脾的功能,使水精四布,五经并行,则痰浊瘀血无由生聚。用芩连温胆汤加减,方中黄芩、黄连、金钱草清热除湿;陈皮、竹茹、法半夏化痰;郁金、丹参、山楂活血化瘀;佐以茯苓健脾利湿,泽泻渗湿泄浊,荷叶芳化湿浊,柴胡、白芍疏肝柔肝;香附、佛手、苏梗行气消胀;甘草甘缓和中,诸药合用,使痰浊得化,瘀血得行,气机调畅,肝脾复健,症状消失,肝功能恢复。

肝着(慢性乙型病毒性肝炎)
湿热中阻证

李某　男　37岁　钳工

2011年11月3日初诊

主　诉:停抗病毒药半年后发现肝功异常2天

病　史:患者因乙型肝炎肝功能不正常,HBV-DNA阳性,服拉米夫定3年余,半年前症状及肝功化验均恢复正常而自动停药。前日复查发现肝功能明显异常,AST 230U/L,ALT 94U/L,TBIL 24.5μmol/L,DBIL10.2μmol/L,ALB 42.4g/L,GLB 34.3g/L,GGT 193U/L,HBVM:HBsAg(+),HBeAg(+),HBcAb(+),HBV-DNA 1.95×10^7。B超:无异常。患者不愿服核苷类抗病毒药,要求服中药治疗。现症:无明显自觉症状,无胁痛,纳正,二便调,精神尚可,舌红,薄腻苔,脉弦。

中医诊断:肝着　湿热中阻证

西医诊断:慢性乙型病毒性肝炎　中度

治则治法:清热解毒除湿

方　药:茵陈解毒汤加减

茵陈15g,栀子10g,连翘15g,赤芍15g,丹参15g,白术10g,茯苓10g,薏苡仁15g,滑石15g,通草6g,蒲公英15g,苦参15g,虎杖15g,白花蛇舌草15g,甘草3g

1日1剂,水煎服。7剂。

嘱忌酒,注意休息。

2011年11月17日复诊:口微干苦,睡眠转佳,食纳正常,大便先干后溏,尿黄,舌脉同前。今日肝功:AST 75U/L, ALT 51U/L, GGT 122U/L, TBIL 19.5μmol/L, DBIL 8.2μmol/L, ALB 44g/L, GLB 38g/L。治法同前,上方加黄芪15g。14剂。

2011年12月1日复诊:病情继续好转,无明显自觉症状,舌脉同前。今日肝功:

AST 71U/L, ALT 47U/L, GGT 68 U/L, TBIL 21.5μmol/L, DBIL 8.4μmol/L, ALB 43g/L, GLB 34g/L。治法同前,上方继进。30剂。

2012年1月5日复诊:乏力,睡眠欠佳,食纳正常,二便正常,舌红,苔薄腻,脉弦缓。今日肝功:AST 41U/L, ALT 27U/L, GGT 52 U/L, ALB 43g/L, GLB 31g/L。治法:养肝疏肝健脾合清热解毒,处方:逍遥散加减。

柴胡10g,当归10g,白芍20g,白术10g,茯苓10g,薏苡仁20g,赤芍15g,丹参15g,黄芪30g,合欢皮15g,五味子10g,苦参15g,虎杖15g,蒲公英15g,白花蛇舌草15g,炙甘草5g。30剂。

2012年2月27日复诊:偶有腹泻,日1~2次,小便黄,食纳正常,舌淡红,苔薄腻,脉弦缓。今日肝功全部正常,HBV-DNA 3.34×10³。健脾兼清热解毒,处方:参苓白术散加减。

党参15g,白术10g,茯苓10g,陈皮10g,黄芪30g,薏苡仁20g,赤芍15g,丹参15g,苦参15g,虎杖15g,蒲公英15g,白花蛇舌草15g,炙甘草5g。

2012年3月15日复诊:病情稳定,大便正常,小便黄,食纳正常。上方继进。

2012年4月12日复诊:一般情况好,无自觉不适,食纳正常,二便调。今日 HBV – DNA 0.51×10^3。

按：由于核苷类药物的抗肝炎病毒作用，使乙型肝炎的治疗获得了快速进展，然而仍存在着许多不足或缺陷，中药或中西药结合治疗仍不可或缺。本患者曾服拉米夫定 3 年余，获得肝功能恢复、DNA 转阴、HBeAg 转换，停药半年后复发，经中药治疗病情得以及时控制，HBV – DNA 由 1.95×10^7 降至 0.51×10^3，既减轻痛苦又节省经费，是一个很好的实例。

湿热毒邪致病贯穿于慢性乙型肝炎发生发展的全过程，湿热毒邪可来自外感或内生，内生系由于脏腑功能失常和气血运行障碍，使体内代谢产物不能及时排出体外而致。本患者的治疗根据舌、脉及血液生化的异常，初诊时以清热解毒除湿为主，用自拟的茵陈解毒汤加减，随着病情的好转，辨证给予养肝疏肝健脾兼清热解毒，用逍遥散、参苓白术散加减，方中赤芍、丹参凉血活血，苦参、虎杖、蒲公英、白花蛇舌草清热解毒除湿，并有一定的抗病毒作用，收到满意疗效。

肝着（慢性乙型病毒性肝炎）肝郁脾虚证

肖某　女　30岁　公务员

2009年10月15日初诊

主　诉:乙肝标志物异常10年

病　史:患者于10年前体检时发现乙肝标志物异常,示乙肝"HBsAg(+)　HBtAg(+)　HBcAb(+)",肝功正常,无不适症状,未给予治疗。以后定期监测肝功均正常,但今日复查肝功示ALT 135 U/L,AST 54 U/L,乙肝标志物示HBsAg(+) HBeAg(+) HBcAb(+),亦无任何症状,乃来求治。

现症:无明显自觉症状,发育正常,营养中等,表情忧虑,神清语晰,皮肤巩膜无黄染,无肝掌及蜘蛛痣,食纳正常,二便正常,舌质淡红,舌苔薄白,脉沉细。

中医诊断:肝着　肝郁脾虚证

西医诊断:慢性乙型病毒性肝炎　中度

治则治法:疏肝活血,健脾养血,清热解毒

处　方:逍遥散加减

柴胡10g,当归10g,白芍15g,白术10g,茯苓10g,郁金15g,赤芍15g,丹参15g,蒲公英15g,白茅根15g,金钱草15g,败酱草15g,白花蛇舌草15g,甘草3g

1日1剂,水煎服。14剂。

2009年11月30日复诊:自上方服1月余,今表情自然,精神佳,无自觉症状,舌质淡红苔薄白,脉正常,今日生化检查:TP 80.7g/L,ALB 50.1g/L,GLB 30.6g/L,ALT 32U/L,AST 27U/L,TBIL 15.6μmol/L,DBIL 9.2μmol/L。

经上述中药汤剂疏肝活血,健脾养血,清热解毒调治1月余,使肝气得疏,肝血得养,脾虚得运,湿热得清,肝的正常生理功能已恢复正常,继续守方守法以善其后,用上方加减。处方:

柴胡10g,当归10g,白芍15g,白术10g,茯苓10g,郁金15g,赤芍15g,丹参15g,白茅根15g,白花蛇舌草15g,蒲公英15g,车前子15g,甘草3g

1日1剂,水煎服。7剂。

按:本案虽无自觉症状,但从脉舌及病史等可诊断为慢性肝炎肝郁脾虚证。湿热疫毒羁留或隐伏体内是慢性肝炎的始动因素,疫毒阻遏气机,使肝气郁结,失于疏泄,必致肝血亦受损伤,肝病传脾,木郁克土,脾失健运,血之化源不足,则血虚益甚,而血虚不能养肝,则肝郁愈重,故肝郁血虚脾弱之间相互影响互为因果,再则久病郁而化热,又肝郁气滞可致血瘀,肝血瘀滞,湿热余邪也常羁留不尽。基于以上病机,设疏肝活血,健脾养血,清热解毒治法,用逍遥散加减,方中柴胡疏肝解郁,当归、白芍养血补肝,三药配合,补肝体而助肝用,配白术、茯苓补中健脾,培土以荣木为辅,赤芍、丹参、郁金养血活血,白花蛇舌草、蒲公英、败酱草清热解毒,白茅根、车前子、金钱草清热除湿,甘草调和诸药,诸药合用,使肝气得疏,肝血得养,脾虚得运,湿热得清,瘀血得散,则肝的正常生理功能恢复正常。

胁痛（慢性乙型病毒性肝炎）湿热阻滞，肝脾不和证

毛某某　男　35岁

2005年10月31日初诊

主　诉：右胁不适1月

病　史：患者于就诊前1年体检时发现乙肝标志物为"HBsAg（＋）　HBtAg（＋）　HBcAb（＋）"，肝功正常，诊断为"慢性乙型病毒性肝炎"，未治疗。现症：右胁隐隐不适，胃脘痞闷，纳差乏力，恶心欲吐，口苦，小便黄，大便尚可，舌尖红，舌苔黄腻，脉滑。今日肝功示：ALT 106U/L，AST 86 U/L，余正常。

中医诊断：胁痛　湿热阻滞，肝脾不和证

西医诊断：慢性乙型病毒性肝炎　中度

治则治法：和解少阳，清热解毒，活血

方　药：小柴胡汤加味

柴胡10g，黄芩10g，法半夏10g，太子参15g，佛手10g，赤芍15g，丹参15g，郁金15g，蒲公英15g，虎杖15g，白花蛇舌草15g，生姜6g，大枣9g，金钱草15g，白茅根15g，甘草3g

水煎服，日1剂，7剂。

2005年11月7日复诊：服药后上述症状明显改善，无恶心欲吐，感右胁偶尔刺痛，舌尖红，苔薄黄，脉弦滑。上方去法半夏、生

姜、大枣,加香附。日1剂,7剂。。

2005年11月14日复诊:服药后胁痛痊愈,略感口苦,纳眠可,二便自调。舌质淡,苔薄黄,脉滑。今复查肝功 ALT 36U/L,AST 30U/L。守上方,日1剂,7剂。

按:慢性乙肝多系外感湿热毒邪,侵袭机体,日久不解,或治之失宜,气血受损,外邪因而得入,邪正相搏留于胁下而成,其根本病机在于"正邪纷争",其病变部位在于"少阳胁下"。本案主症为右胁隐隐不适,胃脘痞闷,纳差乏力,恶心欲吐,口苦,为小柴胡汤证。又因慢性肝炎湿热毒邪较甚,且有扰乱气血的特点。因此以小柴胡汤加郁金、赤芍、丹参调理气血,蒲公英、虎杖、白花蛇舌草清热解毒。二诊无恶心欲吐,感右胁刺痛,去法半夏,加香附。治疗始终谨守病机,调整治疗2周,诸症消失,肝功恢复正常。

胁痛（慢性乙型病毒性肝炎）
湿热阻滞，肝胃不和证

庞某某　女　38 岁　农民

2009 年 1 月 8 日初诊

主　诉:右胁隐痛 1 周

病　史:患者于就诊前 5 余年体检时发现乙肝标志物异常,示乙肝 HBsAg(+)　HBeAb(+)　HBcAb(+),肝功正常,未治疗。1 周前无诱因出现右胁隐痛不适,伴纳差、嗳气,遂来我院求治。刻下症:右胁隐痛,伴纳差、胃嗳气,无恶心、呕吐,精神尚可,表情忧虑,皮肤巩膜无黄染,口干,乏力,小便黄,大便正常,舌质红,苔薄白腻,脉象弦细。今日查肝功 AST 290U/L, ALT 473U/L, GLB 35.4g/L, A/G 1.09, TBIL 22.1μmol/L, DBIL 6.9μmol/L, GGT124 U/L。

中医诊断:胁痛　湿热阻滞,肝胃不和证

西医诊断:慢性乙型病毒性肝炎

治则治法:清热解毒除湿,疏肝和胃

方　药:茵陈解毒汤加减

茵陈 15g,白术 10g,茯苓 10g,薏苡仁 15g,丹参 15g,赤芍 15g,蒲公英 15g,败酱草 15g,连翘 15g,车前子 15g,白花蛇舌草 15g,黄芪 15g,香附 10g,佛手 10g,甘草 3g

每日 1 剂,水煎服,7 剂。

2009 年 2 月 23 日复诊:一直服上方至今,共 20 余剂,今来复查。精神佳,表情自然,胁痛已消失,食纳正常,未诉不适症状,舌质淡红,舌苔薄白,边有齿痕,脉沉细。今日复查肝功示:AST 42U/L,ALT 46U/L,GLB 39.5g/L,A/G 1.17,余项指标均正常。B 超示肝脂肪样变。辨证诊断:肝郁脾虚,湿热余邪未尽。治宜疏肝活血,健脾养血,兼清湿热余邪。处方:逍遥散加减。

柴胡 10g,当归 10g,白芍 15g,白术 10g,茯苓 10g,郁金 15g,赤芍 15g,丹参 15g,白茅根 15g,蒲公英 15g,土茯苓 15g,白花蛇舌草 15g,五味子 10g,甘草 3g

每日 1 剂,水煎服,7 剂。

按:本例属"胁痛"之湿热阻滞,肝胃不和证,初治以清热解毒除湿为主,因毒邪不去,疾病难愈,故方中茵陈、薏苡仁、车前子清热除湿;蒲公英、败酱草、连翘、白花蛇舌草清热解毒;赤芍、丹参凉血活血;但因清湿热药易伤脾胃,保护好脾胃是治疗的关键,故用白术、茯苓顾护脾胃,香附、佛手疏肝和胃,黄芪益气固本;甘草调和诸药。复诊时见湿热已退,肝胃不和症状消失,肝功能恢复正常,而脾虚症状较为明显,故改服逍遥散加味,疏肝健脾养血,以恢复肝脾的功能活动,兼清湿热余邪,使肝气得疏,肝血得养,脾虚得运,湿热得清,瘀血得散,以巩固疗效。

胁痛(慢性乙型肝炎)气阴两虚，气滞血瘀夹湿热证

孙某　男　42岁　干部

2007年7月25日初诊。

主诉:右胸胁刺痛不适兼紧缩感1年余。

病史:患者于2004年及2006年曾因右胁疼痛,身目发黄等,两次住入泸州医学院附属医院感染科,均诊断为慢性乙型肝炎,1年余前,出现右胸胁刺痛不适兼紧缩感,一直至今。现症:精神尚可,右胸胁刺痛不适兼紧缩感,不咳嗽,疼痛与饮食关系不明显,伴乏力,纳差,口干苦,不思饮,身目无黄染,小便黄,大便溏,2～3次/日,舌质红瘦,薄黄苔,脉弦细数。今日检查肝功能:ALT 155U/L,AST 118U/L,TBIL 24.5μmol/L,ALB 39g/L,GLB 31.5g/L,腹部B超:肝实质回声增粗,门脉内径正常,脾大小正常,胸部正位片:无异常。

中医诊断:胁痛　气阴两虚,气滞血瘀,兼夹湿热证

西医诊断:慢性乙型病毒性肝炎

治则治法:益气养阴,清热解毒,行气活血

方　　药:一贯煎合芍药甘草汤加减

北沙参15g,麦冬15g,生地15g,山药15g,枸杞子15g,当归10g,白芍20g,川楝子10g,赤芍15g,丹参15g,郁金15g,佛手10g,

蒲公英 30g,虎杖 15g,白花蛇舌草 15g,甘草 3g

水煎服,日 1 剂,连服 1 周。

2007 年 8 月 8 日复诊:右胸胁刺痛略有减轻,饮食尚可,仍乏力,口干苦,小便黄,大便溏,每日 3～4 次,舌脉同前。原方去当归、川楝子加黄芪 15g,葛根 15g,蒲公英改为 15g 。水煎服,日 1 剂,连服 1 周。

2007 年 8 月 15 日复诊:病情明显好转,仍右胁隐痛,大便已正常,守上方。水煎服,日 1 剂,连服 1 周。

2007 年 8 月 22 日复诊:仍右胁隐痛,疲乏感明显减轻,食纳及二便正常,口不干,舌红苔薄白,脉弦。今日查肝功:ALT 95U/L,AST 73U/L,TBIL 28.5μmol/L,ALB 40g/L,GLB 32g/L。治以益气养阴,清热解毒活血为主。处方:

北沙参 15g,麦冬 15g,生地 15g,山药 15g,枸杞子 15g,黄芪 15g,黄精 15g,赤芍 15g,丹参 15g,郁金 15g,佛手 10g,蒲公英 15g,虎杖 15g,白花蛇舌草 15g,甘草 3g

水煎服,日 1 剂,连服 3 周

2007 年 9 月 12 日复诊:患者一般情况好,胁痛已消失,唯近期睡眠不佳,舌脉同前。上方加五味子 15g,水煎服,日 1 剂,连服 2 周。

2007 年 9 月 26 日复诊:今日查肝功:ALT 56U/L,AST 42U/L,TBIL 26.7μmol/L,ALB 41g/L,GLB 32.8g/L。胁痛已消失,无自觉症状,舌稍红,薄白苔,脉弦细。巩固疗效,益气养阴,养血活血,兼清余邪。处方:

生地 15g,山药 15g,山茱萸 15g,女贞子 15g,枸杞子 15g,黄芪 15g,黄精 15g,赤芍 15g,丹参 15g,郁金 15g,泽兰 15g,佛手 10g 蒲公英 15g,白花蛇舌草 15g,甘草 3g

水煎服,日 1 剂,连服 1 月。

2008 年 10 月 16 日复诊:患者一般情况好,偶有右胁隐痛,多发生在劳累后,食纳及二便均正常,舌淡红,薄苔少许,脉弦细。偶服上方数剂。数月来多次复查肝功能均在正常范围。已停药 4 月余。今日来院复查。肝功:ALT 25U /L, AST 28U /L, TBIL 19.2μmol/L,HBVM:HBsAg(+),HBeAb(+),HBeAb(+),DNA(-)。腹部 B 超:肝实质回声增粗,脾大小正常。守上方,水煎服,每周 5 剂,连服 2 周。

按:《医宗金鉴》明确提出"其两侧自腋而下,至肋骨之尾处,统名曰胁"。本患者以胁痛为主症求治,肝胆经布于两胁,故为肝胆发病;患者右胁刺痛兼紧缩感已 1 年余,口干不思饮,舌红瘦,脉弦细数,应属湿热久羁、气滞血瘀日久化热伤及肝肾之阴,肝体不足而致胁痛,伴乏力,纳差,大便溏,日 2 ~ 3 次,为兼有气虚,口干苦,苔薄黄,为湿热未尽,疼痛持久而固定,为瘀血痛,故本病湿热、气滞、血瘀、阴虚、气虚同在,而以肝阴虚为主,治宜补虚泻实,调整气血阴阳 1 年余,诸证明显改善,理化指标正常而获效。

肝着（慢性乙型病毒性肝炎）湿热中阻，肝郁脾虚证

许某某　女　58岁　教师

2007年11月26日初诊

主诉：上腹胀闷、纳差、乏力10天

病史：患者有乙型肝炎感染史已10年，3年前曾出现肝功能不正常，服中、西药恢复，此后每3～5月复查肝功均正常，生活上较注意。近日较劳累。10天前始感上腹胀闷、纳差、乏力。现症：上腹胀闷，纳差，乏力，口干不思饮，嗳气，小便黄，大便溏，日1次，舌胖边尖红，薄黄腻苔，脉弦细。今日肝功检查：ALT 175U/L，AST 106U/L，TBIL 35.4μmol/L，ALB 40g/L，GLB 31.5g/L。腹部B超：肝脏肿大，下角及侧角变钝，肝实质回声增强，血管纹理清晰，门脉内径1.1cm。

中医诊断：肝着　湿热中阻，肝郁脾虚证

西医诊断：慢性乙型病毒性肝炎

治则治法：清热祛湿，疏肝健脾

方　　药：茵陈解毒汤加减。处方：

茵陈15g，白术10g，茯苓10g，薏苡仁15g，石菖蒲15g，白茅根15g，车前子15g，赤芍15g，丹参15g，蒲公英30g，败酱草15g，佛手10g，香附10g，旋覆花15g，白花蛇舌草15g，甘草5g

水煎服,日 1 剂,连服 1 周。

2007 年 12 月 3 日复诊:腹胀明显好转,食纳基本正常,无嗳气,仍感乏力,小便黄,大便正常,舌胖边尖红,薄腻苔,脉弦细。上方去旋覆花加黄芪。水煎服,日 1 剂,连服 10 天。

2007 年 12 月 20 日复诊:一般情况好,偶有右上腹不适,纳食正常,二便正常,舌胖薄白苔,脉弦细。今日肝功检查:ALT 52U/L,AST 43U/L,TBIL 28.4μmol/L,ALB40.6g/L,GLB30.2g/L。腹部 B 超:肝脏大小正常,形态规则,肝回声增强,血管纹理清晰,门脉内径 1.1cm,脾正常。拟方逍遥散加减。处方:

柴胡 10g,当归 10g,白术 10g,茯苓 10g,白芍 15g,郁金 15g,赤芍 15g,丹参 15g,泽兰 15g,白茅根 15g,金钱草 15g,蒲公英 15g,虎杖 15g,黄芪 15g,白花蛇舌草 15g,甘草 3g

日 1 剂,连服 1 周。

2007 年 12 月 30 日复诊:病情继续好转,无明显自觉症状,舌脉同前。治宜健脾益气兼清余邪,用四君子汤加味。处方:

太子参 15g,白术 10g,茯苓 10g,薏苡仁 15g,黄芪 15g,白茅根 15g,车前子 15g,赤芍 15g,丹参 15g,蒲公英 30g,佛手 10g,香附 10g,白花蛇舌草 15g,甘草 5g

日 1 剂,连服 1 周。

按:本案虚实夹杂,证属湿热中阻,肝郁脾虚。湿邪困脾、脾气亏虚所致。初诊以实证为主,治以祛邪为主;随着病情好转,湿热渐退,治以扶正与祛邪并施,或扶正为主兼清余邪。病位在肝脾胃,表现为肝郁脾虚,肝胃不和,肝阴尚属正常,无肾虚表现。本病湿热蕴结为始动因素,故清热祛湿贯穿始终,获得满意疗效。

肝着(慢性乙型病毒性肝炎) 湿热中阻证

杨某某　男　41岁　个体

初诊日期:2012年1月26日

主诉:患乙型肝炎10年,复发1周

病史:患者于2002年前发现患有乙型肝炎,肝功不正常,经中西药症状治愈,2005年又曾复发并症状治愈。此次于1周前无特殊原因,感全身不适,疲乏,食纳欠佳,食后饱胀,查肝功能异常,患者不愿服抗病毒西药,乃来院求治。现症:疲乏,食纳欠佳,食后饱胀,口干苦,大便正常,尿黄,舌红,苔黄腻,脉弦滑。生化检查:血清 HBVM:HBsAg(+)HBeAg(+)HBeAb(+),肝功能:AST 138U/L,ALT 242U/L,GGT 135U/L,TBIL 31.5μmol/L,DBIL 9.5μmol/L,ALB 41.6g/L,GLB 31g/L,HBV - DNA 1.83 × 10^7,B超:肝内回声增粗,右肝有小囊肿,门脉1.0cm,脾形态大小正常。

中医诊断:肝着　湿热中阻证

西医诊断:慢性乙型病毒性肝炎

治则治法:清热解毒除湿

方　　药:茵陈解毒汤加减

茵陈15g,栀子10g,黄柏10g,赤芍15g,丹参15g,白术10g,茯苓10g,薏苡仁20g,滑石18g,通草6g,蒲公英15g,苦参15g,虎杖

15g,炒麦芽 15g,白花蛇舌草 15g,甘草 3g

7 剂。

2012 年 2 月 4 日复诊:疲乏好转,饮食增加,唯食后仍觉饱胀,舌红较前减轻,苔薄黄,脉仍弦滑。上方去黄柏加佛手 10g。

2012 年 2 月 20 日复诊:疲乏好转,饮食增加,无明显自觉症状,舌边尖红,苔薄白,脉弦。今日肝功能检查:AST 44U/L,ALT 80U/L,GGT 115U/L,TBIL 24.1μmol/L,DBIL 7.4μmol/L,ALB 41g/L,GLB 30g/L。治疗给予疏肝健脾兼清热解毒,逍遥散加减,处方:

柴胡 10g,当归 10g,白芍 20g,白术 10g,茯苓 15g,赤芍 15g,丹参 15g,蒲公英 15g,苦参 15g,虎杖 15g,炒麦芽 15g,佛手 10g,白花蛇舌草 15g,甘草 3g

7 剂。

2012 年 3 月 26 日复诊:病情继续好转,无明显自觉不适,舌边尖红,苔薄白,脉弦。今日肝功:AST 27U/L,ALT 29U/L,GGT 95U/L,TBIL 25.5μmol/L,DBIL 6.5μmol/L,ALB 45g/L,GLB 21g/L,HA 65.45μg/L,LN 134.25μg/L,P Ⅳ 67.25μg/L,P Ⅲ P 102.38μg/L,HBV - DNA 1.15×10^4。前方继进。

按:乙肝病毒属祖国医学"疫毒"范畴,为湿热之性。湿性滋腻,缠绵难除,故病情迁延,经久难愈,反复发作,发作期病机常以湿热中阻为主,临床常见口干、口苦、尿黄、舌红苔黄腻,脉弦滑等症,缓解期则多见肝郁脾虚或肝肾亏虚兼余邪未尽。本案治疗,谨守病机,以清热解毒治其标,随着病情好转改为疏肝健脾以恢复肝脾功能,并继续清除湿热余邪,调治 2 月余肝功能恢复正常,DNA 由 1.83×10^7 降至 1.15×10^4,可见本病中医治疗有较好疗效,中医药有一定抗病毒作用。

肝着(慢性乙型病毒性肝炎) 湿热中阻兼脾虚证

杨某某　男　46岁　干部

2006年5月19日初诊

主诉:神疲乏力4年余

病史:患者于2002年起感神疲乏力,经检查诊断为"乙型肝炎",曾服中西药治疗,肝功能长期不正常,ALT 200U/L上下,AST 150U/L上下,TBIL 50μmol/L左右,HBVM:HBsAg(＋)HBeAg(＋)HBcAb(＋),HBV－DNA(＋)。腹部B超:肝脏肿大。2004年3月经医生建议开始服拉米夫定0.1g/d,病情一度好转,表现为HBV－DNA阴转,肝功能恢复正常,但于2006年1月起病情出现反复,HBV－DNA复阳并伴ALT升高,乃于半月前停拉米夫定。

现症:一般情况尚可,面色略晦暗,身目无黄染,自诉神疲乏力,上腹饱胀,饮食欠佳,大便溏,1~2次/日,小便黄,口苦,舌淡红胖大,薄黄腻苔,脉弦。今日肝功:ALT 178U/L,AST 120U/L,TBIL 38.8μmol/L,HBVM:HBsAg(＋)HBeAg(＋)HBcAb(＋),腹部B超:肝脏肿大,肝实质光点增强增粗,血管纹理清晰,门脉内径1.2cm。

中医诊断:肝着　湿热中阻兼脾虚证

西医诊断:慢性乙型病毒性肝炎

治则治法:清热解毒除湿,健脾益气

方　　药:茵陈解毒汤加减。处方:

茵陈15g,白术10g,茯苓10g,薏苡仁15g,石菖蒲15g,白茅根15g,车前子15g,赤芍15g,丹参15g,蒲公英30g,虎杖15g,败酱草15g,黄芪15g,佛手15g,白花蛇舌草15g,甘草5g

水煎服,日1剂,连服3周。

2006年6月1日复诊:患者服药10剂,自觉神疲乏力稍减,仍有上腹饱胀,大便溏1~2次/日,小便黄,口苦,舌淡红胖大,苔薄黄,脉弦。改蒲公英为15g,去虎杖,加土茯苓15g。日1剂,连服2周。

2006年6月15日复诊:今日复查肝功:ALT 105U/L,AST 96U/L,TBIL 36.4μmol/L,ALB 38g/L,GLB 29.5g/L。自觉症状进一步减轻,大便已正常,仍小便黄,口苦,舌脉同前。处方:

茵陈15g,白术10g,茯苓10g,薏苡仁15g,山药15g,白茅根15g,金钱草15g,赤芍15g,丹参15g,蒲公英30g,土茯苓15g,败酱草15g,黄芪15g,佛手15g,白花蛇舌草15g,甘草5g

日1剂,连服2月。

2006年8月17日复诊:患者一般情况好,无自觉症状,二便正常,舌胖,薄白苔,脉弦。今日复查肝功已基本恢复,ALT 72U/L,AST 46U/L,TBIL 36.2μmol/L,ALB 39.5g/L,GLB 30.6g/L。湿热渐退,治宜扶正与祛邪并举,方用参苓白术散加清热解毒除湿。处方:

太子参15g,白术10g,茯苓10g,薏苡仁15g,山药15g,黄芪15g,白扁豆15g,佛手15g,赤芍15g,丹参15g,蒲公英30g,败酱草15g,金钱草15g,白花蛇舌草15g,甘草5g

日1剂,连服半月。

2006年9月18日复诊:患者病情稳定,除容易疲乏外,无自觉

症状,食纳及二便均正常,舌淡红薄白苔,脉弦。上方去金钱草 10
剂。嘱每周服 5 剂。

2007 年 7 月 10 日复诊:护送其父亲来院诊病,诉近年来一般
情况好,多次肝功能检查均恢复正常,已停服中药半年余。

按:本案特点:①患者肝病日久,用西药抗病毒治疗后产生病
毒变异而失效,改用中医药治疗而后获效。②四诊检查病性属虚
实夹杂,实证以湿热毒为患,且郁久而生瘀,虚证以脾气虚为主,病
位在肝脾而尤以脾为主,初诊时邪实为甚,故以祛邪为主兼扶正,
随着病邪的衰退,转为攻补兼施,至后期则以扶正为主兼以祛邪。
③治疗中重视调理脾胃,用参苓白术散加减,健脾不仅使症状缓
解,而且健脾可以养肝、益肾、祛湿和阻止产生湿邪之根源等,体现
了治病必求其本之意。④治疗中始终不同程度地加用了清热解毒
活血药,使祛邪务尽,减少复发,并可防止因扶正而生热。

肝着(慢性乙型病毒性肝炎, 3月孕)中焦湿热证

杨某　女　28岁　工人

初诊日期:2011年5月21日

主诉:乏力、纳差、肝功能不正常5天

病史:患者怀孕约3月。于5天前出现乏力、纳谷不香,在某医院做生化检查肝功能明显异常,要求中药治疗。结婚4年,首次有孕,1月前妊娠反应明显,现妊娠反应已缓解。既往有乙肝病毒感染史,HBVM:HBsAg(+)　HBeAb(+)　HBcAb(+),以往肝功能保持在正常范围。此次发病,不愿意终止妊娠,要求中药治疗。现症:四肢无力,饮食欠佳,食后上腹饱胀,口干苦,面部散在皮疹5~6颗,色红微痒,无黄疸,无恶心呕吐,无胁痛,大便干,小便黄,舌边尖红,苔黄厚,脉弦滑。5月16日肝功:ALT 360U/L,AST 104U/L,TBIL 22.5μmol/L,DBIL 9.6μmol/L,ALB 44g/L,GLB 32.5g/L,HBVM:HBsAg(+), HBeAb(+),HBcAb(+),HBV - DNA 1.65×10^5。

中医诊断:肝着　中焦湿热证;3月孕

西医诊断:慢性乙型病毒性肝炎;3月孕

治则治法:清热除湿解毒

方　　药:茵陈解毒汤加减。处方:

茵陈 15g,栀子 10g,白术 10g,茯苓 15g,薏苡仁 20g,石菖蒲 15g,赤芍 15g,丹参 15g,蒲公英 30g,虎杖 15g,白茅根 15g,滑石 18g,白花蛇舌草 15g,炒麦芽 15g,甘草 5g。

7 剂。

甘草酸二铵口服,150mg/次,一日三次。

2011 年 5 月 28 日复诊:乏力减轻,饮食增加,仍食后腹胀,口干苦,无黄疸,无胁痛,大便干,小便黄,舌边尖红,苔黄厚,脉滑。上方继进 7 剂。

2011 年 6 月 10 日复诊:病情继续好转,乏力减轻,饮食增加,食后仍感腹胀,口干,二便正常,舌红,苔薄黄,脉滑。今日肝功:ALT 114U/L, AST 82U/L, TBIL 20.6μmol/L, DBIL 7.4μmol/L, ALB 42g/L, GLB 30.4g/L。上方减栀子、滑石加佛手、苏梗。处方:

茵陈 15g,白术 10g,茯苓 15g,薏苡仁 20g,石菖蒲 15g,赤芍 15g,丹参 15g,蒲公英 30g,虎杖 15g,白茅根 15g,佛手 10g,苏梗 10g,白花蛇舌草 15g,炒麦芽 15g,甘草 5g。

7 剂。

2011 年 6 月 24 日复诊:病情继续好转,饮食正常,无腹胀,无明显自觉症状,二便正常,舌红,苔薄黄,脉弦。上方蒲公英改为 15g,继进 10 剂。

2011 年 7 月 21 日复诊:无明显不适,饮食好,妇科检查胎儿发育良好,二便正常,舌红,苔薄白,脉弦。今日肝功:ALT 42U/L, AST 34U/L, TBIL 16.4μmol/L, DBIL 6.2μmol/L, ALB 43.2g/L, GLB 29.3g/L。治宜疏肝健脾兼清热解毒,逍遥散加减,处方:

柴胡 10g,当归 10g,白芍 15g,白术 10g,茯苓 10g,赤芍 15g,丹参 15g,蒲公英 15g,虎杖 15g,白茅根 15g,佛手 10g,炒麦芽 15g,白花蛇舌草 15g,甘草 5g。

7剂。

2011年8月17日复诊:一般情况好,饮食正常,二便正常,无症状,舌红,苔薄白,脉弦细。今日肝功:ALT 36U/L,AST 24U/L,TBIL 15.4μmol/L,DBIL 6.4μmol/L,ALB 43.7g/L,GLB 29.5g/L。上方继进10剂,停服甘草酸二铵。建议于妊娠7、8、9月时分别注射乙肝高价免疫球蛋白。

2012年2月16日复诊:患者于1月12日剖宫产一男婴,脐血HBsAg(-)。患者今日肝功:ALT 40U/L,AST 32U/L,TBIL 16.3μmol/L,DBIL 6.2μmol/L,ALB 44.5g/L,GLB 30.5g/L。现症食纳正常,唯觉食后上腹胀满,伴呃逆,二便正常,脉弦,舌淡红,苔薄白。处方:逍遥散加减。

柴胡10g,当归10g,白芍15g,白术10g,茯苓10g,党参15g,陈皮10g,佛手10g,炒麦芽15g,苏梗10g,香附10g,瓜蒌壳15g,旋覆花15g,鱼腥草15g,甘草5g。

7剂。

按:患者早孕兼慢性乙型肝炎,ALT明显增高(ALT 360U/L),不愿终止妊娠,又不愿加服核苷类抗病毒药,要求中药治疗。根据上腹饱胀,口干苦,面部皮疹色红,大便干,小便黄,舌红苔黄厚,脉弦滑,诊断为中焦湿热。《内经·六元正纪大论》曰:"有故无殒,亦无殒也",大胆给予清热除湿,凉血解毒,并随时注意顾护脾胃,又配合甘草酸二铵口服和注意休息等,使湿热得清,胎儿无恙,收到满意疗效。

鼓胀(酒精性肝硬化)
肝肾阴虚兼湿热证

陈某某　男　65 岁　收购员退休

2008 年 11 月 13 日初诊

主诉:反复腹胀、双下肢水肿 1 年

病史:患者于 1 年多前无明显诱因出现腹胀伴双下肢水肿,B超检查提示"肝硬化、腹水",曾昏迷七次,住院进行输血等治疗,长期服用利尿剂,水肿时重时轻,为求进一步诊治遂至我院,否认结核、肝炎等传染病史,无重大外伤、手术及输血史,嗜酒已 40 多年,酒量 >0.75kg/d,至今未完全戒断。现症:患者精神差,面色暗红,有赤缕红丝,腹大坚满,肝区隐痛,双下肢膝以下水肿,身软乏力,口干、口苦,食眠差,小便量少,大便干,舌红瘦,苔白厚腻,脉弦。查肝功能:ALB 27.9g/L,GLB 34.4g/L,A/G 0.81,AST 56U/L,TBIL 43.3μmol/L,DBIL 27.2μmol/L,腹部 B 超:提示肝硬化,腹水;乙肝乙肝标志物:阴性。

中医诊断:鼓胀　肝肾阴虚兼湿热证

西医诊断:酒精性肝硬化　失代偿期

治则治法:滋养肝肾兼清热解毒除湿

处　　方:一贯煎加味

北沙参 15g,麦冬 15g,枸杞 15g,楮实子 15g,黄芪 15g,赤芍

15g,丹参15g,郁金15g,益母草30g,鳖甲15g,石菖蒲15g,白花蛇舌草15g,白茅根15g,金钱草15g,佛手10g,蒲公英15g

每日1剂,水煎服,7剂,嘱戒酒。

2008年12月4日复诊:神智清楚,精神欠佳,颜面赤缕红丝似有减轻,腹胀减轻,下肢轻度浮肿,小便黄,大便溏,2次/日,口干,舌质红有裂痕,舌苔薄,脉弦,已戒酒。治则同前,因便溏改用六味地黄丸合二至丸加减。处方:

生地15g,山药15g,山茱萸15g,女贞子15g,枸杞子15g,黄精15g,赤芍15g,丹参15g,郁金15g,泽兰15g,益母草15g,鳖甲15g,黄芪15g,金钱草15g,白花蛇舌草15g,佛手15g

2008年12月15日复诊:病情明显好转,神智清楚,无"昏迷",语音清晰,食欲增加,双胁隐痛,口干,小便黄,大便正常,舌质红有裂痕,舌苔白,脉象沉细。今日查肝功:ALB 32.2g/L,GLB 44.2g/L,A/G 0.73,AST 62U/L,TBIL 44.9μmol/L,DBIL 37.3μmol/L。腹部B超:肝实质回声改变,无腹水。病情已基本好转。治以益气养阴活血利水,兼清湿热余邪。

处方:

黄芪15g,山药15g,白术10g,薏苡仁15g,枸杞子12g,女贞子15g,黄精15g,赤芍15g,丹参15g,泽兰15g,茯苓10g,丹皮12g,鳖甲15g,蒲公英15g,甘草15g,白花蛇舌草15g

按:患者常年饮酒,酒乃湿热之邪,蕴结肝胆,肝为刚脏,主疏泄喜柔润,体阴而用阳,热灼肝阴,肝体失养,"见肝之病,知肝传脾"肝病传脾,脾失健运,湿浊内生,水湿停聚,久治不愈,累及于肾,肝脾肾三脏俱损,三焦气化无力,不能运化水湿而致腹水形成。本案特点有三:①阴虚与湿热并存而以阴虚为重。②患者饮酒40多年,酒性湿热,热邪伤阴,致使肝阴受损,肝肾同源,进而肝肾阴虚,故见舌红,有裂纹,口干,大便干;湿邪伤脾,致使湿浊内停,故苔白厚腻,湿浊阻窍,则屡见"昏迷";脾病及肾,脾失制水,肾失气化,肝脾肾三脏受损而致气、血、水运行受阻,发为腹水及下肢水肿。③治疗从养肝肾阴入手,兼清湿热助脾运化瘀血,方用一贯煎、六味地黄丸加减以补肝肾之阴,加白茅根、金钱草、蒲公英、白花蛇舌草等清热解毒除湿,黄芪、黄精护脾益气,石菖蒲、郁金开窍醒神,赤芍、丹参等活血化瘀,鳖甲软坚散结,楮实子补肾利水,益母草活血利水。经以上治疗后肝脾肾功能逐步恢复,阴虚好转,浊邪祛,舌苔化,神清,未再发现"昏迷",腹水消失,四肢浮肿消失。获得比较满意的效果。

鼓胀(肝炎肝硬化)肝郁脾虚,水湿内停证

苟某某　女　50岁

2005年1月10日初诊

主诉:腹胀1月

病史:患者于两年前诊断为"乙型肝炎肝硬化",自觉腹胀1余月,食后尤甚。两月前查肝功示 ALB 30.2g/L,ALT 242U/L,AST 116U/L,B超示肝硬化,脾大,腹水。现症:腹胀,食后尤甚,纳差,小便量少,色黄,大便正常,舌淡红,舌苔白,脉沉。

中医诊断:鼓胀　肝郁脾虚,水湿内停证

西医诊断:肝炎肝硬化(乙型)失代偿期

治则治法:清热除湿,健脾利水,行气活血

方　　药:茵陈四苓汤加味。处方:

茵陈15g,白术10g,茯苓10g,猪苓15g,泽泻15g,赤芍15g,丹参15g,黄芪15g,益母草15g,白花蛇舌草15g,败酱草15g,半枝莲15g,大腹皮15g,佛手10g,甘草3g

水煎服,日1剂,连服两周。

2005年1月24日复诊:感腹胀症状改善,小便量可,大便溏,每日一次,乏力,舌淡,苔薄白腻,脉沉弦。处方:

茵陈15g,白术10g,茯苓10g,猪苓15g,泽泻15g,赤芍15g,丹

参 15g,黄芪 15g,益母草 15g,白花蛇舌草 15g,败酱草 15g,半枝莲 15g,佛手 10g,党参 15g,山药 15g,甘草 3g

日 1 剂,连服 3 周。

2005 年 2 月 14 日复诊:精神尚可,诉腹胀症状明显改善,纳寐尚可,二便自调,舌质淡,苔白,脉沉弦。复查肝功 ALB 32.5g/L, ALT42 U/L,AST 28U/L。B 超示未见腹水征象。处方:

茵陈 15g,白术 10g,茯苓 10g,猪苓 15g,泽泻 15g,赤芍 15g,丹参 15g,黄芪 15g,益母草 15g,泽兰 15g,黄精 15g,佛手 9g,党参 15g,鳖甲 15g,甘草 3g

日 1 剂,连服 1 周。

按:肝炎肝硬化并发腹水,属祖国医学"鼓胀"范畴,病因为湿热中阻,病位常涉及肝、脾、肾,病性属虚实夹杂。本案腹胀 1 月余,肝功明显不正常,B 超示肝硬化、脾大、腹水。腹胀,食后尤甚,纳差,小便量少,色黄,大便正常,舌淡红,舌苔白,脉沉弦。诊其为鼓胀。为湿热阻滞肝胆,致肝失疏泄,肝病及脾,脾失健运,水湿运化失司,终致气滞、血瘀、水停腹中而成本病。证属肝郁脾虚,虚实夹杂,虚的一面表现为肝郁脾虚,实的一面为气滞、血瘀、水停;治疗以清热除湿,健脾利水,行气活血。方以茵陈四苓汤加味,方中茵陈、白花蛇舌草、败酱草、半枝莲清热除湿解毒,白术、茯苓、猪苓、泽泻健脾、淡渗利水,赤芍、丹参、益母草活血,黄芪益气,大腹皮、佛手行气,甘草调和诸药。二诊后更加党参、黄精、山药等健脾益气。效不更方,使腹胀除而理化检查基本正常。

胁痛（肝炎肝硬化）肝郁血瘀，肝胃不和证

洪某某　男　46 岁　职员

2002 年 10 月 15 日初诊

主诉：右胁持续性隐痛、阵发性加剧 5 年余

病史：患者有乙肝感染史 10 余年，以往肝功能一直正常。5 年前因右胁痛诊断为"胆石症"，在泸州医学院附属医院行胆囊切除术，术中发现肝脏边缘不规则，质地变硬，诊断为"肝硬化"，术后右胁痛无显著好转，为持续性隐痛，常阵发性加剧。现症：精神尚可，食纳正常，右胁持续性隐痛，食后常有脘腹部饱胀，无嗳气反酸，二便正常，舌淡红，苔薄白，脉弦。

中医诊断：胁痛　肝郁血瘀，肝胃不和证。

西医诊断：①肝炎肝硬化（代偿期）　②胆囊术后综合征

治则治法：疏肝和胃健脾，行气活血。

方　　药：四逆散合四君子汤加减。处方：

柴胡 10g，白芍 24g，枳壳 9g，太子参 15g，白术 10g，茯苓 10g，陈皮 10g，苏梗 10g，佛手 10g，郁金 15g，赤芍 15g，丹参 15g，泽兰 15g，金钱草 15g，白花蛇舌草 15g，甘草 3g

水煎服，日 1 剂，连服 1 周。

2002 年 10 月 22 日复诊：腹胀明显好转，胁痛亦略减，现以右

胁隐痛为主,舌脉同前。诊断同前,处方:上方改白芍为 15g 。水煎服,日 1 剂,连服 3 周。

2002 年 11 月 12 日复诊:病情继续好转,偶有肝区隐痛,食纳正常,大便微溏 1 次/日,时感腿软乏力,舌淡红,脉弦。证属肝郁脾虚,治宜疏肝健脾,益气活血,方用逍遥散加减。处方:

柴胡 10g,当归 10g,白芍 15g,白术 10g,茯苓 10g,黄芪 20g,佛手 10g,郁金 15g,赤芍 15g,丹参 15g,泽兰 15g,桃仁 10g,金钱草 15g,白花蛇舌草 15g,甘草 3g

每周服 5 剂,连服 3 周。

2002 年 12 月 10 日复诊:患者一般情况好,仍偶有肝区不适,易疲乏,食纳正常,二便正常,舌脉同前。今日查肝功 ALB 41.5g/L,A/G 1.37,ALT 46U/L,AST 42U/L ,TBIL 28.8μmol/L。腹部 B 超见肝脏实质回声粗糙,血管纹理欠清,门静脉内径 1.2cm,脾厚 4.5cm。治疗方案同前,以疏肝健脾益气活血为主,并结合患者症状随证加减。每周服药 3 剂。

2008 年 9 月 11 日复诊:患者精神较好,无胁痛,腹胀症状,纳寐可,二便自调。自诉 2003、2004、2005 年均曾做肝功能检查,结果正常,腹部 B 超均见脾脏肿大。2006 年起腹部 B 超脾脏大小正常,肝内未见血管瘤,门脉内径 1.2cm。今日复查肝功:TP 66g/L,ALB 45g/L,ALT 14U/L,AST 33U/L,TBIL 25.6μmol/L,腹部 B 超:肝脏体积大小正常,形态规则,表面光滑,肝实质回声稍增强,血管纹理清晰,门脉内径 1.2cm,脾、胰、双肾未见异常。停药观察。嘱注意休息,饮食宜清淡。定期复查。

按:患者右胁隐痛已多年,疼痛部位固定,属肝郁气滞血瘀。肝郁克伐脾胃,致肝胃不和、肝郁脾虚,而出现腹胀、乏力等症。治疗以疏肝健脾和胃、益气活血为主。本案在胆囊手术中发现肝脏边缘不规则,质地变硬,诊断为肝硬化,腹部 B 超亦有肝实质光点明显增强增粗密集,脾轻度肿大(脾厚4.5cm)等征象,经中医药恰当治疗数年后,B超发现肝内实质回声显著好转,血管纹理清晰晰,脾恢复正常。此例说明中医药疗效确切,坚持治疗可获得满意效果。

鼓胀(肝炎肝硬化 失代偿期) 脾虚,水湿内停夹湿热证

胡某某　男　69 岁　工人

2005 年 2 月 10 日初诊

主诉:反复腹胀 7 月,加重两月

病史:患者于 3 年前诊断为"肝硬化",肝功正常,间断服中药治疗。2004 年 6 月始感腹胀,查肝功能不正常,乙肝标志物为"HBsAg(+)　HBtAg(+)　HBcAb(+)",诊断为肝炎肝硬化,在攀枝花经中西药治疗好转。两月前腹胀加重并出现面目黄染,多处求治,效果不佳。现症:脘闷腹胀,纳差,小便黄,量少,大便溏,2 ~ 3 次/日,双下肢水肿,舌淡红苔黄腻,脉沉细。今日查肝功示 AST 84U/L, ALT 150U/L, TBIL 42.5μmol/L, DBIL12. 5μmol/L, ALB 32. 6g/L, A/G 0. 85, HBVM: HBsAg(+), HBeAg(+), HBcAb (+), B 超示:肝脏形态欠规则,肝包膜凹凸不平,门脉内径 1. 3cm,脾厚 5.8cm,探得腹水最深处 6cm。

中医诊断:鼓胀　脾虚,水湿内停夹湿热证

西医诊断:肝炎肝硬化(乙型)失代偿期

治则治法:健脾利水,行气活血,清热除湿

方　　药:茵陈四苓汤加味。处方:

茵陈 15g,白术 10g,茯苓 15g,猪苓 15g,泽泻 15g,赤芍 15g,丹参 15g,泽兰 15g,益母草 20g,鳖甲 12g,大腹皮 10g,黄芪 15g,蒲公英 15g,败酱草 15g,白花蛇舌草 15g,炙甘草 3g

水煎服,日1剂,连服1月。

2005年4月11日复诊:服药后小便增加,大便正常,下肢浮肿减轻,仍腹胀,较前稍缓解,舌淡红,苔黄腻,脉沉。原方加佛手10g。水煎服,日1剂,连服3周。

2005年5月5日复诊:病情明显好转,黄疸消退,食纳增加,仍感脘腹闷胀,伴隐痛,乏力,小便黄,大便溏,日1次,舌淡红,薄黄苔,脉沉细。复查B超腹水已消失,肝脾同前,肝功能:ALT 78U/L, AST 56U/L, TBIL 34.5μmol/L, DBIL 9.5μmol/L, ALB 35.6g/L, A/G 0.92,治宜疏肝健脾活血兼清余热,用小柴胡汤加味。处方:

柴胡10g,黄芩10g,法半夏10g,党参15g,郁金15g,丹参15g,赤芍15g,泽兰15g,鳖甲12g,金钱草15g,蒲公英15g,白花蛇舌草15g,黄芪15g,炙甘草3g,生姜2片,大枣9g

日1剂,连服1周。

2005年5月26日复诊:患者一般情况好,无黄疸,偶有右胁痛,食纳尚可,小便正常,大便溏,1次/日,舌淡红,苔薄黄,脉沉细。肝功能:ALT 65U/L, AST 52U/L, TBIL 31.5μmol/L, DBIL 9.5μmol/L, ALB 35.2g/L, A/G 0.96。治宜益气活血兼清余邪,方选益气活血汤(自拟方)加味。处方:

黄芪15g,白术10g,茯苓15g,薏苡仁15g,山药15g,赤芍15g,丹参15g,泽兰15g,鳖甲15g,佛手10g,香附10g,蒲公英15g,败酱草15g,白花蛇舌草15g,炙甘草3g

水煎服,日1剂,连服1月。

2008年10月20日复诊:患者2006~2008年多次复诊,病情稳定无反复,经常在第3、4诊用药基础上随证加减治疗,大都每周服药3~5剂,偶有停药半月左右者,一直至今。现病情稳定,一般情况好,饮食、睡眠、二便均正常,舌淡红润,苔薄黄,脉沉。今日B

超:肝脏形态欠规则,肝包膜凹凸不平,肝内回声增多、粗糙,血管纹理不清,门脉内径1.2 cm,脾厚5.6cm,长9.8cm,无腹水征。肝功能:ALT 30.5U/L,AST 25.6U/L,TBIL 26.6μmol/L,DBIL 7.5μmol/L,ALB 38.9g/L,GLB 38.4g/L。处方:

黄芪15g,白术10g,茯苓15g,薏苡仁15g,山药15g,黄精15g,赤芍15g,丹参15g,泽兰15g,鳖甲15g,佛手10g,香附10g,蒲公英15g,白花蛇舌草15g,炙甘草3g

水煎服,日1剂,连服1周。

按:患者发现肝硬化已3年余,病属正虚邪实。治疗分三个阶段进行,第一阶段以祛邪为主,扶正为辅,用茵陈四苓汤加蒲公英、败酱草、白花蛇舌草等清热解毒利水,赤芍、丹参、泽兰、益母草、鳖甲等活血软坚,大腹皮、佛手行气利水,黄芪、白术、茯苓健脾益气;第二阶段攻补兼施,用小柴胡汤加减和解少阳枢机,清解郁热,调达肝脾,活血化瘀,扶正祛邪;第三阶段以扶正为主,健脾益气以固本,兼活血化瘀清泄余邪。使患者3年以来保持肝功能基本正常,未再现腹水。

鼓胀(肝炎肝硬化 失代偿期)
肝肾阴虚兼气虚血瘀,水湿内停证

易某 男 66岁 个体

2008年11月3日初诊

主诉:腹胀、双下肢浮肿3月余

病史:患者于3月前出现腹胀,纳呆,双下肢浮肿,在某医院诊断为"肝硬化腹水",曾用护肝药、利尿剂、输注白蛋白等,病情无好转而来求治。既往史于40年前曾患"肝炎",经治愈。刻下症:神志清楚,面部晦暗,形体消瘦,倦怠乏力,皮肤巩膜无黄染,腹部膨隆,双下肢膝以下凹陷性水肿,偶有鼻衄齿衄,纳差,食后腹胀,口干苦,尿黄少,大便正常。今日肝功检查:ALT76 U/L,AST 92U/L,TBIL 39.5μmol/L,DBIL 16μmol/L,ALB 26g/L,A/G 0.76。B超检查:肝脏右叶缩小,形态欠规则,表面呈锯齿状,肝内光点粗大密集,血管纹理不清晰,走向弯曲,门脉内径1.6cm,脾厚5.5 cm,腹内可见液性暗区,最深约5cm。舌质红,舌苔薄黄,脉细数。

中医诊断:鼓胀 肝肾阴虚兼气虚血瘀,水湿内停证

西医诊断:肝炎肝硬化 失代偿期

治则治法:滋养肝肾,益气通络,利水消肿

方 药:养阴益气活血利水汤(自拟方)加减,处方:

生地 15g,山药 15g,山茱萸 15g,女贞子 15g,枸杞子 15g,黄芪 15g,黄精 15g,茯苓 10g,大腹皮 10g,赤芍 15g,丹参 15g,泽兰 15g,益母草 30g,鳖甲 15g,蒲公英 15g,白花蛇舌草 15g

2008 年 11 月 13 复诊:服药 10 剂后,精神显著好转,腹胀减轻,腹部较前平坦,双下肢膝以下水肿减轻,饮食增加,小便增多,大便正常,口略干苦,无衄血,舌质红,舌苔少,脉象弦细。治则治法同前,上方去茯苓、大腹皮加白茅根 15g,佛手 15g。处方:

生地 15g,山药 15g,山茱萸 15g,女贞子 15g,枸杞子 15g,黄芪 15g,黄精 15g,白茅根 15g,佛手 15g,赤芍 15g,丹参 15g,泽兰 15g,益母草 30g,鳖甲 15g,蒲公英 15g,白花蛇舌草 15g

15 剂。

2009 年 1 月 5 日复诊:病情继续好转,精神好,无黄染,腹部平坦,双下肢无水肿,食纳增加,小便黄,大便正常,除偶有腹胀外,余无不适,舌质红,舌苔薄白,脉沉细。今日复查肝功能:ALT 32U/L,AST 30U/L,ALB 32g/L,GLB 31.5g/L,TBIL 17.8μmol/L。B 超:肝脏缩小,肝右叶 10.7cm,肝实质光点粗大密集,门脉内径 1.2cm,脾厚 5.5cm,无腹水征。肝功能已基本恢复,唯白蛋白低,嘱注意饮食营养,注意休息,处方如下,以巩固疗效:

生地 15g,山药 15g,山茱萸 15g,女贞子 15g,枸杞子 15g,黄芪 15g,黄精 15g,白茅根 15g,佛手 15g,赤芍 15g,丹参 15g,泽兰 15g,鳖甲 15g,蒲公英 15g,白花蛇舌草 15g,甘草 3g

15 剂。

按:本例鼓胀病日久,肝脏缩小,肝体肝用均受损,肝脾肾亏损,气阴两虚,且又兼血瘀水停,属虚中夹实而以正虚为主,治疗应扶正为主,在扶正的基础上兼以祛邪,用自拟养阴益气活血利水汤加减。方中生地、山药、山茱萸、枸杞子滋养肝肾,黄芪、黄精补脾益气,茯苓益气利水,大腹皮行气利水,赤芍、丹参、泽兰、益母草养血活血利水,鳖甲软坚散积,甘草调和诸药,又因患者舌红口干苦,小便黄,为湿热余邪未尽,且水湿长期不化有化热趋势,故加蒲公英、白花蛇舌草清热除湿,经随症加减治疗两月余,获得满意疗效。在临床中体会到肝病日久肝体失养而致肝肾阴虚,为肝硬化后期常见的证型,采用滋水涵木、培土抑木、气阴同治等法,解决肝阴不足这一主要矛盾,甚为重要,而本案所用活血化瘀、软坚散结及利水消肿药均较平淡,但仍起到较好效应,说明扶正固本在本病的治疗中有十分重要意义。

鼓胀(酒精性肝硬化 失代偿期) 脾肾亏虚,水湿内停夹湿热证

蒋某某　男　56岁　技工

2005年2月10日初诊

主诉:反复腹胀1年余,复发20余天

病史:患者于1年余前出现腹胀,黄疸,腹泻,身软,乏力,腹水,双下肢水肿,在泸医附属医院住院,诊断为"酒精性肝硬化(失代偿期)"。20余天前又因腹胀,身目黄染,腹水再次住院,诊断同前,经治疗后腹胀略好转,仍有黄疸、乏力、浮肿等而来求治。现症:面部黧黑,可见赤丝缕纹,巩膜黄染,腹胀,纳差,便溏,下肢膝以下凹陷性水肿,肝功检查:ALT 76U/L, AST 104U/L, GGT 158U/L, ALB 35g/L, A/G 1.05, TBIL 75.3μmol/L, DBIL 22μmol/L。B超检查:肝脏右叶肿大,边缘欠规则,肝内光点密集,血管纹理不清晰,走向弯曲,门脉内径1.3cm,胆囊壁增厚粗糙,脾厚4.5cm,腹内有液性暗区,最深约6cm,舌质红体胖,黄腻苔,脉弦大,重按无力。有饮酒史10余年,每日约500ml,近年仍饮酒少许,无乙型肝炎感染史。

中医诊断:鼓胀　脾肾亏虚,水湿内停夹湿热证

西医诊断:酒精性肝硬化(失代偿期)

治则治法:健脾利水,行气活血,清热除湿,益气养阴

方　　药:茵陈四苓汤加味。处方:

茵陈30g,白术10g,茯苓10g,猪苓15g,泽泻15g,赤芍15g,丹参15g,白茅根15g,金钱草15g,泽兰15g,益母草30g,鳖甲12g,黄芪15g,蒲公英15g,虎杖15g,佛手10g

水煎服,日1剂,连服1周。

2007年1月15日复诊:服上药后精神好转,皮肤巩膜仍黄,小便量增加,腹胀减经,双下肢浮肿基本消失,舌脉同前。改赤芍为30g以凉血退黄,增黄精以加强益气。处方:

茵陈30g,白术10g,茯苓10g,猪苓15g,泽泻15g,赤芍30g,丹参15g,白茅根15g,金钱草15g,泽兰15g,益母草30g,鳖甲12g,黄芪15g,黄精15g,蒲公英15g,虎杖15g,佛手10g

水煎服,日1剂,连服2周。

2007年1月29日复诊:精神好转,皮肤巩膜轻度黄染,小便量增加,腹胀基本消失,双下肢无浮肿,舌红欠润,中部被白厚苔,脉弦,重按无力。患者湿热已减退,舌象显示气阴两虚的表现,治宜益气养阴,活血化瘀,兼清湿热余邪。处方:

茵陈15g,白术10g,茯苓10g,赤芍15g,丹参15g,泽兰15g,益母草15g,枸杞子15g,女贞子15g,旱莲草15g,黄芪15g,黄精15g,炒山楂15g,白花蛇舌草15g,蒲公英15g,鳖甲12g

日1剂,连服1月。

2007年2月26日复诊:患者一般情况好,除偶有胃脘胀满外,无自觉症状,今日肝功检查:ALT 54U/L,AST 62U/L,GGT 76U/L,ALB 36.5g/L,GLB 33.5g/L,TBIL 38.3μmol/L,DBIL 14μmol/L。B超检查:肝脏边缘欠规则,肝内光点密集,血管纹理不清晰,走向弯曲,门脉内径1.3cm,胆囊壁增厚,脾厚4.5 cm,腹内无液性暗区。舌红欠润,白苔,脉弦。继续益气养阴,活血化瘀,兼清余邪,方选益气活血汤加味。处方:

黄芪 15g,白术 10g,茯苓 15g,薏苡仁 15g,黄精 15g,赤芍 15g,枸杞子 15g,女贞子 15g,旱莲草 15g,丹参 15g,泽兰 15g,益母草 15g,鳖甲 12g,白花蛇舌草 15g,蒲公英 15g,佛手 10g

水煎服,日 1 剂,连服 1 月。

2007 年 11 月 5 日复诊:患者近数月去成都定居,病情一直稳定,未出现黄疸、纳差、腹胀等不适。然于 2 月前,出现头昏头痛,且逐日加重,CT 示双侧额颞顶慢性硬膜下血肿,返泸,于 2007 年 9 月 26 日至 2007 年 10 月 30 日住我院脑外科做硬膜外血肿引流术,术前及术后肝功能均基本正常,B 超显示酒精性肝硬化,无腹水征。现患者情况为左下肢踝部有轻微水肿,劳累后加重,卧床后消退,伴劳累后全身乏力,纳眠可,大小便正常,无口干口苦,无腹胀,舌暗红,苔白厚,脉弦。自发现脑部疾患后,已彻底戒酒。治宜益气养阴以固本,活血软坚以化瘀,兼清余邪。处方:

黄芪 15g,白术 10g,茯苓 15g,薏苡仁 15g,黄精 15g,赤芍 15g,枸杞子 15g,女贞子 15g,菟丝子 15g,丹参 15g,泽兰 15g,鳖甲 12g,白花蛇舌草 15g,蒲公英 15g,佛手 10g,甘草 3g

水煎服,日 1 剂,连服 1 周。

按:证属脾肾亏虚,水湿内停,兼夹湿热。患者素嗜饮酒,酒为湿热之性,湿热之邪蕴结中焦,伤及脾胃,运化失司,痰湿内生,湿热搏结,阻碍气机,致肝郁气滞,气血瘀滞,进而波及于肾,开阖不利,终至气血水阻滞而成鼓胀。酒精性肝病以戒酒为首要。本患者肝脾肾亏损,气滞、血瘀、水停而成水鼓,病证虚实夹杂,初诊以祛邪为主,清热解毒活血行气利水,辅以益气健脾,随着湿热与水邪的消退,显示出气阴两虚的征象,故及时加用益气养肝肾阴药物,并坚持清除余邪,达到症状消失,腹水消除,肝功能基本正常,虽经较大手术打击而保持良好。初步认为鼓胀的形成,总以虚证为主,实证为标,祛邪为权宜之计,在扶正基础上酌情祛邪为常法。

胁痛（酒精性肝硬化，丙型肝炎后肝硬化）气虚血瘀兼湿热证

罗某　男　48岁　职工

2008年11月20日初诊

主诉：右胁隐痛1余月

病史：患者于就诊前1余月无诱因出现右胁隐痛，呈持续性刺痛，与呼吸、体位改变等无关系，食纳欠佳，眠可，小便黄如浓茶样，大便正常，不伴恶寒发热、恶心呕吐、皮疹、腹泻、黑便等，自服药物效果不佳（具体药名、剂量不详），遂于今日来就诊。现症：面色晦暗，巩膜轻度黄染，肝掌明显，口干苦，舌体胖大，质暗红，苔薄白，脉弦沉。今日肝功检查 ALT 62U/L，AST 73U/L，ALB 33.4g/L，TBIL 39.2μmol/L，DBIL 14.5μmol/L。B 超：肝形态欠规则，右叶缩小，肝内回声不均、增强，血管纹理欠清晰，门静脉内径1.2cm，脾厚4.8cm，无液性暗区。既往无乙肝及输血病史，有 HCV 抗体（＋）史，有嗜酒史20年，250ml/天，已戒断1年，有嗜烟史20年，20支/d，已戒断1年。

中医诊断：胁痛　气虚血瘀兼湿热证

西医诊断：酒精性肝硬化，丙型肝炎后肝硬化

治则治法：益气活血，软坚散结，清热解毒

方　　药：益气活血汤加减（自拟方）

　　黄芪 15g,白术 10g,茯苓 10g,薏苡仁 15g,山药 15g,赤芍 15g,丹参 15g,当归 10g,郁金 15g,泽兰 15g,鳖甲 15g,蒲公英 15g,白花蛇舌草 15g,香附 15g,佛手 10g,炙甘草 3g

　　2008 年 12 月 4 日复诊:服药后精神好转,仍面色晦暗,巩膜轻度黄染,肝区不适,偶有隐痛,入睡易醒,近日受凉后流鼻涕,微咳,口干苦,默默不欲饮食,舌体偏胖,尖红,苔薄黄,脉弦。治疗改用小柴胡汤加减,和解少阳,扶正祛邪兼活血化瘀。处方:

　　柴胡 10g,黄芩 10g,法半夏 10g,党参 15g,郁金 15g,赤芍 15g,丹参 15g,蒲公英 15g,虎杖 15g,泽兰 15g,鳖甲 15g,黄芪 15g,板蓝根 15g,生姜 6g,大枣 9g,炙甘草 3g

　　2008 年 12 月 22 日复诊:精神尚可,面色晦暗减轻,巩膜黄染亦减轻,肝掌明显,偶有肝区不适,口干减轻,饮食增加,无流涕,睡眠可,小便稍黄,大便自调,舌尖红,苔厚,脉弦,今日肝功检查 ALT 52U/L, AST 55U/L, ALB 32.7g/L, TBIL 30.5μmol/L, DBIL 14.8μmol/L。病情已有好转,上方加减继进。处方:

　　柴胡 10g,黄芩 10g,法半夏 10g,党参 15g,郁金 15g,赤芍 15g,丹参 15g,泽兰 15g,鳖甲 15g,黄精 15g,白花蛇舌草 15g,生姜 2 片,大枣 9g,炙甘草 3g

　　2009 年 1 月 8 日复诊:精神尚可,表情自然,面色晦暗好转,有肝掌,肝区偶有隐痛,食纳好,睡眠可,二便自调,舌尖红,舌苔薄白,脉弦。仍用小柴胡汤加减。处方:

　　柴胡 10g,黄芩 10g,法半夏 10g,党参 15g,郁金 15g,赤芍 15g,丹参 15g,泽兰 15g,鳖甲 15g,桃仁 15g,白花蛇舌草 15g,黄芪 15g,生姜 2 片,大枣 9g,甘草 3g

　　2009 年 2 月 5 日复诊:精神佳,表情自然,面色可,肝区已无不适,巩膜黄染不明显,有肝掌,舌质暗红,舌苔薄黄,脉弦沉,今日肝功检查:ALT 41U/L, AST 40U/L, ALB 31.9g/L, TBIL 27.5μmol/L,

DBIL 9.8μmol/L，B超示肝实质回声改变，脾大。治则以益气活血，软坚散结，清热解毒为主，用自拟的益气活血汤加减。处方：

黄芪20g，白术10g，茯苓10g，薏苡仁15g，赤芍15g，丹参15g，郁金15g，当归10g，泽兰15g，鳖甲15g，桃仁15g，蒲公英15g，白花蛇舌草15g，甘草3g

2009年2月19日复诊：精神佳，面色可，巩膜不黄，有肝掌，无不适症状，食纳、睡眠可，二便自调，舌质暗红，舌苔薄白少津，脉弦。治则治法同前，患者要求服中成药巩固疗效，处以益气养阴活血方药如下。处方：

黄芪15g，黄精15g，女贞子15g，枸杞子15g，丹参15g，赤芍15g，泽兰15g，鳖甲15g

10剂，共为细末，做丸剂，每次服5g，一日三次。

按：肝硬化属祖国医学"积聚""鼓胀""胁痛"等范畴，本案属"胁痛"，乃由酒毒及湿热羁留体内，损伤肝脾所致。肝藏血、主疏泄、喜条达，肝的功能与气血运行密切相关，湿热入侵，阻遏气机，肝气郁结，病久入络，导致肝血瘀阻；脾主运化，为气血生化之源，脾虚失运，气虚血瘀。日久促使胁下包块形成，气血运行不畅，气虚血瘀，不通则痛，则见右胁持续性隐痛，肝失疏泄，胆失通降，胆汁泛溢目睛证见目黄，脾失健运则纳差，小便黄，口干苦，舌体胖大，质暗红，苔薄白，脉弦沉，为血瘀夹湿热之征。初诊治以益气活血，健脾护肝，软坚散结为主，兼清湿热余邪，方中重用黄芪补脾益气为主药，气旺以促血行，配白术、茯苓、薏苡仁、健脾助黄芪以益气，且可培土以护肝木，丹参、赤芍、当归养血活血，郁金行血中之气，泽兰、桃仁活血祛瘀，鳖甲咸寒入肝脾，软坚散结，均为辅药，湿热余邪未尽伴苔黄加用蒲公英、白花蛇舌草，甘草调和诸药。复诊中因感受外邪（风寒），出现流鼻涕，微咳，口干苦，默默不欲饮食等，故改用小柴胡汤加减，一方面驱邪外出，另一方面和解少阳，加郁金、赤芍、丹参调理气血,蒲公英、虎杖清热解毒,鳖甲、泽兰活血化瘀,软坚散结,黄芪扶正祛邪,板蓝根清热解表。又因肝体阴而用阳,肝郁脾虚,气滞血瘀,气郁气虚及血瘀日久均可伤阴,故后又加用黄精、女贞子、枸杞子等养肝肾之阴。由于气阴两虚及瘀血阻滞是本病的实质,益气养阴活血为基本治则,故在病情缓解后以黄芪、丹参、赤芍、泽兰、鳖甲、黄精、女贞子、枸杞子等益气养阴活血药制成丸剂服用,缓图以收其功。

鼓胀（肝炎肝硬化 失代偿期）脾肾亏虚兼湿热蕴结，水湿内停证

石某某　男　46岁　干部

2002年10月24日初诊

主诉：反复腹胀3年，复发1月。

病史：患者有乙型肝炎携带史15年，于1999年月10月因腹胀、乏力、纳呆住我院，发现肝功能不正常，脾肿大，腹水中量，诊断为肝炎后肝硬化失代偿期，治疗好转出院。2002年9月又因病情加重，ALT 500U/L以上，再次住院，症状好转出院。于2002年10月开始门诊服中药治疗。四诊检查：面部黄染，精神欠佳，乏力，纳差，腹胀，腹水，下肢踝以下浮肿，口干苦，尿黄少，大便不爽，舌红，苔黄腻，脉沉弦。

中医诊断：鼓胀　脾肾亏虚兼湿热蕴结，水湿内停证

西医诊断：肝炎肝硬化（乙型）失代偿期

治则治法：清热利湿，活血化瘀，健脾利水

方　　药：茵陈四苓汤加味

茵陈30g，白术10g，茯苓10g，猪苓15g，泽泻15g，赤芍15g，丹参15g，泽兰15g，益母草30g，鳖甲15g，黄芪20g，大腹皮15g，蒲公英15g，败酱草15g，白花蛇舌草15g，炙甘草3g

水煎服，日1剂，连服3月。

2003 年 2 月 3 日复诊:黄疸消失,精神好转,食欲增加,腹胀明显改善,大便溏,舌脉同前,B 超腹水消失,ALT 120U/L。治疗以健脾补肾活血化瘀为主,兼清热解毒祛其余热。处方:

黄芪 20g,白术 10g,茯苓 10g,女贞子 15g,枸杞子 15g,赤芍 15g,丹参 15g,泽兰 15g,益母草 15g,鳖甲 15g,佛手 10g,蒲公英 15g,败酱草 15g,金钱草 15g,白花蛇舌草 15g,炙甘草 3g

日 1 剂,连服 3 月,以后自觉不适时,间断服用上方。

2004 年 1 月 15 日复诊:病情稳定,一般情况好,肝功能正常,治疗用上方加黄精 15g,菟丝子 15g,增强健脾补肾之力,去败酱草、金钱草恐清热太过而伤及肝阴。每周服药 5 剂。

2005 年 6 月 28 日复诊:2005 年恢复工作。2005~2008 年患者每年复诊 1~2 次,一般情况好,肝功能一直保持正常,偶服疏肝健脾补肾益气活血中药少许,以逍遥散加减治疗。

2008 年 9 月 11 日复诊:复查:肝功能正常,ALB 35g/L,A/G 1.05,HBVM:HBsAg(+) HBeAb(+) HBcAb(+),HBV‒DNA(‒),B 超:肝脏形态基本正常,肝内回声密集增粗,门脉内径 1.2cm,脾厚 4.3cm,胆囊壁粗糙,腹水(‒)。仍偶以逍遥散加减调理。

按:本案反复腹胀腹水已 3 年余,肝脾肾已虚损,但湿热仍俱盛,根据急则治其标的原则,首诊用大队清热解毒药折其病势。病情好转后,及时改为健脾补肾、调理气血为主,但仍不放松清热解毒,以使祛邪务尽,减少复发。本案治疗虽未用大量利水之品,但抓住湿热蕴于肝胆,热入血分,瘀热互结而发黄,采取清热利水,活血化瘀,健脾补肾之法,而使腹水消退,肝功能恢复正常。

鼓胀(肝硬化 失代偿期)
肝郁脾虚,湿热血瘀水停证

谭某某　男　63 岁　退休工人

2003 年 1 月 20 日初诊

主诉:腹胀 1 月

病史:患者有乙肝病史 20 余年,5 年前诊断为早期肝硬化,间断服中药治疗,近 1 月感腹胀,小便黄少,大便溏稀。刻下症:神志清楚,精神较差,面色晦暗,目睛微黄,腹部膨隆,乏力,纳差,食后胃脘部胀满不适,小便黄少,大便溏垢,日一行,双下肢无水肿,舌质淡暗,舌苔淡黄,脉弦滑。今日 B 超提示:肝硬化,腹水,脾大,肝功示:ALB 32.8g/L,GLB 45.6g/L,TBIL 38μmol/L,DBIL 21μmol/L,其余指标正常。

中医诊断:鼓胀　肝郁脾虚,湿热血瘀水停证

西医诊断:肝硬化　失代偿期。

治则治法:疏肝健脾,清热利湿,活血化瘀。

处　方:茵陈四苓汤加味

茵陈 15g,白术 10g,茯苓 10g,猪苓 15g,泽泻 10g,赤芍 15g,丹参 15g,黄芪 15g,金钱草 15g,败酱草 15g,泽兰 15g,益母草 30g,佛手 10g,炙甘草 3g

1 日 1 剂,水煎服,7 剂。

2003 年 1 月 27 日复诊:腹胀症状改善,小便增多,微黄,大便溏,一日一行,仍觉乏力,纳少,食后略感腹胀,面色晦暗,目睛微黄,舌质淡暗,舌苔薄白,脉弦细。原方继进,加黄精、山药、车前子、白茅根加强益气利水作用。处方:

茵陈 15g,白术 10g,茯苓 10g,猪苓 15g,泽泻 10g,赤芍 15g,丹参 15g,黄芪 30g,车前子 10g,白茅根 15g,泽兰 15g,益母草 30g 大腹皮 15g,黄精 15g,山药 15g,佛手 10g,炙甘草 3g

1 日 1 剂,水煎服,14 剂。

2003 年 2 月 10 日复诊:病情进一步好转,精神较好,语声有力,面色仍晦暗,腹胀症状消失,食纳略增,仍乏力,二便正常,舌淡暗,舌苔薄白,脉弦细。今日 B 超提示:肝硬化,脾大,无腹水征。肝功示:ALB 34.6g/L,GLB 44. g/L,TBIL 28μmol/L,DBIL 12μmol/L,其余指标正常。肝病日久,损及脾胃,气血生化不足,气虚则乏力明显;久病必瘀,舌质淡暗为气虚血瘀之征,治宜益气活血,用自拟益气活血汤加减。处方:

黄芪 30g,白术 10g,茯苓 10g,薏苡仁 15g,山药 15g,赤芍 15g,丹参 15g,泽兰 15g,鳖甲 15g,佛手 10g,黄精 15g,菟丝子 15g,郁金 15g,败酱草 15g,白花蛇舌草 15g,炙甘草 3g

1 日 1 剂,水煎服,7 剂。

按:本病属祖国医学"鼓胀"范畴。"见肝之病,知肝传脾",肝病及脾,肝失疏泄,脾失健运,肝郁脾虚,运化失常,气滞血瘀,日久及肾,脾失制水,肾失主水,气滞血瘀水停腹中,则见腹胀,腹部膨隆。本案肝脾肾受损兼气滞血瘀湿热水停证,急则先治其标,初诊治标为主,用茵陈四苓汤为主方,茵陈四苓汤即茵陈五苓散去桂枝。由于肝硬化多见肝阴不足,而桂枝辛温,恐更伤肝阴而暂未用。方中茵陈利湿退黄,泽泻咸寒,入水府,胜热结,二苓淡渗利湿,通调水道,下输膀胱以泄水热,白术健脾燥湿,助土以制水。加

赤芍、丹参凉血活血,泽兰、益母草活血利水,黄芪益气扶正,金钱
草、败酱草清热利湿,佛手行气。二诊效不更方,续以前方巩固治
疗,在原方基础上去金钱草、败酱草,加黄精、山药益气健脾,车前
子利水而有实大便之功。三诊改为以扶正为主,健脾补肾以固本,
兼活血化瘀清泄余邪。方选益气活血汤加减。方中重用黄芪补脾
益气为主药,气旺以促血行,配白术、茯苓、薏苡仁、山药健脾助黄
芪以益气,且可培土以护肝木,菟丝子补肾以治水之根本,丹参、赤
芍养血活血,郁金行血中之气,泽兰活血祛瘀,鳖甲咸寒入肝脾,软
坚散结,均为辅药,甘草调和诸药。

肝积(肝炎肝硬化 失代偿期) 肝郁脾虚,气滞血瘀证

唐某 男 46岁 驾驶员

初诊日期:2002年10月24日

主诉:腹部胀满,肝功能不正常两月

病史:患者于两月前因腹部胀满,肝功能不正常,在泸州医学院附属医院感染科住院,诊断为肝炎肝硬化失代偿期,住院1月余,经保肝、利水、输注白蛋白等病情好转出院。

现症:面色晦暗,乏力,右上腹隐痛,上腹饱胀,纳食欠佳,口苦,大便溏,日2～3次,小便黄,舌边尖稍红,苔薄白,脉沉弦。今日肝功能检查:AST 66U/L,ALT 78U/L,TBIL 42.5μmol/L,DBIL 12.5μmol/L,ALB 32.6g/L,A/G 0.95,HBVM:HBsAg(＋),HBeAg(＋),HBcAb(＋),B超:肝脏形态欠规则,肝内回声增粗,门脉内径1.3cm,脾厚4.8cm,探得腹水征象最深约2.5cm。

中医诊断:肝积 肝郁脾虚,气滞血瘀证

西医诊断:乙型肝炎肝硬化 失代偿期

治则治法:疏肝健脾,益气活血,软坚散积,清湿热余邪。

方药:逍遥散合参苓白术散加减。

柴胡10g,白芍20g,当归10g,白术10g,茯苓15g,党参15g,黄芪30g,郁金15g,佛手12g,丹参15g,泽兰15g,鳖甲15g,金钱草

15g,蒲公英 15g,白花蛇舌草 15g,炙甘草 5g

7 剂。

2002 年 10 月 31 日复诊:服药后胁痛减轻,饮食增加,乏力好转,大便日 2 次,软便,尿黄,舌脉同前,原方继进 14 剂。

2002 年 11 月 21 日复诊:病情继续好转,面部较前有光泽,精神转佳,饮食正常,口干微苦,大便正常,尿黄,脉弦细,舌稍红,苔薄白。今日肝功能 AST 36U/L,ALT 56U/L,TBIL 31.5μmol/L,DBIL 11.5μmol/L,ALB 35.2g/L,A/G 1.1,HBV – DNA:1.87 × 10^4,B 超:肝脏形态欠规则,肝内回声增粗,门脉内径 1.3cm 脾厚 4.5cm,无腹水征。治以益气养阴、活血化瘀、软坚散积兼清湿热余邪为主,处方:

黄芪 30g,白术 10g,茯苓 10g,女贞子 15g,枸杞子 15g,赤芍 15g,丹参 15g,郁金 15g,泽兰 15g,鳖甲 15g,金钱草 15g,夏枯草 15g,菟丝子 15g,白花蛇舌草 15g,炙甘草 5g

10 剂。

2002 年 12 月 12 日复诊:病情稳定,仍感神疲乏力,口干不思饮,饮食及二便正常,脉沉弦细,舌淡红,苔薄白。证属气阴两虚,肝脾血瘀。处方:

黄芪 30g,白术 10g,党参 15g,女贞子 15g,枸杞子 15g,赤芍 15g,丹参 15g,郁金 15g,泽兰 15g,鳖甲 15g,金钱草 15g,夏枯草 15g,菟丝子 15g,白花蛇舌草 15g,炙甘草 5g

15 剂。

2003 年 5 月 14 日复诊:患者一直间断服上方加减治疗,病情稳定,饮食正常,大便正常,尿黄,脉弦细,舌淡红,苔薄白。今日肝功能 AST 36U/L,ALT 35U/L,TBIL 24.6μmol/L,DBIL 9.5μmol/L,ALB 36.4g/L,A/G 1.2,HBV – DNA:8.27×10^3,B 超:肝脏形态欠规则回声增粗,门脉内径 1.3cm,脾厚 4.5cm,无腹水征。处方:

黄芪 20g,当归 10g,赤芍 15g,丹参 15g,鳖甲 15g

20 剂,共为极细末,每日 2 次开水冲服,每次 10g。

2007 年 8 月 20 日复诊:患者 4 年多来一直间断服中药治疗,病情稳定无复发,今日复查肝功能:AST 29U/L,ALT 31U/L,TBIL 17.4μmol/L,DBIL 7.2μmol/L,ALB 42.2g/L,GLB 31g/L,HBVM:HBsAg(+),HBeAb(+),HBcAb (+),HBV－DNA: < 1.0×10^3 ,B 超:肝脏形态欠规则回声增粗,门脉内径 1.1cm,脾厚 4.7cm,无腹水征。

按:本病分为积聚型和鼓胀型,本患者初诊时已无腹部膨隆,故诊断为肝积(积聚型)。病机以湿、热、毒入侵肝经为主,肝气郁结,脉络瘀阻,肝木克脾,脾失健运,或肝病及肾,引起肝、脾、肾功能失调,使变证丛生,虚实夹杂,而常以虚为本实为标。由于肝藏血,主疏泄,体阴而用阳,脾为气血生化之源主运化,肾为气血阴阳之本,故虚证多见气血虚、脾虚、肝肾阴虚、脾肾阳虚、肾阴阳虚,实证多见湿、热、瘀、毒、痰,治疗当以扶正为主,祛邪为辅,正如《格致余论·鼓胀论》曰:"此病之起,或三五年,或十余年,故根深矣,势笃矣,欲求速效,自求祸耳",然因湿热疫毒为本病之因,伐木之标,即或在恢复期仍当慎察其瘀毒湿热,务必防止余邪复燃。本患者初诊以疏肝健脾、活血散积、清热解毒为主,病情好转后,继以益气养阴、活血化瘀、软坚散积、兼清余邪,坚持守法守方,获得满意疗效。

《慢性乙型肝炎防治指南》制定的乙型肝炎肝硬化抗病毒的指征,已成为治疗共识,但由于本患者中药治疗后病情无反复,病毒复制指数轻度升高(小于 10^5),加上患者不愿用核苷类抗病毒药,故单用中药治疗,最终仍获满意效果,经多年复查无复发,说明中医药治疗本病有一定优势。

鼓胀（肝炎肝硬化 失代偿期）
肝郁脾虚，水湿内停证

杨某某　女　31 岁　干部

2004 年 9 月 27 日初诊

主诉：腹胀 1 月余

病史：患者于就诊前 1 月余因腹胀大，小便量少，行 B 超检查，诊断为"肝硬化腹水"，在泸州医学院附属医院感染科住院综合治疗（用药不详）后症状好转出院，今肝功示 ALT 252.93U/L, AST 363.71U/L, GLB 51.9g/L, ALB 28.2 g/L，遂来就诊。刻下症：腹胀，食后尤甚，纳差，乏力，小便量少，大便正常，神志清楚，精神较差，面色黧黑，皮肤及巩膜无黄染，腹部饱满，无腹壁青筋暴露，全腹无压痛，未扪及癥瘕痞块，移动性浊音阳性，双下肢不肿，舌质红，舌苔白，脉弦。今日 B 超示：肝硬化、脾大、腹水，以往有慢性乙肝病史 10 年。

中医诊断：鼓胀　肝郁脾虚，水湿内停证

西医诊断：乙型肝炎肝硬化 失代偿期

治则治法：清热除湿，健脾利水，行气活血

处　　方：茵陈四苓汤加味

茵陈 15g，白术 10g，茯苓 10g，猪苓 15g，泽泻 10g，赤芍 15g，丹参 15g，郁金 15g，黄芪 15g，益母草 15g，佛手 10g，蒲公英 15g，金钱

草 15g,白茅根 15g,广木香 9g,炙甘草 3g

1 日 1 剂,水煎服,7 剂。

2004 年 10 月 25 日复诊:上方共进 20 剂后,腹胀,症状明显改善,偶感右胁隐痛不适,乏力,纳可,小便正常,精神尚可,表情自然,舌质红,舌苔薄白,脉弦。今日肝功示:ALT 98. 2U/L,AST 86U/L,ALB 32. 0 g/L,GLB 31. 9g/L,B 超示:肝硬化、脾大、少量腹水。原方继进,加黄精益气养阴,白芍养血柔肝。处方:

茵陈 15g,白术 10g,茯苓 10g,猪苓 15g,泽泻 10g,赤芍 15g,丹参 15g,郁金 15g,黄芪 15g,黄精 15g,益母草 15g,佛手 10g,蒲公英 15g,金钱草 15g,白茅根 15g,白芍 15g,炙甘草 3g

1 日 1 剂,水煎服,10 剂。

2005 年 2 月 24 日复诊:服上方 10 剂后,腹胀、胁痛等症状消失。由于外出,未能及时复诊。偶觉不适时自服上方。今诉乏力,便溏,1 次/日,精神佳,表情自然,舌质淡,舌苔薄白,脉沉细。今日复查肝功示 ALB 34. 0 g/L,GLB 30. 9g/L,A/G 1. 10,余项指标均正常,B 超示肝回声增强,脾大(轻度),胆壁增厚,无腹水征。此乃肝病日久,损及脾胃,脾胃虚弱,运化失常,气血生化不足,肌肉筋脉失养,故有乏力、便溏等证,证属气虚血瘀,治宜益气活血,用自拟益气活血汤加减。处方:

黄芪 30g,白术 10g,茯苓 10g,薏苡仁 15g,山药 15g,赤芍 15g,丹参 15g,当归 10g,郁金 15g,泽兰 15g,桃仁 10g,鳖甲 15g,黄精 15g,炙甘草 3g

1 日 1 剂,水煎服,7 剂。

按:肝炎肝硬化属中医"鼓胀"范畴,病因为湿热,病位在肝,久则病及脾、肾,常虚实夹杂。本案以肝脾两脏损伤为主,初诊证属肝郁脾虚,湿热,气滞,血瘀,水停,治以清热除湿,健脾利水,行气活血,用茵陈四苓汤加味,方中茵陈清热除湿,白术、茯苓、猪苓、泽泻健脾利水,加赤芍、丹参、郁金、益母草活血利水,黄芪补益脾气,佛手、木香行气,蒲公英清热解毒,金钱草、白茅根清热利湿,甘草调和诸药,全方共凑清热除湿,健脾利水,行气活血之效。二诊加强扶正力度,加黄精益气养阴,白芍养血柔肝。三诊腹胀痊愈,B超未见腹水征象,但出现乏力、便溏等脾气亏虚症状,故治以益气活血,扶正以祛邪,方选益气活血汤,方中重用黄芪补脾益气为主药,气旺以促血行,配白术、茯苓、薏苡仁、山药、黄精健脾助黄芪以益气,且可培土以护肝木,丹参、赤芍、当归养血活血,郁金行血中之气,泽兰、桃仁活血祛瘀,鳖甲咸寒入肝脾,软坚散结,均为辅药,甘草调和诸药。

鼓胀（肝炎肝硬化 失代偿期）肝肾阴虚，阴虚血热，水湿内停证

张某某　男　72岁　气矿工人

2007年11月5日初诊

主诉：腹胀、双下肢浮肿两月

病史：患者于2月前出现腹胀，纳呆，双下肢浮肿，在矿区医院诊断为"肝硬化腹水"。曾用护肝药，利尿剂，多次输注白蛋白等，病情好转，然仍腹胀不适而来求治。现症：面部消瘦，有红缕赤纹，腹部稍膨隆，皮肤巩膜无黄染，纳差，食后腹胀，偶有鼻衄、齿衄，双下肢浮肿，口干苦，尿黄少，大便干。舌红，中有裂纹，少苔，脉细数。肝功能检查：ALT 56U/L，AST 109U/L，TBIL 35.3μmol/L，DBIL 12μmol/L，ALB 25g/L，A/G 0.65。乙肝标志物为"HBsAg（＋）HBeAb（＋）HBcAb（＋）"。B超检查：肝脏右叶缩小，形态欠规则，表面呈锯齿状，肝内光点粗大密集，血管纹理不清晰，走向弯曲，门脉内径1.3cm，胆囊壁增厚粗糙，脾厚5cm，腹内可见液性暗区，最深约5cm。

中医诊断：鼓胀 肝肾阴虚，阴虚血热，水湿内停证

西医诊断：肝炎肝硬化（乙型）失代偿期

治则治法：滋养肝肾，凉血化瘀，利水消肿

方　　药：六味地黄丸加味。处方：

生地15g,山药15g,山茱萸15g,丹皮10g,茯苓10g,泽泻10g,女贞子15g,旱莲草15g,赤芍15g,丹参15g,泽兰15g,益母草20g,黄芪15g,鳖甲15g,白花蛇舌草15g

水煎服,日1剂,连服3周。

2007年11月26日复诊:精神好转,口干,小便黄,大便干,无衄血,右胁胀。舌质红,苔少,薄白,脉弦细,予一贯煎加减。处方:

北沙参15g,麦冬15g,生地15g,山药15g,枸杞子15g,赤芍15g,丹参15g,郁金15g,泽兰15g,益母草20g,黄芪20g,楮实子15g,菟丝子15g,鳖甲15g,佛手10g,砂仁6g

日1剂,连服1月。

2008年1月7日复诊:略感口干,食欲欠佳,小便正常,大便1~2次/日,下肢浮肿已消退。B超检查:腹部未查及液性暗区。肝功能示:ALT 51.3U/L,AST 48U/L。舌质红,苔少,脉弦。处方:

北沙参15g,白术10g,茯苓10g,黄芪15g,女贞子15g,旱莲草15g,赤芍15g,丹参15g,泽兰15g,益母草15g,鳖甲10g,淫羊藿15g,菟丝子15g,白花蛇舌草15g,佛手10g,炙甘草3g

日1剂,连服3月。

2008年3月20日复诊:口干,大便溏稀每日2次,消化不好,下肢无浮肿,舌质红,少苔,脉弦。B超见有少量腹水。患者已连续3次B超检查未见腹水,今又有少许,已数月未输白蛋白(因缺药),嘱加强营养,低盐饮食,益母草加至30g,并加楮实子滋肾利水。处方:

太子参15g,白术10g,茯苓10g,山药15g,黄芪15g,赤芍15g,丹参15g,泽兰15g,鳖甲15g,益母草30g,淫羊藿15g,菟丝子15g,楮实子15g,蒲公英15g,佛手10g,炙甘草3g

日1剂,连服半月。

2008年4月4日复诊:复查:一般情况好,饮食尚可,二便正常,仍口干、乏力,舌质红,苔少,脉弦细。肝功能示:ALB 32.5g/L,

A/G 1. 14, ALT 38U/L, AST 42U/L, TBIL 32. 3μmol/L, DBIL 8μmol/L,B超:肝硬化表现,慢性胆囊炎改变,轻度脾大,无腹水症,WBC 正常。处方:

太子参 15g,白术 15g,黄芪 15g,黄精 15g,女贞子 15g,枸杞子 15g,淫羊藿 15g,菟丝子 15g,丹参 15g,赤芍 15g,鳖甲 15g,泽兰 15g,益母草 15g,白花蛇舌草 15g,甘草 3g

每周 5 剂,连服 3 月。

2008 年 7 月 24 日复诊:5 月、6 月、7 月复查均病情稳定,一般情况好,一直未补充白蛋白。7 月 24 日肝功能检查:ALT 32U/L, AST 30U/L,ALB 40g/L,GLB 32. 8g/L,TBIL 17. 8μmol/L, B 超检查:肝脏缩小,肝右叶 10. 7cm,肝实质光点粗大密集,门脉内径 1. 2cm,脾厚 5. 6cm,无腹水征,慢性胆囊炎改变。处方:

太子参 15g,白术 10g,黄芪 15g,黄精 15g,枸杞子 15g,女贞子 15g,淫羊藿 15g,菟丝子 15g,赤芍 15g,丹参 15g,泽兰 15g,鳖甲 15g,佛手 10g,白花蛇舌草 15g,炙甘草 3g

每周 5 剂,连服 1 月。

2008 年 10 月 13 日复诊:一般情况好,饮食尚可,二便正常,仍口干、乏力,舌质红,白苔少许,脉细。B超检查:肝实质光点粗大密集,门脉内径 1. 2cm,脾厚 4. 5cm,脾静脉内径 0. 8cm,无腹水征,胆囊为慢性胆囊炎改变。守上方,2 日 1 剂,偶服。

按:①肝藏血,体阴而用阳,肝病日久肝体失养而致肝肾阴虚,此为肝硬化后期常见的证型,采用滋水涵木、培土抑木、气阴同治等法,并根据阴阳互根,善补阴者必于阳中求阴的古训,加用温肾阳药,从多方位养阴益精,可以解决肝阴不足这一主要矛盾。②本案所用活血化瘀、软坚散积及利水消肿药均较平淡,但仍起到较好效应。经调整治疗 1 年,诸证消失,肝功正常,说明恰当的扶正固本在本病的治疗中极为重要。

胁痛(酒精性脂肪肝)
湿热痰瘀互结证

孔某某　男　49 岁　工人

2008 年 11 月 13 日初诊

主诉:发现脂肪肝 1 年余,伴肝区疼痛 5 天

病史:患者于就诊前 1 年余体检时 B 超发现脂肪肝,无不适症状,未治疗。5 天前饮酒后出现肝区疼痛,呈持续性隐隐作痛,可忍受,伴口干、口苦,无恶心呕吐、黄疸、腹泻、黑便等症,在我院门诊查肝功示 ALT 88.1U/L AST 36U/L,血脂示 TC 6.9mmol/L TG 1.8mmol/L,B 超示肝脏肿大,近场回声密度增强,远场回声衰减,血管纹理欠清晰,诊断脂肪肝,无乙型肝炎感染史,有嗜酒史 20 年,150～200ml/次。现症:肝区持续性隐痛,形体偏胖,神志清楚,表情忧虑,皮肤巩膜无黄染,口干,口苦,食纳正常,二便正常,舌质偏胖尖红,舌苔白厚,脉滑。

中医诊断:胁痛,湿热痰瘀互结证

西医诊断:酒精性脂肪肝

治则治法:清热化湿,泄浊化痰,活血化瘀

处　　方:芩连温胆汤加减

黄芩 10g,黄连 6g,陈皮 10g,法半夏 10g,茯苓 10g,竹茹 15g,郁金 15g,丹参 15g,泽泻 15g,荷叶 15g,蒲公英 15g,白茅根 15g,金

钱草 15g,车前子 15g,薏苡仁 15g,炙甘草 3g

2008 年 11 月 20 日复诊:肝区痛减轻,为偶有轻微疼痛,口干口苦亦明显好转,表情自然,舌体偏胖尖红,舌苔白,脉弦滑,原方加减。处方:

黄芩 10g,黄连 6g,陈皮 10g,法夏 10g,茯苓 10g,竹茹 15g,郁金 15g,丹参 15g,赤芍 15g,荷叶 15g,蒲公英 15g,泽泻 15g,败酱草 15g,虎杖 15g,炙甘草 3g

2008 年 11 月 27 日复诊:自觉身倦嗜睡,大便 2 次/日,质稍稀,无腹痛、黑便等症,精神欠佳,舌体胖尖红,舌苔黄厚,脉弦。在原方的基础上加葛根升清止泻,加土茯苓增强清热除湿之效,枳椇子解酒毒。处方:

黄芩 10g,黄连 6g,陈皮 10g,法半夏 10g,茯苓 10g,竹茹 15g,郁金 15g,丹参 15g,赤芍 15g,土茯苓 15g,蒲公英 15g,败酱草 15g,葛根 15g,枳椇子 15g,炙甘草 3g

2008 年 12 月 7 日复诊:肝区偶隐痛,疲倦乏力减轻,精神尚可,舌体偏胖舌尖红,苔厚微黄,脉弦滑。肝功示 ALT 45U/L,余项指标均正常。B 超示肝胆脾无异常。

血脂示 TC 5.7mmol/L。上方去败酱草加生山楂 15g 继进。

按:患者平素嗜酒,酒为辛辣之品,易酿生湿热,伤食碍胃,脾运化无权,湿浊内生蕴痰,郁而化热,证见口干、口苦;肝失疏泄,气机不畅,久则成瘀,不通则痛,证见肝区疼痛;舌体偏胖属脾气亏虚,舌尖红、苔白厚、脉滑为湿热之征。治宜运脾疏肝,泄浊化痰,活血化瘀,恢复肝脾的功能,使水精四布,五经并行,则痰浊瘀血无由生聚。本方取芩连温胆汤加减,方中黄芩、黄连、蒲公英、白茅根、金钱草、车前子清热除湿;陈皮、竹茹、法半夏化痰,郁金、丹参活血化瘀;佐以茯苓健脾利湿,泽泻渗湿泄浊,荷叶芳化湿浊,生山楂消食健胃化瘀降脂,甘草甘缓和中,诸药合用,可使痰浊得化,瘀血得行,气机调畅,肝脾复健。

肝癖 肝郁脾虚兼痰瘀
湿热阻滞证（酒精性脂肪肝）

徐某　男　41 岁　工人

2009 年 6 月 10 日初诊

主诉：右胁隐痛 5 月

病史：患者平素喜食肥甘，饮酒，于 3 年前开始发胖，5 月前出现右胁隐痛，多在劳累及饮酒后发生，伴精神疲惫，嗜睡，口干苦，嗜酒 20 年至今未戒。刻下症：精神欠佳，形体肥胖，疲惫，嗜睡，右胁持续性隐痛，口干苦，纳食正常，小便黄，大便溏日 2～3 次，舌红，苔白厚腻，舌体胖大，脉滑。今日查：HBsAg（－）。肝功能：ALT 108U/L，AST 74U/L，GGT 212U/L。血脂：TC 7.6mmol/L，TG 6.3mmol/L。B 超示：中度脂肪肝。

中医诊断：肝癖 肝郁脾虚兼痰瘀湿热阻滞证

西医诊断：酒精性脂肪肝

治则治法：疏肝健脾，祛痰化瘀，清热除湿

方　　药：自拟祛痰活血汤加减。处方：

陈皮 10g，茯苓 15g，姜半夏 10g，柴胡 10g，白芍 15g，黄连 6g，黄芩 10g，蒲公英 15g，党参 15g，白术 10g，泽泻 15g，郁金 15g，丹参 15g，生山楂 15g，佛手 10g，甘草 3g

嘱忌肥甘厚味，戒酒。

2009 年 6 月 22 日复诊:服药后精神好转,右胁痛基本消失,疲惫、嗜睡、口干苦等症好转,小便微黄,大便不爽,1 次/日,舌质红,苔白厚腻,舌体胖,脉滑。原方去柴胡、白芍,加竹茹 10g、荷叶 15g增强清热化痰力量。处方:

陈皮 10g,茯苓 15g,姜半夏 10g,甘草 3g,竹茹 10g,黄连 6g,黄芩 10g,蒲公英 15g,党参 15g,白术 10g,泽泻 15g,郁金 15g,丹参 15g,生山楂 15g,佛手 10g,荷叶 15g

2009 年 7 月 2 日复诊:病情继续好转,无胁痛,大便转干,日 1次,舌质淡红,舌苔稍厚,脉沉。治疗同前,前方继进。

2009 年 7 月 20 日复诊:病情已稳定,无自觉症状,纳寐可,二便自调,舌脉同前。

今日复查肝功:ALT 46U/L, AST 30 U/L, GGT 75U/L , TC6.2mmol/L,TG 3.4mmol/L。前方继进。

2009 年 8 月 24 日复诊:病情稳定,无自觉症状,纳食正常二便正常,舌淡红,苔薄,脉沉。今日理化检查:肝功和血脂均正常。B超示:轻度脂肪肝。原方继进,嘱进清淡、低脂饮食,忌酒,加强运动,继续随访等。

按:患者饮食不节,恣食肥甘酒浆,损伤脾胃,致肝郁脾虚,脾运化无权,肝疏泄失职,气滞及湿热内停,痰浊内生,气滞及痰浊郁久又均可致瘀,湿热痰瘀互结而发病。方中柴胡、白芍、佛手疏肝理气,党参、白术益气健脾,陈皮、茯苓、姜半夏化痰浊,泽泻祛湿浊,荷叶芳香化浊,黄连、黄芩、蒲公英清热解毒,郁金、丹参、生山楂活血化瘀,生山楂还有消导作用,甘草调和诸药,配合成方,使肝脾复,痰瘀化,湿热清,获得较理想疗效。

腹胀（酒精性脂肪肝）
肝郁脾虚，痰湿阻滞证

张某某　男　61岁

2012年5月7日初诊

主诉：上腹胀1年余

病史：患者于1年多前出现上腹持续性饱胀，打呃或矢气可好转，吸烟少许，嗜酒20年，近年已少饮但未能戒除，曾查胸片心肺无明显异常，今日肝功能检测 ALT 54U/L、AST 58U/L、GGT 172U/L余正常。乙肝标志物（-），空腹血糖 5.8mmol/L，甘油三酯 4.51mmol/L，总胆固醇 6.42mmol/L，B超示：肝脏轻度肿大，肝内回声细密，血管纹理欠清，右肝有 1.7×1.3cm 囊肿，脾（-），门脉内径正常。

现症：肥胖，精神欠佳，上腹胀伴隐痛，饮食欠佳，打呃，大便溏而不爽，每日2次，咳嗽，吐痰少许，心累，口黏，脉沉弦，舌淡红，苔白腻。

中医诊断：腹胀 肝郁脾虚，痰湿阻滞证

西医诊断：酒精性脂肪肝

治则治法：疏肝健脾，化湿祛痰

方　　药：柴芍六君子汤加减。处方：

柴胡10g，白芍20g，党参15g，白术10g，茯苓10g，陈皮10g，法

半夏 10g,紫苏梗 15g,瓜蒌壳 15g,黄连 9g,广木香 9g,薏苡仁 20g,泽泻 15g,炙甘草 5g

嘱注意合理饮食,适当运动,忌酒。

2012 年 5 月 14 日复诊:精神转佳,仍上腹胀隐痛,纳差,口粘,大便溏日 2 次,咳嗽好转,不吐痰,舌脉同前。气滞日久必有血瘀,上方加减,加郁金、丹参、生山楂。处方:

柴胡 10g,白芍 20g,党参 15g,白术 10g,茯苓 10g,陈皮 10g,法半夏 10g,紫苏梗 15g,瓜蒌壳 15g,黄连 9g,郁金 15g,丹参 15g,生山楂 15g,泽泻 15g,炙甘草 5g

2012 年 6 月 18 日复诊:服上方 30 剂,腹胀减轻,饮食正常,大便仍溏,舌淡红,苔黄腻,脉沉弦。今日血生化检测 ALT 42U/L,AST 37U/L,GGT 83U/L,血糖 5.4mmol/L,甘油三酯 2.16mmol/L 总胆固醇 5.37mmol/L。病情已有好转,上方加虎杖 15g。

2012 年 8 月 22 日复诊:病情进一步好转,腹胀基本消失,纳食正常,二便正常,舌淡红,苔薄腻,脉沉弦。今日血生化检测 ALT 28 U/L,AST 35 U/L,GGT 78 U/L,甘油三酯 1.82mmol/L,总胆固醇 5.22mmol/L。B 超示:肝形态大小正常,回声细密,血管纹理欠清,右肝小囊肿,门脉内径正常,脾(-)。处方:

党参 15g,白术 10g,茯苓 10g,陈皮 10g,法半夏 10g,黄芪 15g,郁金 15g,丹参 15g,生山楂 15g,泽泻 15g,黄连 6g,炙甘草 5g

按:本案以腹胀为主症,西医诊断为脂肪肝。病位在肝脾,是由于饮酒过度损伤脾胃所致。脾有运化、转输和布散的功能,脾虚失运,致脾不布津,津聚生湿,湿聚为痰,痰浊成脂;脾虚不分清浊,浊气不降,发为膜胀并见大便溏而不爽;土虚木乘,肝气不疏,加重腹胀且痛,日久气滞血瘀,痰瘀易于化热。本病虚实夹杂,脾虚为主,兼肝气不疏,痰浊蕴结,气滞血瘀,湿热为患等,治宜健脾化湿祛痰降浊,疏肝理气,活血化瘀,方用六君子汤健脾化痰为主,加柴芍疏肝,黄芪助益气,紫苏梗、木香理气和胃,瓜蒌壳疏肝化痰,薏苡仁、泽泻除湿浊,郁金、丹参、生山楂活血化瘀,虎杖清热利湿化瘀,黄连清热燥湿。本病虽主要伤及肝脾,但与肾虚亦密切相关,肾气不足是引起脏腑功能衰减的源泉,且患者已年过六旬还可加菟丝子补肾以善后。

肺积（右下周围型肺癌）气阴两虚，痰毒瘀积证

郭某某　男　67 岁　退休干部

2011 年 6 月 27 日初诊

主诉：发现右肺下叶肺癌 3 月余

病史：患者于今年 3 月 CT 发现右肺下叶有 6cm×5.5cm×5.1cm 肿块，边缘分叶状，诊断为肺癌，在某医院做支气管化疗栓塞术 2 次，现为术后 1 个月，伴咳嗽、吐痰、纳差，要求中药治疗。既往嗜烟 30 余年，每日吸入约 35 支，发病后已戒断。现症：神清合作，精神欠佳，咳嗽频频，吐少量白色黏液痰，无咯血，无胸痛，不发热，活动及上梯时气喘急，口干，饮食欠佳，睡眠易醒，小便黄，大便溏日 3 次，舌边尖红，苔薄黄，脉沉弦。

中医诊断：肺积　气阴两虚，痰毒瘀积证

西医诊断：右下周围型肺癌

治则治法：益气养阴，祛痰解毒散结

方　　药：六君子汤加减。方药：

太子参 15g，白术 10g，茯苓 10g，陈皮 10g，法半夏 10g，百合 15g，黄芩 10g，山慈姑 10g，胆南星 10g，赤芍 15g，丹参 15g，黄芪 30g，白花蛇舌草 15g，炙甘草 5g

2011 年 7 月 11 日复诊：咳嗽减轻，吐痰少，睡眠好转，饮食增

加,仍走路累,易疲乏,口干,舌脉同前。上方继进。

2011年9月6日复诊:近日"感冒",咳嗽增加,吐黄色黏痰少许,头痛,咽干痛,不发热,无胸痛,无咯血,饮食正常,二便正常,舌边尖红,苔薄黄,脉弦细。今日胸部摄片示:右下肺团状密度增高影。治宜益气养阴,祛痰活血,合泻白散清泻肺热止咳化痰。处方:

桑白皮15g,地骨皮15g,黄芩10g,栀子10g,北沙参15g,白术10g,茯苓10g,黄芪30g,瓜蒌壳15g,山慈姑10g,胆南星10g,赤芍15g,丹参15g,白花蛇舌草15g,炙甘草5g

2011年11月21日复诊:病情稳定,一般情况好,偶有咳嗽,吐白色黏液痰少许,无咯血,无胸痛,活动多后轻度气急,纳食增加,二便正常,舌淡红,苔薄黄,脉弱细,治宜益气养阴、活血化瘀、祛痰散结,处方:

北沙参15g,白术10g,茯苓10g,黄芪30g,黄精15g,黄芩10g,浙贝母15g,山慈姑10g,胆南星10g,莪术15g,赤芍15g,丹参15g,白花蛇舌草15g,炙甘草5g

2012年元月12日复诊:病情稳定,一般情况好,偶有咳嗽,吐痰少,饮食正常,二便正常,舌脉同前。上方继进。

2012年3月19日复诊:近日又有咳嗽,吐白色痰,无咯血,不发热,脉弦,舌红,苔薄白腻,治宜益气养阴清肺化痰逐瘀,合苇茎汤加减。处方:

北沙参15g,白术10g,茯苓10g,黄芪30g,芦根20g,薏苡仁20g,冬瓜仁15g,桃仁10g,山慈姑10g,胆南星10g,莪术15g,赤芍15g,丹参15g,白花蛇舌草15g,炙甘草5g

2012年6月11日复诊:病情稳定,一般情况好,无咳嗽吐痰,无胸痛,脉弦细,舌淡红,苔薄白。胸部CT片示:右下肺团状密度增高影,肺门和纵隔无淋巴结肿大。

治则治法同前,处方:

北沙参 15g,白术 10g,黄芪 30g,黄精 15g,芦根 20g,薏苡仁 20g,冬瓜仁 15g,桃仁 10g,山慈姑 10g,胆南星 10g,莪术 15g,赤芍 15g,丹参 15g,白花蛇舌草 15g,半枝莲 15g,炙甘草 5g

2012 年 11 月 5 日复诊:病情稳定,一般情况好,无咳嗽吐痰,无胸痛,饮食及二便正常,脉弦细,舌淡红,苔薄白。上方继进。

按:患者嗜烟数十年,又加内外各种因素,致正气虚损,脏腑功能失调,烟毒侵肺,肺气贲郁,津液失于输布聚津成痰,痰凝气滞,痰瘀毒结于肺脏,日久形成肺积。患者就诊前已作支气管化疗栓塞术 2 次,精神欠佳,活动及上梯时气喘急,饮食及睡眠欠佳,口干,大便溏,脉沉,病位在肺、脾,属肺脾气阴两虚证,右肺下部有积块,咳嗽频频,吐黏液痰,舌边尖红,苔黄,为痰瘀毒热结于肺部的实证,治宜攻补兼施。药用太子参、北沙参、白术、茯苓、黄芪、黄精、百合等益气养阴贯彻始终;配合赤芍、丹参、莪术活血化瘀,山慈姑、胆南星、浙贝母、白花蛇舌草、半枝莲等化痰清热解毒散结;并结合临床症状随症加减黄芩、栀子、瓜蒌壳、泻白散、苇茎汤等清泻肺热止咳化痰平喘。疗效较好,达到病情稳定,生活质量好,肺部肿块无发展趋势而带癌生存的目的。虽然肺癌的生存期与发现的早晚、细胞的恶变程度等密切相关,但病程已 1 年半以上,未用其他药物,已可说明中医药治疗干预的有效性和必要性。

肝积（原发性肝癌）
肝郁脾虚，瘀毒内积证

李某某　女　56岁　北方公司退休工人

初诊日期：2011年3月31日

主诉：发现肝癌4月

病史：患者于2010年11月因右胁隐痛行腹部B超及CT检查，发现右肝内包块似拳头大，诊断为原发性肝癌，在某医院作γ刀治疗，后又做介入治疗2次（末次做于本月初），于5天前B超发现右肝仍有包块。因患者介入治疗胃肠反应大，要求服中药治疗。

现症：形体瘦削，头昏乏力，精神尚可，右胁时有隐痛，饮食欠佳，大便溏日一次，尿黄，脉沉细，舌淡红胖，苔白腻。今日肝功能 AST 65U/L，ALT 79U/L，TBIL 40.5μmol/L，DBIL12.5μmol/L，ALB 32.6g/L，A/G 0.95，HBVM：HBsAg（＋），HBeAg（＋），HBcAb（＋），HBV－DNA（－）。

中医诊断：肝积　肝郁脾虚，瘀毒内积证

西医诊断：原发性肝癌

治则治法：疏肝健脾，化瘀软坚，清热解毒

方　　药：柴芍四君子汤加味。处方：

柴胡10g，白芍20g，党参15g，白术10g，茯苓10g，黄芪30g，郁金15g，丹参15g，泽兰15g，蒲公英15g，莪术15g，土鳖虫10g，白花

蛇舌草 15g,半枝莲 15g,炙甘草 5g

2011 年 4 月 28 日复诊:服药后纳食增加,精神转佳,大便正常,仍感右胁隐痛,乏力,舌脉同前,原方继进。

2011 年 5 月 30 日复诊:偶觉右胁不适,为阵发性刺痛,乏力,口干,纳食正常,二便正常,舌淡尖红,苔薄白,脉沉弦细。今日肝功:AST 44U/L,ALT 49U/L,TBIL 27.8μmol/L,DBIL 7.7μmol/L,ALB 35.6g/L,GLB 31.2g/L,GGT 56 U/L,ALP 164 U/L。B 超示:肝癌介入术后表现,肝实质内团状回声增强区,大小约7.5cm×6.7cm,边界不规则,脾厚4.2cm。治宜益气养阴,化瘀软坚,清热解毒。处方:

黄芪 30g,白术 10g,女贞子 15g,旱莲草 15g,黄精 30g,郁金 15g,赤芍 15g,丹参 15g,泽兰 15g,鳖甲 15g,莪术 15g,土鳖虫 10g,露蜂房 15g,白花蛇舌草 15g,半枝莲 15g,炙甘草 5g

2011 年 11 月 21 日复诊:患者每月均来复诊,治则同前,随症加减。病情稳定,一般情况好,仍觉头昏乏力,今日肝功示:AST 33U/L,ALT 28U/L,TBIL 25.9μmol/L,DBIL 7.5μmol/L,ALB 36.7g/L,GLB 31.5g/L,GGT 51U/L,ALP 151U/L。处方:上方加减,加强补肾以固本。

黄芪 30g,白术 10g,女贞子 15g,旱莲草 15g,赤芍 15g,丹参 15g,泽兰 15g,菟丝子 15g,淫羊藿 15g,鳖甲 15g,莪术 15g,土鳖虫 10g,露蜂房 15g,白花蛇舌草 15g,半枝莲 15g,炙甘草 5g

2012 年 10 月 4 日复诊:病情稳定,一般情况好,无自觉症状,每月均复诊,根据症状在上方基础上随症加减。患者于 9 月 26 日在成都 363 医院 CT 检查示:肝实质内有 4cm×6cm×6cm 团块,为肝癌介入术后改变,AFP 3.7ng/L,肝功能各项指标均正常。

按:原发性肝癌属于中医学"癥瘕""积聚""肝积"等范畴。病因病机不外乎在内外因素影响下,使正气亏虚,肝失疏泄,脾失健运,肾阴阳失调,湿、热、毒、瘀等邪蕴结于肝脏而成。病性属本虚标实。本患者初诊以右胁隐痛,饮食欠佳,大便溏为主症,证属肝郁脾虚,肝内有肿块,尿黄,舌淡红苔腻,为湿毒内积,治宜攻补兼施,方用柴胡、白芍疏肝行气,四君子加黄芪健脾益气,郁金、丹参、泽兰、莪术、土鳖虫活血化瘀软坚散结,蒲公英、白花蛇舌草、半枝莲清热解毒。随着右胁痛减轻,脾胃症状减轻,治疗改为益气养阴补肾为主,加用女贞子、旱莲草、菟丝子、淫羊藿等,并用露蜂房攻毒止痛,获得满意疗效。患者带癌生存已两年,生存质量良好,近1年半仅用中药治疗,足以说明中医药治疗癌症有较大潜力,值得进一步研究。

胁痛(肝内胆管结石) 肝气郁结兼湿热阻滞证

黄某某　女　41 岁　农民

2003 年 1 月 13 日初诊

主诉:右胁痛、上腹胀满半月余

病史:患者于就诊前半月无明显诱因感右胁胀痛,以往偶有上腹不适史,数小时即愈。现症:右上、中腹持续胀满疼痛,阵阵加剧,食后尤甚,纳少,无呃逆、反酸,皮肤及巩膜无黄染,寐可,二便调,舌质淡,舌苔黄腻,脉弦。今日 B 超示:肝内胆管结石,肝内回声增强,增粗,可见结节。

中医诊断:胁痛 肝气郁结兼湿热阻滞证

西医诊断:肝内胆管结石;肝硬化待排

治则治法:疏肝利胆,清热除湿

处　　方:丹柏四逆散加味

丹皮 10g,黄柏 10g,柴胡 10g,白芍 30g,枳壳 9g,金钱草 15g,郁金 15g,鸡内金 15g,海金沙 10g,威灵仙 15g,败酱草 15g,蒲公英 15g,佛手 10g,炙甘草 3g

1 日 1 剂,水煎服,7 剂。

2003 年 1 月 20 日复诊:服药后右胁疼痛减轻,食后略感饱胀,纳寐可,精神尚可,皮肤及巩膜无黄染,小便黄,大便正常,舌质淡暗,

舌苔薄黄,脉沉滑,肝功能提示正常;乙肝乙肝标志物提示"HBsAg
(+) HBeAb(+) HBcAb(+)"。原方加减继进。处方:

丹皮10g,黄柏10g,柴胡10g,白芍15g,枳壳9g,金钱草15g,
郁金15g,鸡内金15g,海金沙10g,威灵仙15g,败酱草15g,蒲公英
15g,佛手10g,丹参15g,炙甘草3g

1日1剂,水煎服,7剂。

2003年2月4日复诊:服药后疼痛已痊愈,今略感乏力,纳差,
小便黄,大便溏,日一次,精神尚可,皮肤及巩膜无黄染,舌质淡暗,
舌苔薄黄,脉沉细。肝郁日久,损伤脾胃,脾运化功能失常,故表现
乏力,纳差、大便溏;小便黄为湿热未尽之象,证属肝郁脾虚,兼夹
湿热,治用四逆散合四君子汤加味。处方:

丹皮10g,黄柏10g,柴胡10g,白芍15g,黄芪15g,郁金15g,金
钱草15g,鸡内金10g,白术10g,茯苓10g,太子参15g,陈皮10g,败
酱草15g,白茅根15g,枳壳9g,炙甘草3g

1日1剂,水煎服,7剂。

按:两胁属肝胆,胁痛多由于肝胆经脉阻滞或失养所致。胆为
奇恒之府,内藏清液,以通降为顺,肝与胆相表里,肝主疏泄,参与
胆汁分泌与排泄。胆石梗阻气机,湿浊易生,郁滞化热,湿热蕴结,
从而产生各种症状。临床上以实证多见,日久可致脾气亏虚或肝
阴受损等而成虚实夹杂证,治疗以疏、清、通、消、补为大法。本案
治疗先以疏肝利胆,清热除湿,急则治其标为当务之急,用四逆散
为主,加丹皮、黄柏、金钱草、败酱草、蒲公英清热除湿,郁金行气解
郁活血止痛,佛手行气止痛,甘草配白芍柔肝缓急止痛,鸡内金、海
金沙消石排石,威灵仙通行十二经脉。

二诊疼痛改善,白芍改为15g,加丹参活血养血。后配合四君
子汤健脾益气以善其后,在疾病的不同阶段,根据虚实的转化,治
疗各有侧重,故临床收效显著。

胁痛(慢性结石性胆囊炎)
肝郁脾虚证

刘某某　女　51岁　居民

2003年4月7日初诊

主诉:右胁胀痛1周

病史:患者就诊前1周因生气后感右胁胀痛不适,伴口苦口干,寐差,便溏(2~3次/日),小便黄,纳差。在我院门诊B超提示:"胆囊结石"。刻下症:神志清楚,精神差,皮肤及巩膜无黄染,右胁胀痛不适,纳寐差,口干,口苦,小便黄,大便溏,1~2次/日,舌质红,舌苔薄黄腻,脉弦滑。腹部B超提示:胆囊结石。

中医诊断:胁痛　肝郁脾虚证

西医诊断:慢性结石性胆囊炎

治则治法:疏肝健脾,清热利湿

处　　方:逍遥散加减

柴胡10g,白芍30g,白术10g,茯苓10g,郁金15g,丹皮10g,栀子10g,金钱草15g,鸡内金15g,败酱草15g,薏苡仁15g,广木香9g,砂仁6g,甘草3g

1日1剂,水煎服,7剂。

2003年4月14日复诊:服药后右胁隐痛明显改善,精神尚可,皮肤及巩膜无黄染,无口干口苦,纳可,大便软,1次/日,小便略

黄,睡眠差,舌质红,舌苔薄黄,脉弦滑。因睡眠欠佳,加合欢皮、首乌藤养心安神,以增进睡眠。处方:

柴胡 10g,白芍 30g,白术 10g,茯苓 10g,郁金 15g,丹皮 10g,栀子 10g,金钱草 15g,鸡内金 15g,败酱草 15g,薏苡仁 15g,广香 9g,合欢皮 15g,首乌藤 15g,甘草 3g

1 日 1 剂,水煎服,7 剂。

按: 本案患者右胁疼痛不适,疼痛性质属于胀痛,属于中医"胁痛"范畴。"不通则痛",肝病及脾,脾失健运,胃失受纳,故便溏,纳差;口干口苦,小便黄,舌脉象为肝郁化热之象。证属于肝郁脾虚。《杂病源流犀烛》云"气郁,由大怒气逆,或谋虑不决,皆令肝火动甚,以致胁疼痛"。患者多因情志不畅或者饮食所伤,以致肝气郁结,肝失条达,不通则痛,其病变脏腑虽然主要在肝胆,但与脾胃关系密切。《内经》云"见肝之病,知肝传脾,当先实脾",故其治疗原则是疏肝解郁,健脾利湿为主,以逍遥散主之,便溏去当归,加丹皮、栀子清肝经郁火,郁金、金钱草、鸡内金利胆消石,败酱草、薏苡仁清肝胆湿热,广木香、砂仁和胃,二诊加合欢皮、首乌藤养心安神,以增进睡眠。

胁痛(胆囊术后综合证)
肝胆湿热,肝郁脾虚,肝胃不和证

朱某某　女　44岁　工人

2008年5月15日初诊。

主诉:反复右胁疼痛两年,复发3天。

病史:患者于两年前,因胆石胆囊炎反复发作,在泸州医学院附属医院行"胆囊切除术",手术经过良好,然术后仍常出现右上腹阵发性疼痛、胀满,厌食,嗳气,曾多次复查B超无肝、胆管结石,无肝胆管扩张,胃镜检查见胃窦部充血水肿,黏液增多,诊断为慢性浅表性胃炎,曾服中西药治疗,疗效欠佳。患者于3天前因进食稍多,又出现右上腹绞痛,经某诊所急症处理才得以缓解。现症:神情紧张,右胁胀满、疼痛,局部有重坠感,无灼热感,伴纳差、嗳气、口苦,无反酸,无发热,无黄疸,二便正常。舌淡有齿痕,苔薄黄腻,脉弦。

中医诊断:胁痛　肝胆湿热,肝郁脾虚,肝胃不和证

西医诊断:胆囊术后综合征,胆汁反流性胃炎

治则治法:疏肝健脾,行气和胃,清热除湿

方　　药:四逆散加味。处方:

柴胡10g,白芍24g,枳壳9g,党参15g,白术10g,茯苓10g,黄柏10g,黄连6g,吴茱萸6g,海螵蛸15g,佛手10g,苏梗10g,郁金

15g,金钱草 15g,甘草 3g

水煎服,日 1 剂,连服 1 周。

2008 年 5 月 22 日复诊:患者右胁胀痛明显减轻,自述近半年来难得如此轻松,精神好转,仍有嗳气,舌脉同前。效不更方,原方加旋覆花 15g。日 1 剂,连服 1 周。

2008 年 5 月 22 日复诊:患者右胁已无不适,唯食纳仍差,伴嗳气,大便微溏,日 1 次,舌脉同前。改白芍为 15g,去黄柏。日 1 剂,连服 1 周。

按:随着胆囊切除术的普遍开展,胆囊术后综合征的发生率逐年增高,由于该症产生的因素较多,部分患者往往因找不到确切原因而使治疗难度较大,中医治疗则有特殊优势。本患者胆囊切除已两年余,仍常右胁作痛,每遇饮食不当而发,B 超检查未发现结石复生,中医辨证仍属肝气不疏、肝胆湿热所致,肝木克土,导致肝胃不和,故纳差、嗳气,日久导致脾虚,且手术亦可致脾虚,故舌淡,治疗用疏肝、清湿热、和胃、健脾数法并进,获满意疗效。根据古训"胃气以通降为顺",并考虑到胆囊术后常引起 Oddi 括约肌损伤而使胆汁反流,故患者虽无反酸而只是嗳气频频,方中仍用了较多制酸及通降胃气的药物抑制胆汁反流,此对于增强疗效亦有较大帮助。

胁痛（急性胆囊炎）
肝郁气滞夹湿热证

闵某某　女　47岁　工人

2003年6月23日初诊

主诉:右胁胀痛2天

病史:患者于就诊前两天,因食油炸食物后感右胁胀痛不适,牵掣及右侧背部疼痛,持续性胀痛,阵发性加剧,嗳气稍舒,神志清楚,精神较差,皮肤及巩膜无黄染,不恶寒,微发热(38.1℃),纳呆,二便正常,舌质淡红,舌苔薄黄,脉弦。B超示:胆囊肿大。

中医诊断:胁痛　肝郁气滞夹湿热证

西医诊断:急性胆囊炎

治则治法:疏肝理气,清热祛湿

处　　方:柴胡疏肝散加味

柴胡10g,枳壳9g,白芍30g,川芎10g,香附10g,陈皮9g,川楝子10g,郁金15g,金钱草15g,威灵仙15g,蒲公英15g,金银花15g,红藤15g,佛手10g,炒麦芽15g,甘草3g

1日1剂,4剂。

2003年6月30日复诊:右胁疼痛症状改善,但昨日进少量肉食后,又感右胁隐隐不适,舌质淡红,舌苔薄白,脉弦。原方加减继进。处方:

柴胡10g,枳壳9g,白芍30g,川芎10g,香附10g,陈皮9g,郁金15g,金钱草15g,蒲公英15g,金银花15g,鸡内金10g,川楝子10g,

威灵仙 15g,炒山楂 15g,甘草 3g

1日1剂,7剂。

按:本病属祖国医学"胁痛"范畴,多因饮食不慎,损伤脾胃所致。本案主要表现为右胁胀痛,属气滞疼痛,为饮食不节,损伤脾胃,脾失健运,湿热内生,阻滞肝胆,以致肝失疏泄,气机不畅,不通则痛,故表现为胁痛,微发热,舌苔薄黄,为夹有湿热。治疗立疏肝理气清热解毒之法,方选柴胡疏肝散加味。方中柴胡疏肝解郁,调理气机为主药;香附、白芍助柴胡疏肝解郁,陈皮、枳壳行气导滞共为辅药;川芎理气活血止痛,为方中佐药;甘草和中为使;加蒲公英、金银花、红藤、金钱草清热利湿,郁金、佛手、川楝子活血理气止痛,威灵仙通行十二经脉,炒麦芽、炒山楂、神曲、鸡内金消食导滞,获得满意疗效。

胁痛（慢性胆石胆囊炎急性发作）肝气郁结兼肝胆湿热，肝郁脾虚证

齐某某　女　62 岁　退休教师

2008 年 5 月 15 日初诊

主诉：右胁时有胀痛或隐痛 1 年余，加重 4 天

病史：患者右胁时有胀痛或隐痛已 1 年余。此次于 4 天前出现右胁持续性胀痛，阵发性加剧，疼痛向右肩背部放射，无恶寒发热，无黄疸，B 超示：胆囊增大，胆壁毛糙、增厚，透声度差，囊内可见多个强回声团，最大直径 1.2cm，诊断为胆结石胆囊炎，患者不愿手术，要求服中药治疗。现症：右胁持续性胀痛，阵发性加剧，疼痛向右肩背部放射，食纳减退，嗳气，厌油腻，口干苦，小便黄，大便正常，舌边尖红，苔薄黄腻，脉弦。

中医诊断：胁痛　肝气郁结，兼肝胆湿热，肝郁脾虚证

西医诊断：慢性胆结石胆囊炎急性发作

治则治法：疏肝利胆健脾，清热除湿

方　　药：丹柏四逆散加味。处方：

丹皮 10g，黄柏 10g，柴胡 10g，白芍 30g，枳壳 10g，郁金 15g，金钱草 15g，鸡内金 10g，金银花 15g，薏苡仁 15g，败酱草 15g，川楝子 10g，佛手 10g，甘草 3g

水煎服,日1剂,连服1周。

2008年5月22日复诊:服药后右胁痛显著减轻,纳食增加,仍有腹胀及嗳气,原方加苏梗10g。水煎服,日1剂,连服1周。

2008年5月29日复诊:右胁痛消失,唯食欲欠佳,进食后腹胀较甚,小便黄,大便微溏,舌淡红,苔薄腻,脉弦细,证属肝胆湿热兼肝郁脾虚,予丹柏四逆散合四君子汤加减。处方:

丹皮10g,黄柏10g,柴胡10g,白芍30g,枳壳10g,郁金15g,金钱草15g,鸡内金10g,白术10g,茯苓10g,太子参15g,陈皮10g,苏梗10g,佛手10g,甘草3g

日1剂,连服1周。

按:两胁属肝胆,胁痛多由于肝胆经脉阻滞或失养所致。胆为奇恒之府,内藏清液,以通降为顺,肝与胆相表里,肝主疏泄,参与胆汁分泌与排泄,若情志所伤、外邪所犯、饮食不节或进食肥甘等,影响肝胆疏泄和脾胃运化,致湿热内生,日久并使胆汁积聚不散而成胆石。本患者胆囊内有多个结石,胆石梗阻气机,肝胆气机不能条达,故见右上腹持续性胀痛,气滞郁久化热而致疼痛阵发性加剧,向右肩背部放射,肝胆气滞影响脾胃运化,故见食纳减退、嗳气、厌油腻,肝胆湿热蕴结,故有口干苦,小便黄,舌尖红,苔薄黄腻,脉弦等。治疗应疏利气机、清热解毒。方用四逆散疏肝解郁调畅中焦之运化,加丹皮、黄柏、金银花、薏苡仁、败酱草清热解毒除湿,川楝子、佛手疏肝行气,郁金、金钱草、鸡内金利胆消石,重用白芍配甘草柔肝缓急止痛。患者无发热、黄疸,大便正常,年龄已62岁,故未用通腑药,病情好转后减清热解毒药加白术、茯苓、太子参、陈皮、苏梗、佛手健脾和胃。

胁痛（胆结石胆囊炎）
肝气郁结兼湿热阻滞证

唐某某　女　71岁　离休

2009年3月23日初诊

主诉：反复右胁疼痛1周，加重1天

病史：患者于就诊前1周因进食油腻食物后出现右胁疼痛，可忍受，无恶寒发热、恶心呕吐、黄疸、腹泻及放射性疼痛等症，自服"胆维他"疼痛稍减轻，但仍反复发作，1天前疼痛加重，同时放射至后背，伴胃脘部胀满不适，大便干结，为求进一步诊治遂于今日来就诊。患者自患病以来，精神欠佳，皮肤及巩膜无黄染，纳差，口干、口苦，寐可，大便干结，小便黄，舌质红，舌苔薄白，脉沉弦。腹软平坦，无腹壁静脉怒张，右上腹轻压痛，无反跳痛；肝脾肋下未及，Murpyh征阳性，移动性浊音阴性，双下肢不肿。B超检查示：胆结石胆囊炎。

中医诊断：胁痛　肝气郁结兼湿热阻滞证

西医诊断：胆结石胆囊炎

治则治法：疏肝利胆，清热解毒

处　　方：丹柏四逆散加减

丹皮10g，黄柏15g，柴胡10g，白芍30g，枳壳9g，薏苡仁15g，败酱草15g，郁金15g，金钱草15g，海金沙15g，鸡内金9g，佛手

10g,香附10g,赤芍10g,丹参10g,甘草5g

1日1剂,水煎服,7剂。

2009年3月30日复诊:上方共进7剂后,右胁疼痛及胃脘部胀满明显缓解,大便软,1~2次/日,小便色变浅,精神尚可,语言清晰,皮肤及巩膜无黄染,舌质红,舌苔薄白,脉沉细。前方加减继进。处方:

丹皮10g,黄柏10g,柴胡10g,白芍15g,枳壳9g,薏苡仁15g,太子参15g,白术10g,茯苓10g,怀牛膝10g,金钱草15g,蒲公英15g,栀子10g,佛手10g,甘草3g

1日1剂,水煎服,7剂。

按:本病属祖国医学"胁痛"范畴。患者因嗜油腻之品,酿生湿热,湿热阻滞肝胆,肝失疏泄,胆失通降不通则痛,故有右胁隐痛,肝气横逆犯脾,脾失健运,证见胃脘部不适,大便干结,小便黄,舌质红,苔薄白,脉沉弦为肝胆湿热之征。治宜疏肝利胆,清热解毒,方用四逆散疏利肝胆之郁结、泻脾气之壅滞、调中焦之运化为主,加丹皮、黄柏清热泻火;郁金、金钱草、海金沙清热利胆;薏苡仁、败酱草清热解毒;广木香、佛手理气止痛;鸡内金、威灵仙化坚消石;丹参、赤芍活血化瘀;因疼痛重故重用白芍、甘草用量,取芍药甘草汤柔肝缓急止痛。复诊中减轻芍药甘草汤用量,并避免苦寒碍脾,合用四君子汤益气健脾。

胁痛（胆囊术后胆管功能障碍）肝胆湿热，肝胃不和，肝郁脾虚证

但某某，女，61岁

2009年6月20日初诊

主诉：反复右胁疼痛5年，复发10天

病史：患者曾于5年前因右胁疼痛胆囊壁增厚伴结石行胆囊切除术，术后半年无异常，但此后又出现右胁下阵发性剧烈钻痛并反复发作，多方求治疗效不佳。10天前无特殊原因，先出现上腹不适，继之右胁疼痛，初为胀痛，后呈剧烈钻痛，放射至背心、剑下，经某诊所输液及服中西药治疗（药名不详），仍阵阵剧痛而来求治。现症：神情紧张，表情痛苦，身目无黄染，无发热，纳差，每日仅能进稀粥少许，伴腹胀、嗳气，口苦，小便黄，大便正常，舌淡胖，边尖红，苔薄黄腻，脉弦。近4年来多次腹部B超、CT、MRI检查均提示肝胆管内无结石，胃镜检查有胆汁反流。

中医诊断：胁痛　肝胆湿热，肝胃不和，肝郁脾虚证

西医诊断：①胆囊术后胆管功能障碍　②胆汁反流性胃炎

治则治法：疏肝利胆，清热除湿，调和肝脾

方　　药：丹柏四逆散加味，处方：

柴胡10g，白芍30g，枳壳9g，丹皮10g，黄柏10g，郁金15g，金钱草15g，夏枯草15g，鸡内金15g，川楝子10g，延胡索10g，浙贝母

10g,海螵蛸 15g,黄芪 15g,旋覆花 15g,炙甘草 5g

水煎服,日 1 剂,连服 1 周。

2009 年 6 月 30 日复诊:右胁痛明显减轻呈隐痛,饮食增加,自述近数月来右胁难有如此舒适,仍嗳气,口苦,小便黄,大便正常,舌脉同前。诊断及治则同前,处方:去川楝子、延胡索,加蒲黄 10g,五灵脂 10g,加用失笑散活血祛瘀散血止痛。日 1 剂,连服 1 周。

2009 年 7 月 9 日复诊:病情继续好转,偶感右胁不适,纳食恢复,惟倦怠乏力,舌淡胖边尖微红,苔薄腻,脉弦缓。治宜疏肝健脾,兼清余邪。处方:四逆散合四君子汤加味。

柴胡 10g,白芍 15g,枳壳 9g,丹皮 10g,黄柏 10g,党参 15g,白术 10g,茯苓 10g,郁金 15g,金钱草 15g,蒲黄 10g,五灵脂 10g,佛手 10g,浙贝母 10g,海螵蛸 15g,炙甘草 5g

日 1 剂,连服 1 周。

按:本案胁痛剧烈,有胆囊切除史,腹部 B 超、CT、MRI 检查均提示肝胆管内无结石复生,诊断为胆囊术后综合征。疼痛部位固定,病史长,应属气滞血瘀胁痛,或因情志或因饮食不节或郁久化热而致急性发作,木郁克土而致脾胃受损。初诊治标急,以疏肝利胆、清热除湿、行气止痛为主,用丹柏四逆为主,加川楝子、延胡索行气止痛,浙贝母、海螵蛸止酸和胃,后又加蒲黄、五灵脂活血祛瘀散血止痛,随着病情好转,标本兼顾合四君子汤加减。个人体会:胆囊术后患者常有肝胃不和及瘀血证表现,可能与术后容易引起胆汁反流和瘢痕形成有关,除疏肝利胆、清热除湿外,加强活血化瘀及健脾护胃制酸药物很是必要。

食管瘅（反流性食管炎，慢性浅表性胃炎）胃热气逆证

高某　男　53岁　工人

2009年5月7日初诊。

主诉:胸骨后灼热感1月,加重3天。

病史:患者于1月前,无明显诱因,出现胸骨后灼热感,偶感疼痛,伴腹胀、打嗝、口干、口苦,无呕血,腹泻等症,诊断为"反流性食管炎",服"奥美拉唑"等药,症状缓解。3天前,自觉胸骨后灼热感及疼痛加重,服用"奥美拉唑"等药,症状无缓解。刻下症:胸骨后灼热感,伴腹胀、打嗝、口干、口苦,纳寐差,二便自调。舌质黯红,苔白,脉滑。既往有饮酒史20年。胃镜检查提示:①慢性浅表性胃炎伴糜烂;②十二指肠炎(轻-中度)。

中医诊断:食管瘅　胃热气逆证

西医诊断:①反流性食管炎　②慢性浅表性胃炎　③十二指肠炎

治则治法:清化湿热,理气和胃,健脾。

方　　药:竹茹清胃饮加减。处方:

竹茹10g,芦根15g,蒲公英15g,白芍20g,黄连6g,木香10g,太子参15g,陈皮10g,佛手10g,苏梗10g,旋覆花15g,浙贝母10g,海螵蛸15g,炙甘草3g

连服 7 天。嘱戒酒,饮食宜清淡,忌食辛辣。

2009 年 5 月 14 日复诊:服前方后胸骨后灼热感及口干、口苦、打嗝症状明显好转,仍感胃脘胀满不适,泛酸,纳少,寐可,二便正常。舌质红,苔黄厚,脉滑。效不更方,守上方治疗。日一剂,连服 14 天。

2009 年 5 月 28 日复诊:胸骨后灼热感症状基本消失,无胃脘胀满、打嗝等症,晨起仍感口干口苦,纳少,寐可,二便正常,舌质淡红,苔薄白,脉弦细。治宜清化湿热,理气健脾。拟方竹茹清胃饮合四君子汤加减。处方:

竹茹 10g,芦根 15g,蒲公英 15g,白芍 20g,黄连 6g,木香 10g,太子参 15g,白术 10g,茯苓 10g,陈皮 10g,佛手 10g,苏梗 10g,旋覆花 15g,浙贝母 10g,海螵蛸 15g,炙甘草 3g

日一剂,连服 7 天。

按:食管瘅是以胸骨后灼热感与疼痛、嘈杂等为主要表现的内脏瘅病类疾病。因感受邪毒,或因刺激性饮食及毒品的损伤,或因郁热内蕴,以及长期胃气上逆等,使食管受损,脉络瘀滞而致。本患者素喜饮酒,酿生湿热,湿热内蕴为诸症之根,故治疗立清化湿热、理气和胃之法,方选竹茹清胃饮加减。方中竹茹、芦根性味甘寒,善清胃热,止呕哕;蒲公英甘苦而寒,清热解毒,为清胃之要药;白芍、木香、佛手、苏梗、陈皮疏肝和胃,行气消痞;黄连清胃热;旋覆花降上逆之胃气;浙贝母、海螵蛸清热、除湿、制酸;太子参滋阴益气;甘草调和诸药。诸药合用共奏轻清凉润,行气止痛之功。二诊效不更方。三诊患者仍感晨起时口苦、口干,为湿热余邪未尽之征;湿热阻滞,损伤脾胃,故食纳欠佳。治疗祛邪扶正并用,以竹茹清胃饮合四君子汤加减。总之,在辨证中把握湿热和胃气上逆的病机关健,确立清化湿热,理气和胃的治疗大法,并贯穿于疾病始终,后期辅以健脾治法,使湿热得清,胃气和降,脾运得健,诸症自愈。

胃痞（慢性浅表性胃炎）寒热错杂证

何某某　女　72岁　退休

2008年11月18日初诊

主诉:胃脘部饱胀不适3月

病史:患者于就诊前3月无明显诱因出现胃脘部饱胀不适,伴烧灼感,嗳气或矢气后缓解,无呕吐、腹泻、黑便等症,在当地医院间断性服中药汤剂,症状有所缓解,但仍反复发作,遂于今日来我处就诊。刻下症:患者自患病以来,胃脘部饱胀伴烧灼感,嗳气或矢气后饱胀缓解,纳少,无呕吐、精神尚可,眠可,腹泻,大便稍稀,2～3次/日,小便正常。胃镜检查示慢性浅表性胃炎。舌质偏红,苔黄微腻,脉沉细。

中医诊断:胃痞,寒热错杂证。

西医诊断:慢性浅表性胃炎。

治则治法:寒热平调,消痞散结

方　　药:半夏泻心汤加减。

黄芩10g,黄连6g,法半夏10g,党参15g,炮姜6g,陈皮10g,苏梗15g,佛手10g,旋覆花15g,蒲公英15g,广木香9g,荜澄茄6g,炙甘草3g

2008年11月24日复诊:胃脘部饱胀明显缓解,仍觉烧灼感,

食后加重,喜按,按之缓解,大便仍稍稀,1 次／日,舌质红,苔薄黄,脉沉细。治则同前,原方加减。处方:

黄芩 10g,黄连 6g,党参 15g,白术 10g,茯苓 10g,柴胡 10g,白芍 15g,炮姜 6g,陈皮 10g,苏梗 15g,佛手 10g,旋覆花 15g,炙甘草3g

2008 年 12 月 1 日复诊:经服上方治疗后,胃脘部饱胀消失,胃脘烧灼感明显缓解,仅进食后偶有胃脘不适感,食纳可,二便正常,舌尖稍红,舌苔薄黄,脉弦细。效不更方,上方去柴胡、白芍。处方:

黄芩 10g,黄连 6g,党参 15g,白术 10g,茯苓 10g,白芍 15g,炮姜 6g,广木香 9g,蒲公英 15g,苏梗 15g,佛手 10g,香附 15g,炙甘草3g

按:本病属祖国医学"胃痞"范畴。患者年高,中气受伤,脾胃虚弱,气机不利,邪滞中焦,因而寒热互结其中,清浊升降失常。其症状为胃脘部饱胀,大便稀,舌质偏红,苔黄微腻,脉沉细为虚实寒热杂合之征。方中以辛温之半夏,散结除痞,又善降逆止呕,炮姜之辛热以温中散寒,黄芩、黄连之苦寒以泄热开痞,以上四味相伍,具有寒热平调,辛开苦降之用。然寒热错杂,又缘于中虚失运,故方中又以党参、大枣、炙甘草甘温健脾益气。加陈皮、苏梗、佛手、旋覆花、广木香行气降逆和胃,荜澄茄温胃,蒲公英清胃。又根据"土得木而达"的古训,加柴胡、白芍疏肝以协助运脾。方中寒热互用,苦辛并进,补通兼施,贯穿始终。使寒去热清,脾升胃降,则痞满可除、泻利自愈。

胃痛(慢性浅表性胃炎，十二指肠球部溃疡)热郁中焦证

青某某　男　70岁　个体

2008年11月24日初诊

主诉:胃脘部疼痛2余月

病史:患者于就诊前2余月过度进食后出现胃脘部不适,夜间疼痛,伴烧灼感,多汗,无恶寒发热,无恶心、呕吐、腹泻、黑便等症,曾行胃镜检查示慢性浅表性胃炎、十二指肠球部溃疡,在当地医院给予制酸护胃,促胃肠动力等处理(具体药名、剂量不详),症状有所缓解,但仍反复发作,遂于今日来我处就诊。平素喜辛辣之品。

刻下症:精神尚可,胃脘部不适,夜间疼痛,伴烧灼感,得凉则舒,多汗,纳少,眠可,二便自调。舌质红,舌苔黄,脉弦数。

中医诊断:胃痛,热郁中焦证。

西医诊断:①慢性浅表性胃炎　②十二指肠球部溃疡

治则治法:轻清凉润,理气止痛。

方　　药:橘皮竹茹汤加减

竹茹10g,芦根10g,白芍15g,蒲公英15g,黄连6g,广木香9g,陈皮10g,苏梗15g,佛手10g,太子参15g,吴茱萸6g,柴胡10g,甘草3g

1日1剂,水煎服,4剂。

2008年11月27日复诊:胃脘部隐痛减轻,得热则减,食纳欠佳,二便自调。舌质红,舌苔黄厚,脉弦。病久因实致虚,形成寒热虚实并见的复杂证候,治用橘皮竹茹汤合四君子汤加减。处方:

竹茹10g,芦根10g,白芍15g,蒲公英15g,黄连6g,广木香9g,陈皮10g,苏梗15g,佛手10g,党参15g,白术6g,茯苓10g,炮姜6g,甘草3g

1日1剂,水煎服,4剂。

2008年12月4日复诊:自服上方7剂,胃脘部不适明显缓解,偶有不适感,喜热喜按,食欲稍差,无疼痛、呕吐等症,舌尖红,舌边有齿痕,苔黄厚,脉弦。病情演变为虚实寒热错杂,而又以虚为主,故见胃脘不适得热则舒,食欲减退,舌尖红、苔黄厚为湿热之象,舌边有齿痕为脾虚之征。治宜健脾益气散寒兼清余热,用香砂六君子汤合良附丸加减。处方:

党参15g,白术10g,茯苓10g,陈皮10g,法半夏10g,黄连6g,广木香9g,砂仁6g,香附15g,高良姜15g,蒲公英15g,佛手10g,苏梗15g,甘草3g

1日1剂,水煎服,4剂。

按:本病属祖国医学"胃痛"范畴。患者因饮食不节,嗜辛辣之品滋生胃热,损伤脾胃所致。初诊久病胃虚兼胃中有热,胃失和降,不通则痛,证见胃脘部疼痛,烧灼感,纳少,热为阳邪,证见汗出,舌质红,苔黄,脉弦数亦为湿热征象且热重于湿。治以益气清热,理气和胃止痛,方选橘皮竹茹汤加减。方中竹茹善治胃热烦闷呕逆;陈皮理气和胃;太子参益气健脾生津,与竹茹橘皮合用,使行中有补,加芦根、黄连、蒲公英增强清胃热作用,苏梗、佛手、广木香行气止痛,柴胡、白芍疏肝理气,佐吴茱萸既能疏肝解郁,又能降逆止呕,可治疗上脘烧灼感,且可制约方中黄连等药的过于寒凉,甘草调和诸药。随着病情变化,热象减退,虚像显露,用橘皮竹茹汤合四君子汤加减,加强健脾益气作用,与陈皮组成异功散增强行气运脾之效;并加炮姜温中散寒,使其寒热并调,祛邪扶正。继则以益气散寒为主,兼清余热,用香砂六君子汤合良附丸加减而收其功。香砂六君子汤益气健脾,除痞和胃,良附丸由香附、高良姜组成,温胃理气,加黄连、蒲公英清胃,佛手、苏梗行气,甘草调和诸药。诸药合用,使脾气得升,胃气润降,寒热得除,胃则安和,诸症自愈。

胃痞（慢性浅表性胃炎，更年期综合征）脾虚胃热，绝经后诸证 肾阴阳失调

徐某某　女　57岁　居民

初诊日期:2012年2月15日

主诉:胃脘胀痛1年,头眩心悸2月

现病史:患者于1年前出现纳差、呃逆、上腹胀,经胃镜检查诊断为慢性浅表性胃窦炎,在当地服中西药治疗效果欠佳,症状反复发作,2月前又出现气短、乏力、头晕,心悸,心电图检查无异常发现,以往月经期不规则,停经已5年,自觉精神逐日不支,乃来我院求治。现症:面白神疲,表情痛苦,心悸头眩耳鸣,口干苦,一身骨节痛,既怕冷又怕热,胃脘胀痛,进食量少,打呃多,大便溏,解便后胃部空痛,小便黄,舌边黯红,苔黄,脉沉弦细。

中医诊断:胃痞　脾虚胃热;绝经后诸证,肾阴阳失调

西医诊断:慢性浅表性胃炎,更年期综合征

治则治法:先调补肾阴肾阳,后健脾益气清热和胃

方　　药:用二仙汤加减,处方:

仙茅10g,淫羊藿15g,巴戟天15g,知母10g,黄柏10g,当归10g,白芍30g,女贞子15g,枸杞子15g,佛手10g,香附10g,石斛15g,黄芪20g,炙甘草5g

7剂。

2012年2月29日复诊:诸症均有减轻,纳食增加,情绪好转,舌脉同前,原方继进10剂。

2012年3月14日复诊:精神食欲好转,一身痛减轻,仍觉乏力、头眩,食后上腹饱胀空痛,打呃,大便正常,小便黄,舌边尖红,苔白,脉沉弦细。治宜补肾健脾益气和胃。用二仙汤合四君子汤加减。处方:

仙茅10g,淫羊藿15g,巴戟天15g,女贞子15g,枸杞子15g,黄芪20g,党参15g,白术10g,茯苓10g,陈皮10g,佛手10g,苏梗15g,白芍30g,石斛15g,旋覆花15g,炙甘草5g

7剂。

2012年4月11日复诊:一般情况好,食欲增加,腹胀减轻,偶有打呃,大便正常,小便黄,舌边尖红,苔白,脉沉弦细,上方继进。

按:患者为57岁妇女,绝经已5年余,肾精不足,肾中阴阳失调,故见气短乏力头眩耳鸣,一身骨节痛,既怕冷又怕热等诸多症状。同时又罹患胃病。肾与脾胃密切相关,肾为胃之关,脾胃之运化腐熟,全赖肾阳之温煦,肾阴之濡养,肾阳不足可致脾阳不振,脾肾阳虚,反之脾胃虚寒日久必损及肾阳,肾阴亏耗肾水不能上济于胃,或胃阴亏损,久则耗伤肾阴,而致胃肾阴亏,故使症状较复杂,除全身症状外又见胃脘胀痛,进食量少,打呃多,大便溏,解便后胃部空痛等脾胃气虚、胃失和降等症。治疗必须多方面兼顾,先用二仙汤加减平调肾中阴阳,后又合四君子汤加黄芪健脾益气,加陈皮、佛手、苏梗、旋覆花恢复脾胃升降功能,加石斛滋养胃阴,加白芍柔肝缓急止痛并止呃逆,获得满意的临床疗效。

胃痞 气阴两虚,胃气上逆证 （慢性萎缩性胃炎）

熊某 女 38岁 干部

2012年4月18日初诊

主诉:胃脘部不适2年,加重6月。

病史:患者于2年前出现胃脘不适,食后饱胀,时打呃,未加重视,半年前症状加重,打呃频作伴胃部隐痛,至某医院胃镜检查,诊断为慢性萎缩性胃炎中度伴肠上皮化生,服中西药治疗,症状时重时轻。3日前胃镜复查,病变无好转,诊断为慢性萎缩性胃炎中-重度伴肠化生,乃来院要求中药治疗。现症:形体消瘦,精神疲乏,少气懒言,顾虑甚重,胃脘不适有嘈杂感,不胀。不冒酸,时觉胃内有气往上冲,打呃,口干,纳食正常,小便黄,大便正常,舌红,薄黄苔,少津,脉沉弦细。

中医诊断:胃痞 气阴两虚,胃气上逆证

西医诊断:慢性萎缩性胃炎中-重度伴肠化生

治则治法:益胃养阴,和胃降逆

方 药:沙参麦冬饮加减。处方:

北沙参15g,麦冬15g,石斛15g,玉竹15g,白术10g,茯苓10g,黄连9g,蒲公英15g,旋覆花15g,竹茹15g,代赭石20g,陈皮10g,紫苏梗10g,佛手10g,炙甘草5g

2012年5月16日复诊：服上方加减20余剂，胃气上冲稍好转，打呃减少，胃部隐痛，无烧灼感，不反酸，口干，倦怠乏力，纳食正常，大便溏日1次，脉沉，舌质略暗。治则同前，久病必瘀，上方加黄芪益气，赤芍、丹参活血化瘀。处方：

北沙参15g，麦冬15g，石斛15g，黄芪39g，白术10g，茯苓10g，赤芍15g，丹参15g，黄连9g，蒲公英15g，代赭石20g，旋覆花15g，佛手10g，炙甘草5g

2012年7月15日复诊：病情好转，打呃明显减少，自觉有气上冲结于喉部，胃部隐痛，口干，舌红略暗，苔薄白，脉沉弦细。治则同前，上方加厚朴10g。

2012年8月16日复诊：胃部不适感减轻，打呃明显减少，除仍觉时有胃气上冲结于喉部外，余无不适，舌脉同前。上方去代赭石加莪术、白花蛇舌草。处方：

北沙参15g，麦冬15g，石斛15g，黄芪30g，白术10g，茯苓10g，赤芍15g，丹参15g，莪术15g，黄连9g，蒲公英15g，旋覆花15g，佛手10g，厚朴10g，白花蛇舌草15g，炙甘草5g

2012年10月17日复诊：病情继续好转，胃部仅偶有不适，不打呃，仍感受气在喉中转，饮食及二便正常，体重增加，舌脉同前。昨日复查胃镜示：食管无异常，胃底黏膜湖清亮，黏膜充血红疹样变，可见片状糜烂，胃窦红疹样变，胃窦黏膜仍有中度慢性萎缩性改变，但与4月份比有明显好转，未见肠化生。病情已有好转，前方去厚朴继进，以巩固疗效。

辨证分析：胃为多气多血之腑，喜润恶燥，主受纳腐熟水谷，其气以和降为顺，凡感受外邪，内伤饮食，情志失调，劳倦过度等，皆可伤及胃腑，致胃气失和或胃失濡养而致胃痛、胃痞、反酸等。本病病变在胃，而与肝之疏泄，脾之运化升清，肾阳之温煦，肾阴之滋养等密切相关。本案为中年女干部受多种综合因素而致发病，且因胃镜证实为慢性萎缩性胃炎伴肠化生而情绪紧张。消瘦、口干、舌红少津为胃肾阴虚，疲乏、少气懒言、脉沉细为脾胃气虚，时觉胃内有气往上冲、打呃为肝胃不和胃气上逆，口干、尿黄、苔薄黄为胃内炽热，故用沙参麦冬饮养阴润燥，加黄芪、白术、茯苓健脾益气，旋覆花、竹茹、代赭石降逆止呃，陈皮、紫苏梗、佛手疏肝和胃、调畅气机，黄连、蒲公英清胃热，初起治疗效果不很明显，考虑病史已久且舌质略暗，必有瘀滞，故加用赤芍、丹参、莪术活血化瘀，久病易生毒邪故又加白花蛇舌草清热解毒，调治6月余，使症状基本消除，胃镜病变明显改善，达到满意疗效。

泄泻(肠易激综合证)肝郁脾虚证

陈某某　女　72岁　退休教师

2008年7月17日初诊

主诉:腹泻反复发作已约30年。此次发作已2月余

病史:患者近30年来时有腹泻、腹痛,有时与便秘交替出现。近2月来无明显诱因又出现腹泻,每3小时左右泻稀水样便1次,伴坠胀,小腹部隐痛,身软,乏力,纳差,住附医消化科治疗,服"易蒙停"等,腹泻可暂止,但腹痛及肛门坠胀不减,停药则又腹泻,如此反复难愈,曾做纤维结肠镜检、大便培养、大便常规等均无异常发现,两月来体重减轻3kg。此外,曾被诊断为患有冠心病、高血压病。现症:腹部阵痛,大便日7～8次,稀水样,每次量少,无黏液脓血,有坠胀感,无寒热,进食量少,食后脘闷,乏力,舌淡,苔薄白腻,脉沉弦。

中医诊断:泄泻 肝郁脾虚证

西医诊断:肠易激综合征

治则治法:调理肝脾,健脾益气。

方　　药:参苓白术散合痛泻要方加减。

太子参15g,白术10g,茯苓10g,薏苡仁15g,白扁豆15g,陈皮10g,莲米15g,苏梗10g,佛手10g,黄芪15g,白芍15g,防风10g,乌梅10g,甘草3g

2008年7月24日复诊:腹痛腹泻明显缓解,现大便2～3次/

日,溏稀便,主要在上午,精神好转,食纳仍差,有时感心前区不适,感到呼吸困难,舌淡,苔微黄,脉弦。处方:上方加麦冬 15g 五味子 15g,合生脉散益气养心。

2008 年 7 月 31 日复诊:腹痛消失,腹泻明显好转,现每日解便 1~2 次,第一次为正常便,第二次略稀,现感心悸,呼吸时而困难,舌淡,苔薄腻,脉弦细。处方:上方去防风,加瓜蒌壳 15g 宽胸理气。

按:湿为泄泻的主要病理因素,脾虚湿盛是其发病关键,治疗应以运脾化湿为原则。泄泻有暴泻、久泻之分,暴泻属实,治疗重在化湿,再根据寒热的不同采用温化寒湿或清化湿热;久泻属虚或虚中夹实,治疗重在运脾,再根据亏虚脏腑的不同及其相互关系,以及兼夹症状的不同等,而采用温肾健脾、抑肝扶脾、升提固涩或兼祛外邪等。本患者腹泻反复发作已数十年,此次复发 2 月,属久泻;进食量少,食后脘闷,乏力,舌淡,大便稀水样,属脾虚夹湿,运化失常,升降失调;腹部阵痛,痛泻互作,是由肝旺脾虚,木郁乘土;故治疗选用参苓白术散合痛泻要方加减。方中太子参、黄芪、莲米益气健脾,白术、茯苓、薏苡仁、白扁豆渗湿健脾,陈皮、苏梗、佛手宽胸理气和中,白芍敛肝补肝缓急止痛,防风祛风疏肝,具有散肝舒脾的作用,加乌梅酸平,酸能入肝,敛肝补肝,且有涩肠止泻之功,甘草调和诸药,诸药合用,获得满意的疗效。

便秘（直肠癌术后）气阴两虚证

郭某某,男,69 岁

2007 年 11 月 12 日初诊

主诉:反复大便干燥、腹胀近两年,复发 1 月

病史:患者 2004 年 8 月因"结肠癌"手术治疗,近两年来开始出现腹胀,大便干燥,无便意,数日一行。2006 年 3 月住我院肛肠科发现结肠息肉,经结肠镜摘除,恢复好,但大便仍不正常,出院后一直在我院门诊坚持服中药治疗,病情有缓解。近 1 个月上述病情复发。现症:大便细、干燥,无便意,伴轻度腹胀,现已 3 天未解大便,口干,轻度咽痛,伴唇部疱疹,睡眠欠佳,舌尖红,苔薄白,有裂纹,脉弦细。

中医诊断:便秘　气阴两虚证

西医诊断:肠癌术后便秘

治则治法:益气养阴,润肠通便

方　　药:增液汤加味。处方:

玄参 15g,麦冬 15g,生地 15g,黄芪 20g,黄精 15g,枳壳 9g,厚朴 10g,白芍 24g,肉苁蓉 15g,杏仁 10g,百合 15g,知母 10g,瓜蒌仁 15g,佛手 10g,甘草 3g

日 1 剂,连服 10 天。

2008 年 4 月 21 日复诊:便秘已缓解,现大便每日 1~2 次,但每次量少,不易解出,自觉有未解尽感;口干,饮食及睡眠好,舌质

淡,有裂纹,脉弦。治以原方加减巩固疗效,并加祛风药防风。处方:

玄参 10g,麦冬 10g,生地 15g,厚朴 10g,枳壳 10g,槟榔 10g,肉苁蓉 15g,何首乌 15g,杏仁 15g,火麻仁 15g,防风 10g,瓜蒌仁 15g,太子参 15g,黄芪 15g,甘草 3g

日 1 剂,连服 1 周。

按:患者年近七旬,曾因直肠癌手术治疗,后又经结肠镜摘除结肠息肉,大便干,无便意,舌有裂纹,诊其为便秘—虚秘,证属气阴两虚,气虚无以推动,阴虚肠道失养,故出现大便异常。治宜益气养阴,润肠通便。拟方增液汤加味。用益气养阴药治其本,合用通腑药、润肠药、祛风药治其标。初诊方用玄参、麦冬、生地滋阴增液,白芍养阴和营,黄芪益气,黄精益气滋阴,枳壳、厚朴宽肠下气,佛手行气消胀,杏仁、瓜蒌仁润肠通便,肉苁蓉补肾润肠通便,百合、知母清解肠道积滞化热所致唇部疱疹等。复诊唇部疱疹痊愈,故去百合、知母。加祛风药防风,祛风解痉,"风气通于肝",可顺应肝调达舒畅的特性,开发郁结,宣畅气机,且风药皆升,具有加强肺的宣发作用,肺与大肠相表里,"上窍开泄,下窍自通",方中杏仁亦入肺,亦有此开泄作用。诸药合用,达到通便润肠、扶正祛邪的满意效果。

便秘(习惯性便秘)
气机郁滞兼气阴两虚证

林某某　男　67岁　退休工人

2003年7月3日初诊

主诉:大便秘结6年余

病史:患者大便秘结6年余,常1周一解,大便干结或不甚干结,便不得出或便而不爽,肠鸣矢气,腹中胀痛,嗳气频作,纳食减少,易急躁,寐差,痛苦万分,常服"芦荟胶囊""一轻松"等治疗未见好转。刻下症:一般情况尚好,痛苦面容,口干口苦,多饮,舌质淡红,舌苔薄黄,脉弦细。

中医诊断:便秘 气机郁滞兼气阴两虚证

西医诊断:习惯性便秘

治则治法:顺气导滞,润肠通便

方　　药:增液汤合小承气汤加减

玄参15g,麦冬15g,生地黄15g,厚朴19g,枳壳10g,佛手9g,广木香9g,瓜蒌仁15g,杏仁10g,火麻仁15g,甘草3g

日1剂,4剂。

2003年7月10日复诊:精神尚可,大便已解,便质正常,腹胀明显减轻,诸症如释,然停药后又2日未解便,舌质淡红,舌苔薄黄,脉沉细。加黄芪、党参、白术益气,当归、白芍补血以固其本。

处方：

玄参 15g,麦冬 15g,生地黄 15g,厚朴 15g,枳壳 10g,佛手 9g,黄芪 15g,党参 15g,白术 10g,当归 10g,白芍 15g,瓜蒌仁 15g,火麻仁 15g,甘草 3g

1 日 1 剂,4 剂。

2003 年 7 月 14 日复诊:精神较好,大便 1~2 日一次,已无坠胀感,腹胀消失,舌质淡,舌苔薄白,脉沉细。加何首乌、肉苁蓉补肾益精,润肠通便。处方:

玄参 15g,麦冬 15g,生地黄 15g,何首乌 10g,肉苁蓉 10g,枳壳 10g,佛手 9g,黄芪 15g,党参 15g,白术 10g,当归 10g,白芍 15g,瓜蒌仁 15g,火麻仁 15g,甘草 3g

1 日 1 剂,7 剂。

嘱平时可用决明子每日 10~15g 沸水冲泡代茶。

按:便秘的病位虽然在大肠,但与其他脏腑、经络、气血、津液皆有密切关系,是阴阳、脏腑气机失调的一种局部表现。老年便秘病性多属虚实夹杂或虚,本例主要表现为大便常 1 周一解,便质干结或不甚干结,便不得出或便而不爽,肠鸣矢气,腹中胀痛,嗳气频作,以便难为最痛苦,故从气秘为主论治,然患者病程久、年龄大、纳食少,舌淡,脉细,气血亏虚为其本。且患者性情急躁,寐差,口干口苦,多饮,易致肝失疏泄,气机壅滞,气郁日久化火伤津,致气阴两虚,故属虚实夹杂、腑气不通之证。治宜行气散结与益气养血润肠并施。方用增液承气汤加减,方中玄参、麦冬、生地黄增液润肠以行舟,厚朴、枳壳(代枳实)行气散结、消痞除满,小承气去大黄是因大黄苦寒恐有碍老年人肠胃,加佛手、广木香行气,杏仁开肺气以润肠,瓜蒌仁、火麻仁润肠通便。复诊又加黄芪、党参、白术益气,当归、白芍补血,何首乌、肉苁蓉补肾,使气血充、肾精足以巩固疗效。平时服决明子是因决明子药性平和,主要功效为清肝明目、平抑肝阳、润肠通便,现代药效研究含大黄素、蛋白质及胡萝卜素等成分,泡水代茶用之治疗便秘疗效显著,值得临床推广。

便秘(习惯性便秘)
气血亏虚证

张某某　女　62岁　退休工人

2003年7月3日初诊

主诉:反复便秘1年余,加重1月

病史:患者于就诊前1年出现大便秘结,2～3日一行,质软,量少,服用"牛黄解毒片"可暂时缓解,1月前大便3～4日方行,质软。刻下症:神志清楚,精神较差,面色萎黄,大便3～4日一行,质软,量少,伴乏力,纳寐尚可,小便正常,舌质淡,舌苔白,脉沉细。

中医诊断:便秘　气血亏虚证

西医诊断:习惯性便秘

治则治法:补益气血

方　　药:八珍汤加味

当归10g,白芍24g,川芎10g,生地15g,党参15g,茯苓10g,白术10g,肉苁蓉15g,生何首乌15g,枳壳9g,木香9g,黄芪15g,炙甘草3g

1日1剂,4剂。

2003年7月7日复诊:服药后大便已正常,一日一行,质软,精神尚可,表情自然,舌质淡,舌苔薄白,脉沉细。效不更方,原方去木香。处方:

当归 10g,白芍 24g,川芎 10g,生地 15g,党参 15g,茯苓 10g,白术 10g,肉苁蓉 15g,生何首乌 15g,枳壳 9g,黄芪 15g,炙甘草 3g

1 日 1 剂, 7 剂。

辨证分析:本病属祖国医学"便秘"范畴。患者年老,脾胃功能减退,气血亏虚,肠道失养,故便秘。气虚推动乏力,故大便数日一行。乏力,面色萎黄,舌淡苔白,脉沉细皆为气血亏虚之象。气为血帅,血为气母,故气血双补,方以八珍汤加肉苁蓉润肠通便,何首乌养血,黄芪益气,枳壳、木香行气,甘草调和诸药。由于抓住了病机特点,故获良效。

便秘(习惯性便秘)
气滞兼阴虚证

陈某某　女　61岁　农民

2009年3月19日初诊

主诉:便秘10余年

病史:患者于就诊前10余年无明显诱因出现便秘,3～4日一行,大便干结难解,量少,伴下腹部胀满不适,口干,有时自服大黄泡水,可使症状暂时缓解,但上述症状仍长期反复存在,为求进一步诊治遂于今日来诊。刻下症:患者自患病以来,精神欠佳,纳差,口干,眠可,小便正常,大便秘,3～4日一行,干结难解,量少,伴下腹部胀满不适,舌质淡红,苔少薄白,脉沉细。

中医诊断:便秘 气滞兼阴虚证

西医诊断:习惯性便秘

治则治法:疏肝理气,健脾益气,滋阴润肠通便

方　　药:四逆散合增液汤加味。处方:

柴胡10g,白芍15g,枳壳9g,厚朴15g,玄参15g,麦冬15g,生地15g,黄芪15g,杏仁10g,火麻仁15g,瓜蒌仁15g,肉苁蓉15g,炙甘草3g

2009年3月26日复诊:病情好转,近日大便1～2日一行,大便干结程度及腹胀症状均减轻,舌质淡红,苔薄白,脉沉细。治则

同前,用原方加减。处方:

柴胡 10g,白芍 15g,枳壳 15g,厚朴 10g,太子参 15g,黄芪 15g,佛手 10g,玄参 15g,麦冬 15g,生地 15g,瓜蒌仁 15g,火麻仁 15g,炙甘草 3g

2009 年 4 月 2 日复诊:病情继续好转,现大便一日一次,仍干结,已无下腹部胀满等症状,舌质稍红,苔薄白,脉沉细。患者年老阴血亏虚,且病久亦易伤阴,舌质红,苔薄白,脉沉细亦为阴血亏虚征象。故此诊以养阴为主,用增液汤加减。处方:

玄参 15g,麦冬 15g,生地 15g,厚朴 15g,枳壳 15g,太子参 15g,黄芪 15g,瓜蒌仁 15g,佛手 10g,苦杏仁 10g,肉苁蓉 15g,火麻仁 15g,炙甘草 3g

按:便秘多由于大肠传导功能失调所致,又与肝、脾、肺、肾密切相关,肝主疏泄,脾主升清降浊,肾主五液,司开阖,肺主肃降,肝、脾、肺、肾功能升降开阖有序,大肠传导功能才能正常。本患者初诊及二诊时大便干结难解,下腹部胀满不适,属气滞便秘,治当调畅气机,口干,舌质淡红,苔白、少,脉沉细为气血虚征象,又当益气养阴。用四逆散为主调畅气机,使气滞症状明显好转,腹胀消失,合增液汤滋阴生津润肠,又辅以黄芪、太子参健脾益气,以恢复脾胃升降功能,加厚朴行气通腑,枳实与厚朴同用有小承气汤之意,加佛手行气,火麻仁润肠通便,瓜蒌仁、杏仁清肺化痰滑肠通便,肺与大肠相表里,通上窍以利下窍,肉苁蓉温肾润肠,诸药合用,使大肠传导功能逐渐恢复,故症状减轻,大便恢复至每日一次。三诊时,已无下腹部胀满等症状,大便仍干结难解,舌质红,苔薄白,脉沉细。属年老阴血亏虚,且病久亦易伤阴,已转变为以气阴虚便秘为主,故改用加味增液汤为主并随证加减。

不寐(自主神经功能紊乱)
心火炽盛,阴液不足证

黄某某　女　46岁　教师

2009年4月13日初诊

主诉:入寐困难近两月

病史:患者于就诊前两月因情志不快,过度恼怒后出现入寐困难,且入睡后易被惊醒,醒后不易入睡,曾服中西药治疗无效,遂于今日来诊。现症:精神欠佳,心烦易怒,口干,大便干燥,无耳鸣耳聋,无头眩头痛,饮食尚可,舌质红,舌苔薄黄,脉数细。

中医诊断:不寐　心火炽盛,阴液不足证

西医诊断:自主神经功能紊乱

治则治法:清心滋阴泻火,宁心安神。

方　　药:百合地黄汤加味。处方:

黄连6g,百合15g,生地15g,山药15g,知母10g,合欢皮15g,首乌藤15g,生牡蛎30g,生龙骨15g,五味子10g,白芍15g,黄芩10g,甘草5g

1日1剂,3剂。

2009年4月16日复诊:经服上方睡眠已恢复正常,夜间不易惊醒,时间可达5~6小时/晚,精神好,食纳可,二便正常,舌尖红,舌苔薄白,脉弦。经上方清心滋阴泻火,宁心安神治疗后,邪去神

安,故睡眠恢复正常。现仍有舌尖红,为心火旺之象,示余火未尽,治疗上仍需清心火,但以养心安神为主以固其本。处方:

黄连 6g,百合 15g,生地 15g,山药 15g,玄参 15g,麦冬 10g,酸枣仁 15g,柏子仁 15g,生牡蛎 15g,生龙骨 15g,五味子 10g,炙远志 15g,炙甘草 3g

1 日 1 剂,7 剂。

按:本病属祖国医学"不寐"范畴。患者因过度恼怒,邪火扰动心神,心火炽盛而不寐,心烦易怒;热为阳邪,易伤津,证见口干,大便干燥;舌尖红,苔薄黄,脉数均为心火炽盛,阴液不足之象。治宜清心泻火,养阴安神。方中黄连清心泻火为主药,辅以生地、山药、百合、知母养阴益气,清心除烦,黄芩加强清火作用;加生牡蛎、生龙骨镇心安神,合欢皮解郁安神,五味子、首乌藤养心安神,诸药合用,使邪去而神自安,症状自愈。复诊时火旺征象明显减轻,故改为养心安神为主,去黄芩、知母,加用玄参、麦冬、酸枣仁、柏子仁以增强养心安神之效。

不寐 肾虚火旺,心肾不交证
(自主神经功能紊乱)

刘某某　女　58岁　退休教师

2009年10月20日初诊

主　诉:失眠3年加重1月

现病史:患者于3年以来睡眠甚差,难入睡,易醒,常需服"安定片"治疗,尤以近1月来,服药亦少效。既往于10年前遇车祸,头面及上肢轻伤,受惊后月经截然停止。刻下症:精神欠佳,神疲乏力,难入睡,易醒,每晚仅能入睡2~3小时,有时通夜未能眠,伴烦躁,心慌,潮热,时有出汗,背心及四肢则时觉发凉,纳差,口干苦,夜尿多,大便正常。舌淡红,苔薄白,少津,脉沉细。

中医诊断:不寐 肾虚火旺,心肾不交证。

西医诊断:自主神经功能紊乱

治则治法:滋阴温阳,宁心安神。

方　药:二仙汤加减。

仙茅10g,淫羊藿15g,当归10g,知母10g,黄柏10g,女贞子15g,旱莲草15g,合欢皮15g,夜交藤15g,酸枣仁20g,五味子10g,百合30g,浮小麦30g,生牡蛎30g,炙甘草3g

7剂。

2009年10月30日复诊:服药后精神转佳,睡眠好转,现每晚能睡四小时左右,唯睡眠质量欠佳,有时似睡非睡,口干苦及心累减轻,仍有烘热感。舌质红,舌苔薄黄,少津,脉沉细。上方加生龙骨15g加强重镇安神。处方:

仙茅10g,淫羊藿15g,当归10g,知母10g,黄柏10g,女贞子15g,旱莲草15g,合欢皮15g,夜交藤15g,百合30g,浮小麦30g,生牡蛎30g,酸枣仁20g,生龙骨15g,五味子10g,炙甘草3g

2009年11月14日复诊:一般情况好,睡眠已基本恢复,烘热减轻,舌淡红,舌苔薄黄,少津,脉沉细。治则同前。处方:

仙茅10g,淫羊藿15g,当归10g,白芍,知母10g,黄柏10g,女贞子15g,旱莲草15g,合欢皮15g,夜交藤15g,百合30g,酸枣仁20g,五味子10g,生牡蛎30g,炙甘草3g

辨证分析:本病属于中医"不寐"范畴。《景岳全书·不寐》将不寐分为有邪、无邪两种类型,无邪是指"思虑劳倦惊恐忧疑及别无所累而常多不寐者,总属真阴精血之不足,阴阳不交,而神有不安其室耳"。本例患者停经已10年,失眠已3年,舌淡红、少津、脉沉细,属无邪失眠,病机由肾精虚亏,肾阴阳失衡所致,肾阳不足则心失温养,肾阴不足则心火失济,肾虚火旺则心肾不交,均可引起心悸、失眠;口干苦、烘热、多汗、畏寒肢冷属阴阳失调所致,故治疗以二仙汤为主合二至丸补肾阳,滋肾阴,泻肾火,调理阴阳,加合欢皮、夜交藤、酸枣仁、百合养心安神,浮小麦安神敛汗,生牡蛎、生龙骨重镇安神,诸药合用达到满意效果。

不寐（自主神经功能紊乱）
心火炽盛证

刘某某　男　68岁　退休干部

2009年3月12日初诊

主诉：入寐困难1月

病史：患者于就诊前1月因过度恼怒后出现入寐困难，入睡1小时左右易醒，醒后不易入睡，伴心烦易怒，大便干燥，无耳鸣耳聋，头痛等症，求治无效，遂于今日来诊。刻下症：发育正常，表情焦虑，入寐困难，易醒，醒后不易入睡，心烦易怒，口干苦，食纳正常，大便干燥，手足麻木，舌尖红，苔薄黄，脉数有力。既往有糖尿病、高血压病史3年，平素偶尔监测血糖及血压，基本正常，服药情况不详。

中医诊断：不寐　心火炽盛证

西医诊断：自主神经功能紊乱

治则治法：清心滋阴泻火，宁心安神

方　　药：百合知母汤加味。处方：

百合15g，知母10g，黄连6g，生地15g，山药15g，石菖蒲15g，郁金15g，丹参15g，合欢皮15g，首乌藤15g，生牡蛎15g，生龙骨15g，五味子10g

2009年3月29日复诊：经服上方共7剂后睡眠已恢复正常，

4～6小时/晚,自行停药。近日自觉下肢麻木不仁明显,无疼痛、活动障碍等症,精神尚可,表情自然,舌质淡红,苔薄白,脉沉细。患者年高,肝肾不足,筋脉失于濡养则证见下肢麻木不仁,舌质淡红、苔薄白、脉沉细为气血亏虚表现。辨证应属气血亏虚痹证,治宜益气温经,和血通痹,方选黄芪桂枝五物汤加减。处方:

黄芪15g,桂枝9g,白芍30g,当归10g,川芎10g,桑寄生15g,鸡血藤15g,伸筋草15g,怀牛膝15g,木瓜15g,葛根15g,甘草3g,大枣9g

按:患者初诊以不寐为主症,四诊合参,辨证为心火炽盛,扰乱心神,治宜清心泻火,宁心安神。方中黄连清心泻火,百合、知母养阴清心火为主药,辅以生地、山药养阴益气;加生牡蛎、生龙骨镇心安神,郁金疏肝解郁,石菖蒲镇惊开窍宁神,五味子、首乌藤养心安神,丹参养血安神,诸药合用,使邪去而神自安,获得满意疗效。复诊以下肢麻木为主症,四诊合参,辨证属虚痹或称血痹,《金匮要略》曰:"血痹阴阳俱微,寸口关上微,尺中小紧,外证身体不仁,如风痹状,黄芪桂枝五物汤主之",故复诊中灵活运用该方,加当归、川芎、鸡血藤养血活血,伸筋草、木瓜舒经活络,怀牛膝、桑寄生补肝肾强筋骨,《神农本草经》曰:葛根"主消渴,身大热,呕吐,诸痹,起阴气,解诸毒",方中药物配伍精当,共奏益气温经、和血通痹之效。

郁症（抑郁症）乳癖
肝郁脾肾虚证

邓某某　女　39　农民

初诊日期：2012 年月 1 月 18 日

主诉：重度失眠、乳房胀痛，腰痛 5 月余

病史：患者于 5 个月前出现乳房胀痛，月经量少，诊断为乳腺增生症，经中西药治疗病情无好转。继则出现失眠，每晚只能入睡 2～3 小时，甚至整夜不能入睡，精神逐日减退，整日头昏胀，自觉脑子停止转动，易惊，腰痛，腰部时有抖动感，时有濒死感，月经期正常，经量少，一日即净，要求中药治疗。刻下症：神志清楚，表情淡漠，胸闷善太息，乳房胀痛，左乳可扪及鸽蛋大包块，质柔韧，失眠，易惊，纳差，口淡，大便溏，夜尿多，舌淡，苔薄白，脉沉细。

中医诊断：郁症　乳癖　肝郁脾肾虚证

西医诊断：抑郁症

治则治法：疏肝健脾补肾，解郁安神

方　　药：逍遥散加减。处方：

柴胡 10g，当归 10g，白芍 20g，白术 10g，茯苓 10g，合欢皮 15g，郁金 15g，石菖蒲 15g，炙远志 6g，生牡蛎 30g，生龙骨 20g，青皮 10g，荔枝核 15g，五味子 10g，菟丝子 15g，炙甘草 5g

2012 年月 3 月 14 日复诊：患者服上方随证加减 40 剂后，睡眠

明显好转,每晚可入睡4~5小时,胸闷减轻,纳食增加,仍精神差,易惊,乏力,自觉腰部抖动,脑子活动不易控制,月经量少,自觉牙松动(口腔科检查未见异常),二便正常,舌脉同前。患者肾阳虚症状明显,治宜疏肝健脾补肾。处方:逍遥散合二仙汤加减。

柴胡10g,当归10g,白芍20g,白术10g,茯苓10g,郁金15g,青皮10g,淫羊藿15g,巴戟天10g,五味子10g,菟丝子15g,桑寄生15g,生牡蛎30g,生龙骨20g,黄芪30g,炙甘草5g

2012年月6月6日复诊:服上方加减约50剂,病情明显好转,现睡眠正常,腰痛减轻,耳鸣减轻,精神好转,能料理家务,思想有时不集中,仍觉牙齿松动,口内偶生溃疡,出汗多,乳胀,月经量少,舌淡,苔薄白,脉沉细。治疏肝健脾,补肾阴肾阳,巩固疗效。处方:

柴胡10g,当归10g,白芍20g,白术10g,茯苓10g,郁金15g,香附10g,黄芪30g,淫羊藿15g,巴戟天10g,菟丝子15g,桑寄生15g,女贞子15g,旱莲草15g,生牡蛎30g,炙甘草5g

按:抑郁症以显著而持久的情感或心理改变为主要特征的一组精神疾病,临床上以情感低落、兴趣丧失、思维迟钝、意志活动减退和躯体症状为主,伴有相应的认知和行为改变。随着社会的高度发展,其发病率逐年增加。本病类似于中医"百合病""郁证"等,病变部位主要在肝,与心、肾、脑亦密切相关,病机主要为肝失疏泄、脾失健运、心失所养及脏腑阴阳气血失调。本例以重度失眠、乳房胀痛,腰痛,易惊,神情不能自控为主要表现,诊断明确,病位主要在肝和肾,肝气郁结故善太息,气滞痰结故乳房产生结块,肝郁犯脾故纳差、便溏,肝与胆相表里,胆气虚则不寐易惊,肾虚则腰痛、耳鸣、牙齿松动等。治疗始终以疏肝健脾补肾为主,以逍遥散为主方配合二仙汤随证加减,方中柴胡、当归、白芍、白术、茯苓疏肝解郁养血健脾,配郁金加强疏肝解郁作用,青皮、荔枝核行气散结,合欢皮、石菖蒲、远志、生牡蛎、生龙骨宁心安神、镇惊,治失眠,黄芪配当归益气生血,五味子、菟丝子、淫羊藿、巴戟天、桑寄生温补肾阳,加女贞子、旱莲草滋补肾阴,阴阳同补,一面可监制药性的温燥,另一面在阴中补阳使阳得阴助而源泉不绝,经调治数月,获得明显效果。本病西药治疗有诸多副作用且疗效欠佳,中医则通过调节脏腑功能气血阴阳,而可获得较好疗效,中医药对此症有独特的优势。

痹证(骨质疏松症)气血不足，营卫不和证

宋某某　女　49岁　退休

2009年4月30日初诊

主诉:双侧肩关节疼痛3月余

病史:患者于就诊前3余月受寒后出现双侧肩关节疼痛,伴肌肉酸痛,麻木僵硬感,无关节变形、红肿破溃、肌肉萎缩,不伴恶寒发热、活动障碍等症,在当地私人诊所口服中药汤剂治疗,效果不佳,为求进一步诊治遂于今日来就诊。刻下症:双侧肩关节疼痛,伴肌肉酸痛,麻木僵硬感,精神欠佳,双下肢无浮肿,食纳尚可,月经正常,二便正常,舌质淡,舌苔薄白,脉沉细,双侧肩关节摄片未见异常。

中医诊断:痹证 气血不足,营卫不和证

西医诊断:骨质疏松症

治则治法:益气温经,和营通痹

方　　药:黄芪桂枝五物汤加减

黄芪25g,桂枝10g,白芍30g,当归15g,川芎9g,生地15g,木瓜15g,葛根15,鸡血藤15g,秦艽15g,姜黄15g,生姜2片,大枣9g,炙甘草3g

1日1剂,5剂。

2009年3月14日复诊:双肩疼痛基本消失,精神佳,舌质淡红,舌苔白,脉沉细,患者要求调节脏腑功能。证属气血亏虚为主,外邪为辅,筋脉失养而致疼痛,合四君子汤、四物汤加减。处方:

当归10g,白芍15g,川芎10g,生地15g,太子参15g,白术15g,茯苓15g,桂枝10g,薏苡仁15g,姜黄15g,黄芪15g,鸡血藤15g,木瓜15g,白茅根15g,威灵仙15g,炙甘草3g

1日1剂,5剂。

按:本病属祖国医学"痹证"范畴。痹证多因机体正气不足,卫外不固,风、寒、湿三气乘虚而入,致使气血凝滞,经络痹阻而致疼痛、麻木或僵硬感,舌质淡,苔薄白,脉沉细均为气血亏虚之象。治用黄芪桂枝五物汤加减获效。方中黄芪补气升阳,益气固表;桂枝辛温解肌,温经通阳,二者相配,寓通于补;白芍养血和营,舒畅气血,配桂枝调和营卫,配黄芪补气生血,通经活血,配当归、川芎、生地,组成四物汤有养血活血之效。生姜助桂枝以辛散,大枣调和脾胃,鸡血藤养血活血,木瓜、秦艽祛风湿、舒筋络,姜黄散风寒行气血、活血通经、行气止痛、祛风疗痹。诸药配伍,使气血调和,外邪得除,症状消失。复诊合四君子、四物汤加减,益气健脾,养血疏风止痛巩固疗效。

痹证（骨质疏松症）肝肾亏虚，营卫不和证

谭某某　男　72 岁　退休

2009 年 3 月 9 日初诊

主诉：下肢疼痛 5 年余

病史：患者于就诊前 5 余年无明显诱因出现下肢冷痛、乏力，无肢体瘫痪、语言障碍、二便失禁等症。一直自服钙片，仍无减轻，偶感下肢冷痛，遂于今日来就诊。刻下症：下肢冷痛、痛处不定，尤以双膝以下为甚，伴恶风，汗出、乏力，精神欠佳，双下肢无浮肿，纳眠可，二便正常，舌质淡，舌苔薄白，脉沉细。

中医诊断：痹证　肝肾亏虚，营卫不和证

西医诊断：骨质疏松症

治则治法：调和营卫，滋补肝肾

方　　药：黄芪桂枝五物汤加减

黄芪 25g，桂枝 10g，白芍 25g，炙甘草 5g，生姜 2 片，大枣 9g，淫羊藿 15g，菟丝子 15g，鸡血藤 15g，伸筋草 15g，桑寄生 15g，怀牛膝 15g

1 日 1 剂，5 剂

2009 年 3 月 14 日复诊：下肢冷痛、乏力明显缓减，觉后背冷，无恶风、发热等，精神佳，舌质淡红，舌苔薄黄，脉沉细。治则同前，

原方加减。处方：

黄芪 25g，桂枝 10g，白芍 25g，炙甘草 5g，生姜 2 片，大枣 9g，鸡血藤 15g，伸筋草 15g，桑寄生 15g，怀牛膝 15g，淫羊藿 15g，巴戟天 15g，木瓜 15g

1 日 1 剂，5 剂。

按：本案属祖国医学"痹证"范畴。基本病机是肝肾亏虚，气血不足，外邪得以入侵，风、寒、湿三邪杂至而为痹，风、寒、湿之邪滞留经络，气血运行受阻不畅而致疼痛、恶风、汗出，舌质淡，苔薄白，脉沉细均为气血亏虚之象。治用黄芪桂枝五物汤加减获效。方中黄芪补气升阳，益气固表；桂枝辛温解肌温经通阳，二者相配，寓通于补，白芍养血和营，舒畅上行，配桂枝调和营卫，通经络和气血，配黄芪补气生血，通经活血，生姜助桂枝以辛散，大枣调和脾胃。又因患者年高体弱，肝肾不足，肾阳虚则畏寒，肝血虚则筋脉不利，故又加淫羊藿、菟丝子、桑寄生、怀牛膝、巴戟天温肾散寒壮骨，鸡血藤养血活血，伸筋草、木瓜舒筋活络，诸药配伍，使气血调和，肝肾得补，外邪得除，症状消失。

痹证（末梢神经炎）
气虚血滞，营卫不和证

张某　男　62 岁　农民

2007 年 10 月 11 日初诊

主诉：四肢麻木疼痛两年

病史：患者两年前因胃脘痛在乡卫生所治疗，服呋喃唑酮数十片，旋即出现四肢麻木疼痛、感觉显著减退，曾服中西药多方治疗，效果欠佳，已两年未参加劳动。现症：消瘦，面色萎黄，语音轻细，步态尚正常，四肢外观无异常，四肢麻木疼痛，触摸四肢皮肤反应迟钝，尤以肢端为甚，口淡，食纳正常，睡眠欠佳，二便正常，舌淡黯瘦，舌苔薄黄，脉沉细。

中医诊断：痹证　气虚血滞，营卫不和证

西医诊断：末梢神经炎

治则治法：益气活血，调和营卫

方　　药：当归补血汤合桂枝汤加减。处方：

黄芪 15g，当归 10g，桂枝 10g，白芍 30g，川芎 10g，熟地 15g，鸡血藤 15g，伸筋草 15g，王不留行 15g，木瓜 15g，生姜 5g，大枣 9g，炙甘草 5g

日 1 剂，连服两周。

2007 年 11 月 25 日复诊：病情略有好转，四肢重、麻、胀痛时重时轻,食纳正常,睡眠尚可,二便正常,舌淡黯瘦,舌苔薄黄,脉沉细。前方黄芪用30g加丹参15g。日1剂,连服两周。

2008年4月14日复诊:患者近半年来间断服用上方,四肢仍有轻度麻木疼痛,在受凉或涉水时加重,已能参加田间劳动。于半月前因胆石症在某院手术治疗。现症:胃脘部胀痛,嗳气,食纳欠佳,大便溏,日两次,舌淡,苔薄黄,脉弦细。证属肝郁脾虚,肝胃不和,拟方四逆散合四君子汤加味。处方:

柴胡10g,白芍15g,枳壳9g,丹皮10g,黄柏10g,党参15g,白术10g,茯苓10g,郁金15g,金钱草15g,紫苏梗10g,木香9g,佛手10g,鸡内金10g,旋覆花15g,炙甘草5g

日1剂,连服1周。

按:四肢感觉异常麻木疼痛,属祖国医学"痹""麻木""肌肤不仁"等范畴。本患者消瘦,语音轻细,舌淡黯瘦,脉沉细,并有不适当的服药史,剖析其病因病机应为素禀气血亏虚,又受外邪侵袭,致营卫失和,经络不畅,闭塞不通,肌肤失养所致,故选用当归补血汤合桂枝汤加减,益气养血、和营通痹,加鸡血藤、丹参养血活血祛风通络,芍药甘草汤和营养血以缓急止痛,又加伸筋草、木瓜、王不留行增强舒经活络、祛风除湿以治疗重着疼痛。调整治疗近两月,诸症消失。后因胆囊术后出现肝郁脾虚、肝胃不和表现,又给予四逆散合四君子汤善其后。

痹证 着痹(膝关节骨性关节炎) 肾虚兼寒湿阻滞证

罗江枢　女　39岁　个体

初诊日期:2012年5月8日

主诉:双膝肿痛1月余

病史:患者为外出务工人员,经营建材生意,劳动强度大,于1月前无特殊诱因出现双下肢膝关节肿痛,晨起尤甚,难以抬腿,不能自己上楼,在当地诊断为膝关节骨性关节炎,服中西药疗效欠佳,乃返家乡求治。两年前曾患蛛网膜下腔出血,治愈后偶有头晕,月经期正常,经量偏少,生育史无特殊。现症:神清合作,表情痛苦,面白,双下肢膝关节疼痛,右膝尤甚,右膝局部肿胀不伴红热,不能下蹲,自觉活动时有弹响声,饮食正常,二便正常,舌边尖红,苔黄腻,脉弦滑,今日血沉16mm/h,血压正常,膝关节X线摄片有骨质疏松,无关节腔改变。

中医诊断:痹证　着痹　肾虚兼寒湿阻滞证

西医诊断:膝关节骨性关节炎

治则治法:渗湿通经活络,健脾补肾,强筋壮骨,调理气血

方　　药:四妙散加减。处方:

苍术10g,黄柏10g,薏苡仁20g,怀牛膝15g,萆薢15g,白术10g,茯苓10g,羌活10g,独活10g,桂枝10g,当归10g,白芍20g,细

辛 3g,炙甘草 5g

2012 年 5 月 29 日复诊:双膝疼痛较前减轻,右膝已无肿胀,仍不能下蹲,下蹲时右膝有弹响声,饮食正常,二便正常,舌质淡红,苔薄白腻,脉弦细。外邪较前明显减退,治宜扶正祛邪并施,方用独活寄生汤加减。

独活 10g,桑寄生 15g,防风 10g,羌活 10g,细辛 3g,当归 10g,白芍 30g,川芎 10g,生地 15g,黄芪 30g,党参 15g,桂枝 10g,怀牛膝 15g,炙甘草 5g

2012 年 7 月 27 日复诊:双膝疼痛较前减轻,无肿胀,能自行上下楼梯,下蹲仍觉困难,饮食及二便正常,能做家务劳动,舌质淡红,苔薄白腻,脉弦细。外邪继续减退,治宜扶正为主,祛邪为辅。处方:

黄芪 30g,桂枝 10g,白芍 30g,当归 10g,川芎 10g,生地 15g,独活 10g,桑寄生 15g,怀牛膝 15g,威灵仙 15g,骨碎补 15g,木瓜 15g,炙甘草 5g

按:膝关节骨性关节炎主要病变是膝关节关节软骨退行性改变和继发性骨质增生,表现为关节疼痛、畸形和功能障碍,好发于中老年。本患者为中年劳动妇女,结合症状及体征,虽 X 线摄片无骨刺形成,诊断应属本病的早、中期。本病属中医"痹证""膝痛"范畴,《张氏医通》云:"膝以筋之府……膝痛无有不因肝肾阴虚者,阴虚则风寒湿气袭之"。本患者年近 40,平素劳动强度大,两年前曾有蛛网膜下腔出血史,可见肝肾已渐虚,肝肾亏虚则不能充养筋骨,骨枯髓减而骨质疏松,正气不足则易受外来风寒湿邪侵袭,导致气血瘀滞,经络痹阻,不通而痛,筋骨失于濡养,脉络瘀阻不通,则关节强直屈伸不利。综观证属正虚邪实,治宜扶正祛邪,初诊时患者右膝肿痛重着,舌边尖红,苔黄腻,属邪实,且风寒湿邪中以湿邪为主并有化热趋势,故用四妙散加减,方中黄柏燥湿清热,直达下焦,苍术苦温燥湿,薏苡仁甘淡渗湿除痹,怀牛膝善能下行,补肝肾,强筋骨,利关节,萆薢祛风湿舒筋通络,羌活、独活祛风胜湿,桂枝、细辛通经散寒,白术、茯苓健脾除生湿之源,当归、白芍养血活血通络。随着病情好转改用独活寄生汤扶正与祛邪并施,方中桑寄生补肝肾祛风湿,黄芪、党参、四物汤调气血。后又以扶正为主,用黄芪桂枝五物汤加减,酌加威灵仙、怀牛膝、骨碎补、木瓜等以巩固疗效。

腰痛(腰椎骨质增生)
肾虚血瘀证

李某某　女　73岁　居民

2008年7月14日初诊

主诉:腰酸痛6月余

病史:腰酸痛6月余,小便常规检查偶有红细胞少许,无蛋白尿,无浮肿,曾有某医院建议做肾穿排除肾脏病变,患者因畏惧而未做,腰骶部摄片,提示腰椎骨质增生,无跌扑外伤史。现症:腰背酸胀痛,甚至举步维艰,晨起略缓,下午加剧,劳累后加剧,无尿频尿痛,无浮肿,时感神疲乏力,食欲尚可,口干不思饮,大便正常,手足温,舌淡红有裂纹,少苔,脉沉细。今日小便常规正常,无红、白细胞,无蛋白尿。

中医诊断:腰痛　肾虚血瘀证

西医诊断:腰椎骨质增生

治则治法:补肾强腰壮骨

方　　药:六味地黄丸加减。处方:

生地15g,山药15g,山茱萸15g,丹皮10g,茯苓10g,泽泻10g,女贞子15g,旱莲草15g,丹参15g,鸡血藤15g,黄芪15g,菟丝子15g,淫羊藿15g,怀牛膝10g,木瓜15g

日1剂,连服1周。

2008 年 7 月 21 日复诊:腰痛明显好转,转侧较前轻松,食欲正常,二便正常,舌脉同前。今日复查尿常规无异常发现。上方去木瓜加川续断 15g。日 1 剂,连服 2 周。

按:腰为肾之府,腰由肾精濡养。《杂病源流犀烛》指出:"腰痛,精气虚而邪客病也。……肾虚其本也,风寒湿热痰饮,气滞血瘀,闪挫其标也,或从标,或从本,贵无失其宜而已。"说明肾虚是腰痛发病的关键所在,风寒湿热瘀等外邪,常因先有肾虚而后容易入侵。本患者年届老年,已绝经多年,腰背酸痛,晨起略缓,下午加剧,伴神疲乏力,不耐劳作,属虚证;口干不思饮,舌淡红有裂纹,少苔,脉沉细,是以肾阴虚为主,兼气血亏虚,日久气血瘀滞,属肾虚血瘀证,无明显风寒湿热表现,故方用六味地黄汤加女贞子、旱莲草填补肾精,配菟丝子、淫羊藿、怀牛膝、川续断强肾壮腰,且有阳中求阴之用,又加黄芪益气,丹参、鸡血藤、木瓜养血活血,通络止痛。全方补肾活血,强腰壮骨,收到了良好的疗效。

足跟痛（足跟痛）肾虚夹瘀血证

刘某某　女　54岁

2008年6月19日初诊

主诉:右足跟疼痛3月

病史:患者于3月前出现右足跟疼痛,逐日加重,近日发展至半夜起床时,疼痛不能踩地,局部无红肿,X线摄片无跟骨刺形成,停经已3年余。现症:精神尚好,体态略胖,稍久坐即举步维艰,食纳正常,二便正常,无腰腿痛,舌淡暗有齿痕,薄白苔,脉沉。X线摄片跟骨无异常。

中医诊断:足跟痛　肾虚夹瘀血证

西医诊断:足跟痛

治则治法:补肾养血活血

方　　药:四物汤加味。处方:

当归10g,白芍24g,川芎10g,熟地15g,赤芍15g,鸡血藤15g,木瓜15g,伸筋草15g,黄芪15g,怀牛膝15g,淫羊藿15g,补骨脂15g,菟丝子15g,萆薢15g,炙甘草5g

日1剂,连服1周。

2008年6月26日复诊:右足跟痛明显减轻,走路比前轻快。原方7剂照服,嘱可将药渣煎水温浸足跟部。

2008年7月21日复诊:带其患肺癌的父亲来院就诊,自诉右足跟痛基本消失,走路轻快,偶尔将以上药方服2~3剂。

按:足跟部为肾经所主,肾藏精主骨生髓,足跟痛与肾阴阳的虚损密功相关。又因足居人体最下部,赖气血的周流不息以濡养和温煦,气血失调或风寒湿热等外邪阻滞脉络,可致"不通则痛"或"不荣则痛"。本患者女性已停经,已有肝肾不足气血亏虚之征象,久则气滞血瘀,又因其父亲患肺癌使之劳累有加而发病。方中四物汤加赤芍、鸡血藤养血活血,木瓜、伸筋草舒经活络,芍药甘草汤缓急止痛,黄芪益气,怀牛膝、淫羊藿、补骨脂、菟丝子补肾强筋骨,配萆薢加强祛湿通络止痛,从而达到较好的效果。

腰痛(腰椎间盘膨出)
肾精亏虚证

欧某某　女　农民　67 岁

2009 年 2 月 16 日初诊

主诉:反复腰腿痛 10 年,复发 3 天

病史:患者于 10 年前不明诱因出现腰腿疼痛,活动后加重,当地医院经 CT 提示:腰椎间盘膨出,椎管受压变窄,服用中西药及理疗后上述症状有所好转,但反复发作,近 3 天负重后再发。刻下症:神志清楚,精神欠佳,头眩,腰腿疼痛,尤以右下肢为甚,活动后加重,食纳尚可,口干微苦,大便干,1 次/日,小便正常,舌质红,舌苔薄黄,脉弦细。

中医诊断:腰痛　肾精亏虚证

西医诊断:腰椎间盘膨出

治则治法:填精补肾,疏经活络止痛

方　　药:六味地黄丸合二至丸加减

熟地黄 15g,山药 15g,山茱萸 15g,女贞子 15g,旱莲草 15g,淫羊藿 15g,巴戟天 15g,葛根 15g,赤芍 12g,丹参 15g,白芍 30g,木瓜 15g,桑寄生 15g,怀牛膝 15g,炙甘草 5g

7 剂。

2008 年 2 月 23 日复诊:上方进 7 剂后,腰痛明显减轻,精神好

转,仍口干微苦,二便正常。舌红,苔薄黄,脉沉细。予原方加减。处方:

熟地 15g,山药 15g,山茱萸 15g,知母 15g,黄柏 15g,丹皮 15g,女贞子 15g,旱莲草 15g,淫羊藿 15g,菟丝子 15g,赤芍 15g,丹参 15g,葛根 15g,怀牛膝 15g,木瓜 15g,炙甘草 3g

7 剂。

2008 年 3 月 13 日复诊:病情进一步好转,精神食欲佳,口干明显减轻,舌脉同前。处方:

熟地黄 15g,山药 15g,山茱萸 15g,淫羊藿 15g,巴戟天 15g,女贞子 15g,旱莲草 15g,葛根 15g,赤芍 12g,丹参 15g,白芍 15g,木瓜 15g,桑寄生 15g,怀牛膝 15g,炙甘草 3g

7 剂。

按:本病属祖国医学"腰痛"范畴,患者年老体虚,肾精亏损,无以濡养筋脉,不荣则痛;劳累后更耗伤肾精,故腰痛加重;舌淡红,苔薄黄,脉沉细均为肾精亏虚之象,尤以肾阴虚为主。故用六味地黄丸加减。以熟地黄、山萸肉、山药滋养肝、脾、肾三脏;女贞子、旱莲草滋补肾精,淫羊藿、巴戟天温壮肾阳,阴阳同补,使阴得阳助而生化无穷;又加葛根、木瓜疏通经络;赤芍、丹参活血化瘀止痛;白芍缓急止痛;桑寄生、怀牛膝补肾止痛。知母、黄柏清热燥湿,除烦热。诸药合用以达症状改善。

水肿病（原发性肾病综合证）脾虚湿阻证

陈某某　男　17岁　学生

2007年3月15日初诊

主诉:面部浮肿6月

病史:患者于2006年9月,出现面部浮肿,旋即至附医求治,小便常规检查有尿蛋白(＋＋＋)、红、白细胞少,诊断为肾病综合征,服强的松由最初60mg/d逐步减量,至半月前自行停用,因小便内仍含蛋白而要求用中药治疗。现症:一般情况尚好,面部浮肿、红润有轻度激素样副反应表现,下肢踝部浮肿,血压正常,食纳尚可,大便溏日1~2次,今日尿常规:蛋白(＋＋),红细胞15/HP,舌质淡,舌尖红,苔薄黄,脉弦。

中医诊断:水肿病　脾虚失运兼湿热余邪证

西医诊断:原发性肾病综合征

治则治法:健脾益气渗湿,兼清湿热余邪

方　　药:参苓白术散加减

太子参15g,黄芪15g,白术10g,茯苓10g,薏苡仁15g,山药15g,芡实15g,赤芍15g,丹参15g,金银花15g,连翘15g,石韦15g,僵蚕15g,甘草3g

每日1剂,7剂。

2007 年 3 月 22 日复诊:面部浮肿明显好转,踝部仍有轻度浮肿,食纳正常,二便正常,舌脉同前,今日查尿常规示:蛋白(++),红细胞 10/HP,比重 1.018,隐血(+)。原方加泽兰 15g,白茅根 15g,加强活血利水。

2007 年 4 月 12 日复诊:昨日感受风邪,出现鼻塞流涕,咽部痛,一身酸痛,无发冷发热,踝部浮肿如前,舌尖红,苔薄黄,脉弦数。因感受外邪,治以辛凉解表,银翘散加减。

处方:

金银花 15g,连翘 15g,薄荷 10g,牛蒡子 10g,黄芩 10g,栀子10g,芦根 20g,桔梗 10g,板蓝根 15g,白茅根 15g,茯苓 15g,甘草 3g

每日 1 剂,5 剂。

2007 年 4 月 19 日复诊:外感已除,浮肿消失,无明显自觉症状,今日尿常规示:蛋白(+),红细胞 0~5/HP,比重 1.015,隐血(+)。治疗仍以健脾益气渗湿,为主,用参苓白术散加减。处方:

太子参 15g,白术 10g,茯苓 10g,薏苡仁 15g,山药 15g,芡实15g,白茅根 15g,赤芍 15g,丹参 15g,川芎 10g,泽兰 15g,金银花15g,连翘 15g,僵蚕 15g,黄芪 15g,甘草 3g

1 日 1 剂,7 剂。

2007 年 6 月 7 日复诊:上方随症加减服 40 余天,患者一般情况好,无浮肿,饮食及二便正常,舌淡尖微红,脉沉,今日复查尿常规示:蛋白阴性,红细胞 0~3/HP,比重 1.015,隐血阴性,尿常规恢复正常,病情已基本控制。嘱每日服六味地黄丸和参苓白术丸持续 3 个月以巩固疗效,并注意勿受凉。

2008 年 7 月 10 日随访:患者赴外地上大学已 1 年,一般情况好,无浮肿,曾多次查尿常规正常,肾功能正常。

按:蛋白尿在中医学尚无恰当的对应命名。中医认为蛋白为人体的精微物质,由脾化生,由肾收藏,蛋白尿的形成与脾肾两脏密切相关,脾虚不能升清,谷气下流,脾失固涩,精微下注,肾虚则封藏失司,肾气不固,精微下泄而为蛋白尿;人体水液亦赖肺之通调,脾之转输,肾之气化,才能正常地升降敷布,肺脾肾三脏功能失调,则水液不循常道而外溢肌肤发为水肿;病久不解,由水郁至血瘀,即所谓水病及血;此外湿毒内蕴,郁而化热,亦可使肺脾肾失调而加重蛋白尿和水肿的产生。激素治疗效果欠佳而改用中药治疗,初诊面部及下肢踝部轻度浮肿,舌质淡,大便溏,无腰酸痛等症,病位主要在脾,证属脾失固涩,水精不能正常敷布,精微下注而成水肿及蛋白尿。舌尖红,苔薄黄,脉弦,为湿热余邪未尽。病史已半年余,久病多瘀,水病以及血,故治以健脾益气除湿,兼清湿热余邪及凉血活血,方中太子参、白术、茯苓、黄芪、薏苡仁健脾除湿,芡实、山药补肾固精,赤芍、丹参、川芎、泽兰活血化瘀,白茅根利水,金银花、连翘清热解毒,僵蚕化痰散结,获得理想效果。

水肿病（肾病综合证）
肾虚兼湿瘀内停证

姚某某　女　56 岁　个体

2011 年 9 月 21 日初诊

主诉:发现蛋白尿半年

病史:患者于 6 月前无特殊原因出现面及手足轻度浮肿,尿蛋白(＋＋＋),诊断"肾病",服强的松片每日 60mg,并按医嘱逐步减量,然减至每日 30mg 已 1 月,尿蛋白仍波动在(＋～＋＋)之间,乃要求加用中药治疗。现症:面白,神疲,下肢有轻度凹陷性浮肿,口干,足软,无腰痛,血压正常,饮食欠佳,大便正常,夜尿多,舌红微暗,薄黄苔,少津,脉沉弦细数。今日尿常规:比重 1.015,蛋白(＋＋),隐血(＋＋),红细胞 15/HP,白细胞少许。肾功能:正常。

中医诊断:水肿病　肾虚兼湿瘀内停证

西医诊断:肾病综合征

治则治法:补肾兼清热除湿化瘀

方　　药:知柏地黄汤加味。处方:

知母 10g,黄柏 10g,生地 15g,山药 15g,山茱萸 15g,丹皮 10g,茯苓 10g,泽泻 10g,黄芪 30g,丹参 15g,赤芍 15g,石韦 15g,车前子 15g

2011年10月5日复诊:仍感神疲乏力,双下肢踝关节轻度浮肿,饮食欠佳,二便正常,舌红,薄黄苔,脉弦细数。今日尿常规:比重1.016,蛋白(+),隐血(+),红细胞少许,白细胞少许,上方加白术10g芡实15g金樱子15g。

2011年10月22日复诊:病情好转,已无浮肿,饮食好转,二便正常,舌红,苔薄黄,脉弦数,今日尿常规:正常。原方加减,减强的松5mg。处方:

知母10g,黄柏10g,生地15g,山药15g,山茱萸15g,丹皮10g,茯苓10g,泽泻10g,黄芪30g,白术10g,芡实15g,丹参15g,赤芍15g,石韦15g,车前子15g,金樱子15g

2012年3月14日复诊:病情平稳,一般情况好,尿常规正常,强的松现每日服15mg。近一周以来时觉胃脘部隐痛,有烧灼感,以往无胃病史,纳食欠佳,二便正常,舌红,苔少,脉细弦数,加北沙参、麦冬、石斛益胃阴,蒲公英清胃热。处方:

生地15g,山药15g,山茱萸15g,丹皮10g,茯苓10g,黄芪30g,白术10g,北沙参15g,麦冬15g,石斛15g,芡实15g,丹参15g,赤芍15g,蒲公英15g,石韦15g,金樱子15g

2012年7月18日复诊:病情继续好转,无浮肿,手足时有发凉,饮食及二便正常,舌红,苔少,脉弦细数,今日尿常规正常,肾功能正常,治疗仍以补肾清热化瘀为主,去白术、茯苓加菟丝子、巴戟天。强的松每日服10mg已1月余,建义改为每日5mg。处方:

生地15g,山药15g,山茱萸15g,丹皮10g,黄芪30g,北沙参15g,麦冬15g,石斛15g,菟丝子15g,巴戟天15g,芡实15g,金樱子15g,丹参15g,赤芍15g,蒲公英15g,石韦15g

2012年11月15日复诊:病情稳定,一般情况好,无浮肿,饮食及二便正常,舌红,薄苔,脉弦。今日尿常规(-),肾功:尿素氮4.5mmol/L,肌酐96μmol/L,尿酸152μmol/L。已基本痊愈,服上方巩固疗效。

按: 本病以水肿和蛋白尿为主要特征,属中医水肿病范畴。水肿病常累及肺脾肾等多个脏器。肺之通调、脾之转输、肾之气化不利,则水液不循常道,泛溢肌肤而为浮肿。肺气闭郁失于治节之功,脾气虚陷失于布散之能,肾气虚弱失于封藏之职,则人体的精微物质不循常道而从尿中潜然流出,即为蛋白尿。本患者年近花甲,受多种因素影响,已有肾虚表现,证见神疲足软,夜尿多、舌红、少苔、少津等,属肾阴虚为主,肾虚气化不利封藏失固而致产生水肿及蛋白尿,水郁日久则化瘀,即所谓水病及血,血水还可化热生毒,故病机当属肾虚兼湿瘀内停精微外泄。治宜补肾兼清热化瘀利水,方用知柏地黄汤加减,方中六味地黄汤滋阴补肾,知母、黄柏滋阴清热,黄芪益气,丹参、赤芍活血化瘀,蒲公英清热解毒,石苇、车前子清热利水,北沙参、麦冬、石斛养阴益胃,芡实、金樱子固肾涩精,菟丝子、巴戟天温肾阳,使阴得阳助而生化无穷,诸药合理配伍治疗一年余获得满意疗效。

消渴(2型糖尿病　糖尿病眼病糖尿病周围神经病变)肝肾阴虚证

刘某某　男　57岁　退休工人

2008年11月24日初诊

主诉:发现糖尿病两年,手足麻木、视物模糊3月

病史:患者于就诊前两年体检时发现糖尿病(具体值不详),一直口服二甲双胍,格列美脲,皮下注射诺和灵等降糖治疗,平时半月一次测空腹血糖约10mmol/L,未引起重视,未进行药物调整。3月前开始出现手足麻木、视物模糊,无视物成双、恶心呕吐等症,体重下降约5kg,未治疗,近日症状加重,遂于今日来我处就诊。刻下症:患者精神差,表情忧虑,慢性病容,面色少华,语音低微,食纳可,口干欲饮水,眠可,手足麻木、视物模糊,大便正常,小便量多,舌质红,舌苔少,脉弦细。今日空腹血糖9.2mmol/L。

中医诊断:消渴　肝肾阴虚证

西医诊断:2型糖尿病　糖尿病眼病　糖尿病周围神经病变

治则治法:滋肾养肝

方　　药:杞菊地黄丸加减

枸杞子15g,菊花15g,生地15g,山药15g,山茱萸15g,丹皮10g,茯苓10g,决明子15g,赤芍15g,丹参15g,当归10g,白芍15g,菟丝子15g,木瓜15g,伸筋草15g,葛根15g

1日1剂,7剂。

2008年12月15日复诊:精神欠佳,表情忧虑,麻木减轻,仍有视物模糊,多食后大便稀溏,1~2次/日,食纳可,小便频,舌质红,舌苔薄白,脉弦细。本证仍以滋肾养肝明目为主,大便溏属脾气亏虚,故去当归、白芍,加黄芪、太子参健脾益气。处方:

枸杞子15g,菊花15g,生地15g,山药15g,山茱萸15g,丹皮10g,茯苓10g,决明子15g,赤芍15g,丹参15g,黄芪15g,太子参15g,菟丝子15g,木瓜15g,伸筋草15g,葛根15g

1日1剂,7剂。

2009年1月5日复诊:手足麻木明显缓减,仍视物模糊,口干,同时出现干咳,无发热、咳痰等症,食纳可,二便自调,舌质红,舌苔薄白,脉弦细。经上方治疗,肝血肾精得养,脾虚得健,诸症减轻。然消渴的病机以阴虚为本,燥热为标,现出现燥热犯肺,灼伤肺津的症状,故干咳,辨证为肺肝肾阴虚,治以麦味地黄丸加减滋补肺肝肾,方中瓜蒌壳开宣肺气,杏仁降气止咳,北沙参养阴生津,蝉蜕祛风明目,决明子清肝明目,葛根生津止咳。处方:

麦冬15g,五味子10g,生地15g,山药15g,山茱萸15g,枸杞子15g,菊花15g,丹皮10g,丹参15g,瓜蒌壳15g,杏仁10g,黄芪15g,北沙参15g,蝉蜕15g,决明子15g,葛根15g

1日1剂,7剂。

2009年1月19日复诊:手足麻木已消失,干咳嗽已缓解,仍视物模糊,口微干,精神尚可,舌质红,舌苔薄白,脉弦细,今日空腹血糖5.7mmol/L,治疗仍以滋补肺肾,养肝明目为主,方中北沙参、麦冬、百合、知母养阴润肺,瓜蒌壳清热化痰,理气宽胸;菊花、桑叶、蝉蜕、决明子、菟丝子、车前子清肝、养肝、明目;赤芍、丹参、泽兰活血;党参益气;黄精滋肾润肺益气。处方:

黄芪15g,北沙参15g,麦冬15g,百合15g,知母10g,瓜蒌壳

15g,菊花 15g,桑叶 15g,党参 15g,蝉蜕 15g,决明子 15g,赤芍 15g,丹参 15g,泽兰 15g,黄精 15g,菟丝子 15g,车前子 15g

1 日 1 剂,7 剂。

2009 年 2 月 19 日复诊:精神佳,视物模糊明显缓解,现口干欲饮为主,但较前减轻,舌质红,舌苔白,脉弦数。今日空腹血糖 6.3mmol/L。治宜滋养肝肾肺胃,生津润燥。方用沙参麦冬汤加减。处方:

北沙参 15g,麦冬 15g,桑叶 15g,玉竹 15g,百合 15g,知母 10g,五味子 15g,枸杞子 15g,菊花 15g,决明子 15g,菟丝子 15g,车前子 15g,赤芍 15g,红花 15g,丹参 15g,佛手 10g

1 日 1 剂,7 剂。

按:本案属祖国医学"消渴"范畴,已有视物模糊及肢体麻木等并发症。其主要病机为阴津亏损,燥热偏胜,而以阴虚为本,燥热为标。病变的腑脏主要在肺、胃、肝、肾,尤以肝、肾为关键,并兼脾胃气虚的表现。其并发雀盲症及手足痹为肝肾精血不足,血脉涩滞,瘀血痹阻,不能濡养目精及手足所致,咳嗽为燥邪伤及肺胃所致,故治疗中滋肾养肝,活血化瘀贯穿始终,多脏之间,相互影响,每诊中各有偏重,随症加减至关重要。治用杞菊地黄丸、麦味地黄丸去泽泻养肝肾,沙参麦冬汤滋养肺胃,生津润燥。加决明子清肝明目,菟丝子、五味子养肝肾明目,木瓜、伸筋草、葛根舒筋活络,赤芍、丹参、红花、当归、白芍养血和血,黄芪、黄精益气养阴。诸方药共用,各有重点,较好地控制住糖尿病及其并发症的发展。

乳癖（乳腺增生症）肝郁脾虚证

李某某　女　46岁　居民

2010年18月8日初诊

主诉:双侧乳房反复胀痛4年,加重10天

病史:患者双侧乳房胀痛反复发作已4年,此次于10天前由于亲人离世,心情极度悲伤,又出现双侧乳房胀痛,不能自行缓解,要求中医药治疗。刻下症:精神较差,双侧乳房均可扪及鸽蛋大肿块,质韧,有压痛,伴胃脘部胀闷、纳差、嗳气,睡眠欠佳,大小便调,月经周期正常,经量少,彩超提示双侧乳腺增生,血流信号不丰富。舌质淡红,苔稍厚,脉弦细。

中医诊断:乳癖 肝郁脾虚证

西医诊断:乳腺增生症

治则治法:疏肝健脾,祛痰活血散结

方　　药:逍遥散加减。处方:

柴胡10g,当归10g,白芍15g,白术10g,茯苓10g,青皮10g,橘核10g,王不留行15g,郁金15g,丹参15g,佛手10g,香附10g,穿山甲6g,瓜蒌壳15g,炙甘草3g

2010年10月19日复诊:服药后自觉胃脘部胀满、乳房胀痛均减轻,饮食增加,偶有嗳气,睡眠仍差,二便正常,舌质淡红,苔薄白,脉弦细。处方:

柴胡10g,当归10g,白芍20g,太子参15g,茯苓10g,白术10g,

青皮 10g，王不留行 15g，郁金 15g，橘核 10g，佛手 10g，香附 10g，夏枯草 15g，生牡蛎 15g，炙甘草 3g

2010 年 10 月 29 日复诊：服药后上腹胀、嗳气消失，清神好转，纳食增加，乳房胀痛明显改善，包块较前缩小，睡眠、二便正常。舌质淡红，苔薄白，脉弦细。治则同前，逍遥散加减，加女贞子、旱莲草、菟丝子。处方：

柴胡 10g，当归 10g，白芍 20g，太子参 15g，白术 10g，茯苓 10g，浙贝母 15g，王不留行 15g，瓜蒌壳 15g，女贞子 15g，旱莲草 15g，菟丝子 15g，郁金 15g，丹参 15g，香附 10g，炙甘草 3g

2010 年 11 月 30 日复诊：病情进一步好转，乳房胀痛明显减轻，包块缩小约一半，睡眠、二便正常。舌质淡红，苔薄白。脉弦细。上方去王不留行继进以巩固疗效。

按：肝为刚脏，性喜条达而恶抑郁。若情志不舒，忧思恼怒，日久则影响肝的疏泄功能，以致气机失调，气为血帅，气滞则血瘀，气滞则痰凝，痰瘀结聚乳络而终成有形之块。故应疏肝解郁与活血化瘀祛痰并用治疗乳腺增生症。本案肝郁、脾虚症候兼见，逍遥散功能疏肝健脾，故选方逍遥散加味。方中柴胡、青皮、佛手、香附疏肝理气解郁；当归、白芍药养血柔肝止痛；太子参、白术、茯苓健脾益气，加穿山甲、郁金、丹参、王不留行活血化瘀通络；青皮、橘核、佛手、香附行气解郁，浙贝母、生牡蛎、瓜蒌皮、夏枯草化痰软坚散结。由于妇人以冲任为本，冲任失调是产生乳房疾病的主要原因，故在三诊后加用菟丝子、女贞子、旱莲草补肾调和冲任固本。

虚劳（霍奇金淋巴瘤放化疗后）气阴两虚，肺胃阴虚证

冯某某　女　25岁　地质队仓库保管员

初诊日期：2007年1月15日

主诉：头晕、乏力、胸闷、纳差、颈部包块7月余

病史：患者于7月前扪及颈部淋巴结肿大，伴有头晕乏力，胸闷咳嗽，吐少量白痰，偶有低热，在泸医附院确诊为霍奇金淋巴瘤，病变涉及颈、腋、纵隔、腹膜后，每处均有多个肿大淋巴结，先后做化疗6次，胸部局部放疗20次，末次放疗结束于4天前。现症：形体羸瘦，精神尚可，纳差，时有恶心欲吐，口苦咽干，胸闷，咳嗽，吐黏痰少许，月经期正常，经血量少，大便2日未解，小便黄，颈、腋部末扪及包块，舌红，苔薄白，脉细数。

中医诊断：虚劳（痰核放化疗后）气阴两虚，肺胃阴虚证。

西医诊断：霍杰金淋巴瘤放化疗后。

治则治法：益气养阴，润肺益胃。

方　　药：沙参麦冬饮加减。

北沙参30g，麦冬15g，白扁豆15g，桑叶15g，玉竹15g，石斛15g，竹茹15g，旋覆花15g，芦根20g，瓜蒌壳15g，炒麦芽15g，黄芪30g，佛手10g，生甘草5g

7剂。

2007年1月22日复诊:服药后病情好转,能进稀粥,无恶心呕吐,仍胸闷咳嗽,吐少量白痰,大便已解。舌脉同前,上方加黄芩10g,7剂。

2007年2月12日复诊:病情明显好转,食欲基本恢复,胸闷咳嗽消失,除有口干微苦外无自觉症状,二便正常,舌红,苔薄白,脉弦细。放化疗药毒已消除,患者原有痰核,为消除隐患,预防复发,辨证与辨病相结合,治宜益气养阴,清热化痰,软坚散积,方用消瘰丸(《医学心悟》)加减:

玄参15g,浙贝母15g,生牡蛎30g,瓜蒌壳15g,夏枯草15g,黄芪30g,太子参15g,赤芍15g,丹参15g,山慈姑10g,胆南星9g,白花蛇舌草20g,炙甘草5g

7剂。

2007年4月10日复诊:3天前CT复查无复发,纳食正常,二便调,时有头晕、乏力、口干,舌红,少苔,脉细。治宜补益肝肾,清热化痰,软坚散积,处方:消瘰丸合二至丸加减。

玄参15g,浙贝母15g,生牡蛎30g,瓜蒌壳15g,黄芪30g,赤芍15g,丹参15g,生地15g,山药15g,山茱萸15g,女贞子15g,旱莲草15g,山慈姑10g,胆南星9g,白花蛇舌草20g

7剂。

2007年6月23日复诊:病情稳定,上方随症加减。

2008年初恢复工作。2007至今(2012年3月)多次复查CT正常,间断服中药每周3～5剂至今,均以消瘰丸合二至丸加减为主方,并随证加减。

按:本病中医病名难以确定,从颈部淋巴结肿大,应诊断为瘰疬或痰核,从脏腑功能衰退,应诊断为虚劳。病起于颈部出现痰核,古人云:"无痰不成核",痰核的成因可由于情志不舒,肝郁脾损,气滞血瘀,酿湿生痰;或湿热疫毒内侵蕴结于皮下;或由于精血亏虚,水不涵木,虚火内动灼津为痰,痰火结聚而引起;本患者的病机可能与多种因素有关,既有肺肾阴虚虚火内动,又有毒邪内蕴。治疗应养阴清热,化痰解毒,软坚散结,初诊肺胃阴伤较甚,纳差呕恶,口燥咽干,用沙参麦冬饮为基础方,病情好转后则以滋补肝肾阴液的二至丸等为主,全程均用消瘰丸,山慈菇、胆南星清热解毒散结,赤芍、丹参凉血活血,攻补兼施而以补虚为主。

文献记载本病早期通过放化疗的合理应用,可以获得无病存活,但本患者发现时已是中晚期,已有全身广泛淋巴结受损,通过放化疗配合中药治疗而获得长期无病存活,可以说明中药是很有疗效的。运用辨证与辨病结合,在扶正的基础上祛邪,可以改善患者机体内环境,阻止病情复发,这是中医药的优势所在。

耳鸣（神经性耳鸣）
肝肾阴虚兼肝气郁结证

曹某某　女　49岁　干部

2012年5月10日初诊

主诉:右耳鸣3年,腰痛1年

病史:患者于3年前出现右耳鸣,夜重昼轻,在某医院检查诊断为神经性耳鸣,一年前又出现腰痛,倦怠乏力,曾服中西药治疗,效果欠佳。停经已3年。现症:右耳鸣,有时似蝉鸣,有时为轰隆声,夜重昼轻,腰骶隐痛,劳累后加重,咽部有物阻塞感,饭后尤盛,打呃,不冒酸,胸胁时有隐痛,食纳欠佳,手足心热,出汗多,口干,入睡困难,心烦失眠,小便黄,大便正常,舌质红,苔薄白,脉弦细。

中医诊断:耳鸣　肝肾阴虚兼肝气郁结证

西医诊断:神经性耳鸣

治则治法:滋养肝肾,疏肝和胃。先以疏肝和胃为主

方　　药:逍遥散加减。处方:

柴胡10g,当归10g,白芍20g,白术10g,茯苓10g,佛手10g,紫苏梗10g,女贞子15g,墨旱莲15g,菟丝子15g,合欢皮15g,首乌藤15g,生牡蛎30g,炙甘草5g

2012年5月24日复诊:服药后胸胁隐痛减轻,打呃减少,咽部阻塞感减轻,睡眠略有好转,仍耳鸣,手足心热,出汗多,口干,心

烦,眼干涩有灼热感,食纳正常,小便黄,大便干日一次,舌质红,苔薄白,脉弦细。治宜滋养肝肾,方用知柏地黄汤加减。处方:

知母 10g,黄柏 10g,生地 15g,山药 15g,山茱萸 15g,丹皮 10g,茯苓 10g,泽泻 10g,郁金 15g,当归 10g,丹参 15g,女贞子 15g,墨旱莲 15g,佛手 10g,炒麦芽 15g,生牡蛎 30g

2012 年 6 月 25 日复诊:耳鸣、失眠均有好转,手足心热减轻,纳食欠佳,打呃,脘闷,舌淡红,苔薄白,脉弦细。治宜滋养肝肾兼疏肝和胃,用上方加减。处方:

知母 10g,黄柏 10g,生地 15g,山药 15g,山茱萸 15g,女贞子 15g,墨旱莲 15g,郁金 15g,当归 10g,丹参 15g,赤芍 15g,香附 10g,佛手 10g,炒麦芽 15g,瓜蒌壳 15g,生牡蛎 30g

2012 年 8 月 12 日复诊:耳鸣、失眠均好转,手足心热减轻,纳食增加,偶有脘闷打呃,二便正常,舌淡红,苔薄白,脉沉细。治宜滋肾疏肝。处方:

生地 15g,山药 15g,山茱萸 15g,女贞子 15g,墨旱莲 15g,郁金 15g,菟丝子 15g,怀牛膝 15g,当归 10g,丹参 15g,赤芍 15g,香附 10g,佛手 10g,炒麦芽 15g,瓜蒌壳 15g,生牡蛎 30g

按:本患者年逾七七,天癸已竭 3 年,阴气自半,肾精不足,髓海空虚,耳窍失养而致耳鸣;腰为肾府,肾虚则腰痛;且因肝肾阴亏于下,不能恋阳,虚阳浮越上扰清窍,而致手足心热,出汗多,口干,心烦失眠等。肝肾同源,肝阴血不足则肝疏泄功能失常,而有咽部阻塞感、打呃、胸胁隐痛等肝胃不和之症,然总以肝肾阴虚为本,肝气不疏,肝胃不和为标。初诊因咽有阻塞感,打呃,胸胁时有隐痛,食纳欠佳,用逍遥散加减疏肝和胃治标为主,兼加补肾药,随着病情好转,改用知柏地黄汤滋阴补肾、清虚火、引火归元以治本,加女贞子、墨旱莲增强补肾精之力,菟丝子、怀牛膝补肾强腰治腰痛,又因窍道虚闭日久必继发瘀阻,故又加郁金、当归、丹参养血活血化瘀,加佛手、香附、炒麦芽疏肝和胃,生牡蛎重镇熄风,止耳鸣且治失眠。全方组合周密,调整治疗 3 月余,达到较好的聪耳通窍之效。耳鸣系难治疾病,然而实践证明中医辨证治疗调补阴阳常可收到较好疗效。

口糜（口腔溃疡）阳明热毒，肾阴不足，阴虚火旺证

万某某　男　55岁　工人

初诊日期：2012年2月15日

主诉：口腔多发性溃疡，疼痛难忍，1周

现病史：患者于1月前因右侧输尿管结石在某诊所行手术取石治疗，未成功，3周前转入我院做第二次手术，术后曾出现血尿，近1周血尿停止，但出现口腔多处溃疡，疼痛难忍，流涎多，不能进食，乃来求治。发病后用药情况不详，既往无复发性口腔溃疡史。

现症：患者神情倦怠，表情痛苦，由二人扶持行走，张口，涎流不绝，自觉口中热，舌边及齿龈有多个溃疡，疮面附有黄色分泌物，体温不发热，大便3日未解，无腹痛腹胀，尿黄，舌红绛，苔薄黄，脉弦细数。

中医诊断：口糜　阳明热毒，肾阴不足，阴虚火旺证

西医诊断：口腔溃疡

治则治法：清胃热滋肾阴，清热解毒止痛

方　　药：玉女煎合四妙勇安汤加减。处方：

生地15g，石膏30g，知母10g，怀牛膝15g，当归12g，玄参15g，金银花20g，连翘15g，赤芍15g，丹参15g，蒲公英20g，生甘草5g

1日1剂，7剂。

2012 年 2 月 22 日复诊:服上药 2 剂后病情即明显好转,疼痛减轻,能进食,流涎减少,自述病已除 4/5,查舌红微绛,舌边仍有溃疡数个,疮面暗红,脉弦细略数。病情虽好转但仍有余邪未尽。方药更改如下:

生地 15g,石膏 20g,知母 10g,怀牛膝 15g,当归 12g,玄参 15g,金银花 20g,赤芍 15g,丹参 15g,麦冬 15g,五味子 10g,北沙参 15g,生甘草 5g

1 日 1 剂,7 剂 。

按:本病《内经》称为"口糜""口疮"或"口疡",后世多将病情较重者称为口糜。治疗需分寒热虚实,常见有脾胃湿热、阴虚火旺、中气不足等证候。

本患者以往无此种病史,此次发生于两次输尿管手术及血尿后,多因机体内虚,外邪入侵而发病,发病急骤,溃疡多发,附有多量分泌物,舌红绛,脉数,口热,属热毒炽甚,苔薄黄,脉细,为阴液已亏,阳热为主,阴虚为辅,故用玉女煎清胃热滋肾阴,四妙勇安汤清热解毒活血止痛,加连翘、蒲公英清热解毒,赤芍、丹参凉血活血,麦冬、五味子滋肾阴。治疗效果显著,足见中医药确可立竿见影,获得家属及病人的满意。

面尘 乳癖（面部黄褐斑，乳腺增生症）肝郁脾虚，气滞血瘀证

邱某 女 34岁 教师

2009年2月19日初诊

主诉:反复乳房胀痛两年,伴颜面色素沉着6月余

病史:患者于两年前出现乳房胀痛,月经前尤甚,可扪及乳房包块,诊断为"乳腺增生症"。曾服中西药治疗,效果不稳定。6月前出现颜面色素沉着,进食辛辣后加重,尤以月经前后明显,平素性格内向。刻下症:精神欠佳,额头及两颊散在较多色素沉着,呈黯红色,不伴瘙痒、疼痛、鳞屑,两侧乳房胀痛,两乳均可扪及鸽蛋大肿块,质软,纳寐尚可,二便正常,月经量少,色偏淡,夹血块,经期不规则。舌尖红,苔薄白,脉沉细。

中医诊断:面尘 乳癖 肝郁脾虚,气滞血瘀证

西医诊断:面部黄褐斑,乳腺增生症

治则治法:疏肝解郁,养血健脾,活血化瘀

方　药:逍遥散合桃红四物汤加减。处方:

柴胡10g,白术10g,茯苓10g,白芍15g,桃仁15g,红花15g,当归10g,赤芍15g,丹参15g,菟丝子15g,女贞子15g,白芷10g,炙甘草3g

嘱调情志,注意休息,忌日晒,忌辛辣、刺激食物。

2009年2月26日复诊:精神转佳,颜面部色素减少。乳房胀痛减轻,近两日感腹痛,大便后痛减。舌质红,苔薄黄,脉沉细。逍遥散加味,加疏肝行气药。处方:

柴胡10g,当归10g,白芍15g,白术10g,茯苓10g,薏苡仁15g,赤芍15g,丹参15g,佛手10g,香附10g,青皮10g,菟丝子15g,白芷10g,炙甘草3g

2009年3月5日复诊:精神好,颜面部色素明显消退。乳房胀痛明显改善,腹痛消失,舌质红,苔白,脉沉细。今加桃仁、红花活血化瘀,女贞子、旱莲草补益肝肾。

柴胡10g,当归10g,白芍15g,郁金15g,桃仁10g,红花10g,赤芍15g,丹参15g,菟丝子15g,女贞子15g,旱莲草15g,青皮10g,白芷10g,佛手10g,白术10g,茯苓10g,炙甘草3g

2009年3月19日复诊:颜面部色素基本消失,乳房痛明显减轻,纳寐正常,二便自调。舌质红,苔薄白,脉沉。原方加减继进,以巩固疗效。处方:

柴胡10g,当归10g,白芍15g,白术10g,茯苓10g,佛手10g,红花15g,桃仁10g,菟丝子15g,旱莲草15g,女贞子15g,青皮10g,炙甘草3g

按:本病主要表现为颜面有黄褐斑,伴乳房包块、胀痛,与月经周期有关,属于中医"面尘"和"乳癖"范畴,本病发生与肝、脾、肾三脏功能失调有关。多由于情志不遂,致肝气郁结,气机阻滞,气滞血瘀,或思虑伤脾,脾失健运,气血生化失权,或肝肾虚亏,冲任失调,虚热上炎等所致。气血不能上荣润泽颜面则为面尘,气血瘀滞阻于乳络则为乳癖。本案患者除面部色素和乳房胀痛外,有情志抑郁,月经不定期,经量少,色偏淡,夹血块,舌尖红,苔白,脉沉细等,证属肝郁脾虚,气滞血瘀,肝肾亏虚,为虚实夹杂之证。治疗攻补兼施。用逍遥散疏肝和脾,以复肝脾和畅之气,桃红四物汤养血活血,加菟丝子、女贞子、旱莲草顾护肾气,香附、佛手、青皮行气止痛,白芷和利血脉,祛风通络,芳香上达,作为面部引经药。治疗切中病机,补中寓伐,攻补兼施,使肝气得疏,脾气得运,肾气得充,气血得和,经络得通,故获良效。

粉刺(痤疮 脂溢性皮炎)相火过亢,热毒结聚证

代某某　男　24 岁　学生

2012 年 6 月 18 日初诊

主诉:面部皮疹反复发作 1 年半,脱发 1 年

病史:患者于 1 年半以来面部反复出现皮疹,尤以两侧鼻翼部为多,曾诊断为"痤疮",服中西药治疗,效果欠佳,近年又出现脱发,头皮发痒多油,平素学习紧张,喜食油腻,偶饮酒。现症:体质壮实,稍胖,神清合作,剃发,头发稀疏,头皮内散在少许粟粒样皮疹,微痒,面部额及鼻旁散在大小不等豆状丘疹样皮疹,色红,无分泌物,微痒,饮食正常,口干,大便正常,舌淡红,苔薄白,脉弦。

中医诊断:粉刺　相火过亢,热毒结聚证

西医诊断:痤疮　脂溢性皮炎

治则治法:平抑相火,清热解毒,凉血活血

方　　药:知柏地黄汤加减。处方:

知母 10g,黄柏 10g,生地 15g,山药 15g,山茱萸 15g,丹皮 10g,茯苓 10g,泽泻 15g,当归 10g,赤芍 15g,蒲公英 15g,紫花地丁 15g,金银花 15g,连翘 15g,生侧柏叶 30g,甘草 5g

2012 年 7 月 19 日复诊:服药后头皮部皮疹明显减少,面部丘疹仍多,局部有少许白色分泌物,口微干,饮食及二便正常,舌脉同

前。上方去丹皮、茯苓加荷叶 15g,生山楂 15g。

2012 年 9 月 10 日复诊:头皮发痒多油及皮疹均明显好转,头顶可见少许黑色新发生长,面部额及颊皮疹减少,鼻部仍有较多丘疹,面部油腻减少,口干,舌淡,苔薄白,脉弦滑。治则同前,上方去紫花地丁加丹参。处方:

知母 10g,黄柏 10g,生地 15g,山药 15g,山茱萸 15g,泽泻 15g,荷叶 15g,生山楂 15g,当归 10g,赤芍 15g,丹参 15g,蒲公英 15g,金银花 15g,连翘 15g,生侧柏叶 30g,甘草 5g

2012 年 11 月 1 日复诊:病情继续好转,头皮油腻消失,无皮疹,头顶有较多黑色新发生长,面部油腻减少,额部丘疹消失,鼻旁及鼻尖散在红疹少许,饮食及二便正常,舌脉同前,上方去泽泻、荷叶加二至丸巩固疗效。处方:

知母 10g,黄柏 10g,生地 15g,山药 15g,山茱萸 15g,女贞子 15g,墨旱莲 15g,生山楂 15g,当归 10g,赤芍 15g,丹参 15g,蒲公英 15g,金银花 15g,连翘 15g,生侧柏叶 30g,甘草 5g

按:中医学认为:肾藏精其华在发,肝藏血发为血之余,发的荣枯与肝肾密切相关,肝肾内寄相火,《素问·天元纪大论》云:"君火以明,相火以位",相火寄藏于下焦肝肾,有温养脏腑,与君火相配,共同维持机体的正常生理活动,亢则有害,本病患者系青年男性,形体壮实,头面部皮肤油润,面部有较多皮疹,舌淡红,脉弦滑,属热毒炽盛的实证。病史已 1 年余,头部毛发稀少秃而不能生,舌质偏淡又属虚证表现。故本案为内有肝肾阴血不足,不能制约相火,相火上亢,外有热毒蕴结,内外相因而致发病的虚实夹杂证,治宜平抑相火、清热解毒、养血凉血活血。方用知柏地黄汤滋肝肾平相火,加蒲公英、金银花、连翘、紫花地丁清热解毒,当归、赤芍、丹参、丹皮凉血活血养血,生侧柏叶入血分清血热治脱发,《备急千金要方·卷十三头面风第八》就有用侧柏叶治脱发的记载,又加荷叶、泽泻、生山楂芳香祛湿降脂,女贞子、墨旱莲为二至丸增强补益肝肾作用,调治 5 月获得显著疗效。

瘾疹（慢性荨麻疹）
阴虚血热血瘀证

张某　女　45岁　财政局职工

初诊日期:2010年3月22日

主诉:全身出现大小不等风团块,反复发作两年余

病史:全身瘙痒,抓后出现大小不等风团块,反复发作两年余,服中西药治疗效果欠佳,现每日均需服抗组胺药"氯马斯汀"1～2片。现症:情绪躁动,痛苦表情,一般情况尚好,手足皮肤均有抓痕。发作时团块色红,大小不等,有时融合成片,胸腹及四肢均有,瘙痒难忍,影响睡眠,食欲正常,已年余未进辛辣海鲜食品,口干微苦,月经期正常,经量多,有血块,二便正常,舌红黯,苔薄黄,脉弦细。

中医诊断:瘾疹 阴虚血热血瘀证

西医诊断:慢性荨麻疹

治则治法:养血祛风,清热,祛瘀

方　　药:荆防四物汤加减,处方:

荆芥10g,防风10g,当归10g,赤芍15g,川芎10g,生地20g,丹皮10g,地肤子15g,苦参15g,白鲜皮15g,僵蚕15g,蝉蜕15g,五味子10g,乌梅15g,炙甘草5g

7剂。

2010年3月29日复诊:发作减轻,仍每日服抗组胺药1片,纳食正常,二便调,舌脉同前。原方继进10剂。

2010年4月12日复诊:发作明显减轻,白天基本不发,夜间多发,遇热尤甚,影响睡眠,食欲正常,口干不思饮,二便正常,舌红少苔,脉弦细。处方:

荆芥10g,防风10g,当归10g,赤芍15g,川芎10g,生地20g,丹皮10g,地肤子15g,女贞子15g,旱莲草15g,僵蚕15g,蝉蜕15g,五味子10g,乌梅15g,炙甘草5g

10剂。

2010年5月10日复诊:病情继续好转,瘙痒明显减轻,抗组胺药改为每日半片,口干,睡眠及纳食正常,二便调,舌脉同前。原方继进10剂。

2010年6月14日复诊:病情继续好转,瘙痒明显减轻,已停服抗组胺药氯马斯汀片,口干好转,睡眠及纳食正常,二便调,舌淡红,白苔,脉细。处方:

黄芪20g,白术10g,防风10g,当归10g,白芍15g,川芎10g,生地20g,丹皮10g,女贞子15g,旱莲草15g,僵蚕15g,蝉蜕15g,五味子10g,乌梅15g,炙甘草5g

10剂。

2011年4月20日复诊:病情基本痊愈,偶有皮肤瘙痒,无风团块,已停服抗组胺药氯马斯汀片,睡眠及纳食正常,二便调,舌淡红,白苔,脉细。原方继进,10剂。

按:本病病机主要与风(内风、外风)密切相关,外风多由感受风寒或风热蕴积肌肤,致使营卫不和而起,或因肠胃湿热复感风邪,风不得疏泄,不得透达于外,郁于皮毛腠理之间而发;内风多由平素体弱,气血不足,血虚生风,气虚卫外不固,风邪乘虚侵袭所致,或肝肾不足肌肤失养,生风生燥,阻于肌肤而成。本患者为中年女性,发病已两年余,口干,舌红少苔,脉弦细,辨证应属肝肾不足阴血亏虚,血虚生风所致,故初诊以荆防四物汤为主方论治,发作时团块痒甚,高出皮肤,加地肤子、苦参、白鲜皮清热祛风燥湿,僵蚕、蝉蜕熄风散结。随着病情好转,减苦参等防其苦燥,加女贞子、旱莲草滋养肝肾以治本。后期加黄芪、白术,气血同调以巩固疗效。方中用五味子、乌梅合甘草,一则酸甘化阴,二则为"过敏煎"中主要成分,有脱敏作用,过敏煎来源于祝湛予老前辈,由防风、五味子、乌梅、银柴胡、甘草组成,辨证用于多种过敏性疾病确有一定疗效。

肝风（小儿多动症）肝肾亏虚，肝魂不安证

付某某　女　8岁　学生

2008年10月3日初诊

主诉:多动3年余

病史:患者自幼任性、易冲动、急躁、爱哭。3年前做小动作多,或挤眉眨眼,或频繁玩弄物品。两年前上小学,注意力不集中,学习成绩中平,曾至某医院治疗,诊断为小儿多动症,服中西药疗效欠佳,现要求服中药治疗。既往无特殊病史,足月顺产。现症:发育正常,营养中等,多动,坐立不安,言语多,无秽语,易出汗,口不干,睡眠尚可,饮食正常,小便黄,大便1～2日一次,偏干,舌边尖红,苔薄黄,脉弦细数。

中医诊断:肝风　肝肾亏虚,肝魂不安证

西医诊断:小儿多动症

治则治法:滋养肝肾,镇肝息风

方　　药:六味地黄汤合二至丸加减。处方:

生地15g,山药15g,山茱萸15g,丹皮10g,女贞子15g,墨旱莲15g,枸杞子15g,当归10g,白芍20g,生牡蛎15g,生龙骨15g,龟甲10g,炒麦芽15g,炙甘草3g

嘱家长配合治疗,加强心理教育,纠正和鼓励患儿建立良好的

生活习惯。

2008 年 10 月 24 日复诊:病情好转,上课较前安稳,能集中听讲,挤眉等小动作较前减少,语言减少,不出汗,睡眠好,饮食正常,二便正常,舌脉同前。上方去龙骨继进。

2008 年 11 月 21 日复诊:病情继续好转,除有时挤眉、弄笔等小动作及任性外,无其他异常表现,饮食较前略减少,偶有胃脘不适,二便正常,舌质正常,苔薄白,脉弦细。治宜滋养肝肾兼调理脾胃,处方:

生地 15g,山药 15g,山茱萸 15g,丹皮 10g,茯苓 10g,泽泻 10g,党参 15g,白术 10g,女贞子 15g,墨旱莲 15g,枸杞子 15g,当归 10g,白芍 15g,炒麦芽 15g,佛手 10g,炙甘草 3g

2012 年 12 月 31 日患者因月经来潮,经期不规则,或数月 1 次,或一月 2 次而来求治,其母诉多动症已愈两年余。

按:小儿多动症又称脑功能轻微失调综合征,其病因至今尚不十分清楚,可能与小儿先天不足,或产伤、婴儿期高热等因素有关。中医学无确切的相应病名。根据小儿脏腑娇嫩,形气未充,为"纯阳之体"的特点,以及本患者多动的临床表现,病位在肝肾,肝为风木之藏,主动,肝肾同源,滋水可以涵木,病机应属肝肾亏虚,阴虚阳亢,肝风内动。治疗用六味地黄汤"壮水之主以制阳光",合二至丸加枸杞子滋养肝肾,当归、白芍养血祛风,以上共为治本;加生牡蛎、生龙骨、龟甲镇肝息风,炙甘草配白芍为芍药甘草汤柔肝缓急,炒麦芽消食护胃以防滋腻,共为治标。随着病情好转,减镇肝息风药,并因儿童"脾常不足",患儿出现纳食稍减,食后脘胀,而加党参、白术、佛手以健脾运脾。

头痛（血管性头痛）气滞血瘀，脾气亏虚证

况某某　女　63 岁

2008 年 4 月 14 日初诊

主诉:反复头痛两年,复发两周

病史:患者反复头痛已两年,曾做脑部 CT 未发现器质性病变,颈椎 X 摄片正常。患者于两周前因劳累过度又出现头痛。现症:两侧颞部针刺样头痛,固定不移,阵发性加剧,无恶心呕吐,无发热,睡眠欠佳,食纳尚可,二便正常,舌淡有瘀斑,脉沉弦细。脑血流图提示颈内动脉痉挛,两侧波幅不对称。

中医诊断:头痛 气滞血瘀,脾气亏虚证

西医诊断:血管性头痛

治则治法:祛风活络,化瘀止痛,补益气血

方　　药:桃红四物汤加味。处方:

菊花 15g,蔓荆子 10g,白芷 10g,白蒺藜 15g,当归 10g,白芍 20g,川芎 10g,生地 15g,桃仁 10g,红花 10g,柴胡 10g,枳壳 9g,炙甘草 3g

1 日 1 剂,连服 5 天。

2008 年 4 月 21 日复诊:头痛明显好转,现为两侧颞部及头顶部隐痛,睡眠欠佳,乏力,食纳尚可,二便正常,舌淡有瘀斑,脉沉细。拟方桃红四物汤合四君子汤加味。处方:

菊花 15g,蔓荆子 10g,白芷 10g,白蒺藜 15g,当归 10g,白芍

20g,川芎 10g,生地 15g,党参 15g,白术 10g,茯苓 10g,桃仁 10g,红花 10g,柴胡 10g,炙甘草 3g

日 1 剂,连服 1 周。

2008 年 4 月 28 日复诊:头痛明显减轻,唯睡眠欠佳,易惊醒,舌脉同前。处方:

菊花 15g,蔓荆子 10g,白蒺藜 15g,当归 10g,白芍 20g,川芎 10g,生地 15g,党参 15g,白术 10g,茯苓 10g,桃仁 10g,红花 10g,合欢皮 15g,首乌藤 15g,炙甘草 3g

日 1 剂,连服 10 天。

按:头痛有外感和内伤之分,本患者反复发作已两年,此次发作两周,无寒热,应属内伤头痛。头痛有虚实之分,本患者颞部针刺样头痛,固定不移,舌有瘀斑,属瘀血证,遇劳加重,再加之年高,存在气血不足的一面。证属虚实夹杂,然因症状较重,应先治其标,后治其本,或标本兼治。故方中用桃红四物汤养血活血、化瘀通络标本兼治;"高巅之上,唯风药可到",虽内伤头痛,亦需用风药治之,故用菊花、蔓荆子、白芷、白蒺藜清头目、疏风邪;两颞属肝经,加柴胡、枳壳作为引经药,且疏肝行气,气行血行,能促进活血化瘀;患者兼有气虚表现,气为血帅,气旺则血行,故又合用四君子汤气血双补;又因睡眠欠佳,加合欢皮、首乌藤解郁安神。

胸痹（冠心病）气阴两虚，心脉失养证

刘某某　女　56 岁　退休工人

2009 年 11 月 5 日初诊

主诉：胸痛、胸闷、心悸反复发作两年，复发 3 天

病史：患者近两年来时有心前区疼痛、胸闷、心悸，多在劳累、情绪激动及夜间发生，服药及休息后可自行缓解，曾在某医院检查：血压 140/70mmHg，血糖、血脂正常，心电图检查有多个导联 S－T 段压低，T 波平坦，伴频发性室性早搏，诊断冠心病。此次于 3 天前在上街途中又发作，且经久不减，乃来院求治。停经已 10 年。

现症：神情倦怠，皮肤干燥无泽，胸闷，胸前刺痛频发，伴心悸，气短，口燥咽干，头晕目眩，无潮热，无畏寒，出汗少，睡眠欠佳，纳食尚可，二便正常，舌黯红、薄苔，脉细无力、结代。

中医诊断：胸痹 气阴两虚，心脉失养证

西医诊断：冠心病

治则治法：益气养阴，活血化瘀

方　　药：生脉散加味。处方：

太子参 15g，麦冬 15g，五味子 10g，黄芪 15g，桂枝 10g，赤芍 15g，丹参 15g，郁金 15g，红花 10g，全瓜蒌 15g，川楝子 10g，延胡索 10g，广木香 9g，佛手 9g，炙甘草 5g

日1剂,连服5天。

2009年11月12日复诊:服药后胸痛及心悸显著减轻,曾有2天未发,仍感气短,头晕,舌黯红,薄苔,脉沉细、结代,原方加黄精15g。日1剂,连服5天。

2009年11月19日复诊:服药后胸痛偶发,为绵绵隐痛,心悸基本消失,精神转佳,舌脉同前。复查心电图室性早搏显著减少。原方去川楝子、延胡索、红花加白术10g、茯苓10g、女贞子15g、墨旱莲15g、菟丝子15g。日1剂,连服1周。

按:冠心病心绞痛是临床常见病,临床表现与中医的胸痹证相类似,病机有虚实两个方面,虚为阳虚、气虚、阴虚、血虚,实为气滞、寒凝、瘀血、痰浊,在疾病发展过程中,常虚实兼见,相互夹杂。因此治疗必须分清虚实,祛邪扶正,着眼于恢复脏腑功能。本例为中老年妇女,天癸已竭,肾气亏虚,致心气阴两虚,心脉失于濡养而运行滞涩,而致胸闷、心悸、拘急而痛,并伴气短,头晕目眩,脉弱等,舌黯苔薄,为夹有瘀血,治用生脉散加行气活血药,方中太子参、麦冬、五味子养心益气生津,加黄芪增强益气功能,桂枝温运心阳,赤芍、丹参、郁金、红花活血化瘀,全瓜蒌利气宽胸,川楝子、延胡索、广木香、佛手行气止痛,后又加黄精补气滋阴,并随着胸痛的缓解,减行气活血药,加白术、茯苓、女贞子、墨旱莲、菟丝子等健脾补肾以助气血生化之源。从实践中体会到行气活血,通则不痛,确能祛除胸痹心痛,然治疗的着眼点应是固本,根据虚之所在,或益气养阴,或健脾温肾等,祛邪只是权宜之计,通过扶正祛邪而营养心肌,改善功能,这也是中医学的优势所在。

哮病（咳嗽变异性哮喘）热哮证

李某某　男　12岁　学生

2008年5月22日初诊

主诉:咳嗽、喘反复发作3年,此次复发3天

病史:患者2005年底上感后出现咳嗽,喘,咳少量白色泡沫痰,曾用青霉素、氨茶碱等治疗,剂量不详,此后多次发病,每次持续1周余,症状以夜间为重,每次均需用氨茶碱、青霉素、强的松龙等才能使症状好转,此次发作3天。现症:咳嗽,喘,吐白色泡沫痰,无发热,食纳欠佳,舌质红,苔白,脉弦。

中医诊断:哮病　热哮证

西医诊断:咳嗽变异性哮喘

治则治法:清热宣肺,化痰平喘

方　　药:麻杏甘石汤加减。处方:

麻黄9g,杏仁10g,苏子10g,黄芩10g,栀子10g,厚朴9g,地龙10g,僵蚕10g,白芍20g,瓜蒌壳15g,五味子10g,甘草3g

2008年6月2日复诊:咳嗽及喘均明显好转,夜间仍稍有咳喘,舌质红,脉象正常。处方:

麻黄9g,杏仁10g,苏子10g,僵蚕10g,地龙10g,白芍15g,白术10g,黄芪15g,防风10g,黄芩10g,栀子10g,瓜蒌壳15g,甘草3g

按:哮病系由素禀不足,宿痰内伏,因外邪引触,以致痰阻气道,肺失肃降,气道挛急,引发咳喘痰鸣,宿痰内伏为其根,肺脾肾

不足为其本,外邪为其标。发作期常因邪实为主,治宜祛邪平喘治其标,缓解期则以正虚为主或兼余邪未尽,治宜健脾益肾或标本兼顾。本患者初诊时以标实为主,故用麻黄宣肺平喘,杏仁、苏子降气平喘,一宣一降使气道通畅,厚朴、瓜蒌壳宽胸理气、消痰平喘,黄芩、栀子清泄肺热,地龙、白芍泄降肺气、活血解痉,僵蚕通络祛风痰,散窠臼伏饮,又加五味子收敛耗散之肺气,甘草调和诸药。二诊时病情已有好转,外邪减轻,宜标本兼治,乃在祛邪的基础上加用玉屏风散益气固表,以增强其卫外之功。

蛇串疮后遗胸痛（带状疱疹后遗神经痛）肝肾阴虚，脉络瘀阻证

管某某　男　90岁　泸天化干部

初诊日期：2010年8月4日

主诉：左胸胁刺痛3月余

病史：患者于3月前出现左胸中部沿肋缘疼痛伴密集水泡，诊断为带状疱疹，经用西药"阿昔洛韦"、维 B_{12} 等治疗，病情已好转，水泡已结痂，唯疼痛不止难以忍受，要求中药治疗。现症：神疲，消瘦，表情痛苦，左胸第6肋间皮肤散在少许色素沉着，无红肿，局部疼痛如火燎，影响睡眠及进食，纳差，口干苦，饮水少许，大便干，小便黄，舌红，少津，少苔，脉细数。

中医诊断：蛇串疮后遗胸痛　肝肾阴虚，脉络瘀阻证

西医诊断：带状疱疹后遗神经痛

治则治法：养血活血，通络止痛

方　药：四物汤合二至丸加减。处方：

当归10g，白芍30g，川芎10g，生地黄15g，赤芍15g，丹参15g，丹皮10g，女贞子15g，枸杞子15g，地龙10g，川楝子10g，延胡索10g，玄参15g，金银花藤15g，炙甘草5g

7剂。

2010年8月14日复诊：局部疼痛明显减轻，为阵阵刺痛，夜间

尤甚,口干,大便已解,舌脉同前。上方去川楝子、延胡索加炒麦芽15g,7剂。

2010年9月11日复诊:白天已无疼痛,夜间偶有发作,睡眠欠佳,口干,乏力,二便正常,舌红,少苔,脉细。处方:

当归10g,白芍30g,川芎10g,生地黄15g,赤芍15g,丹参15g,丹皮10g,女贞子15g,枸杞子15g,菟丝子15g,北沙参15g,黄芪15g,生牡蛎30g,五味子10g,炙甘草5g

7剂。

2011年8月25日患者因短暂性神昏住我院呼吸科,脑CT提示腔隙性脑梗死,其带状疱疹后遗疼痛一直未复发。

按:中医学认为带状疱疹是由于肝火妄动、脾经湿热、兼感毒邪,外溢皮肤而生。带状疱疹后遗神经痛是滞留在体内的毒素侵蚀破坏神经所致,与前期治疗不及时或免疫力低下有关,老年人易遗此症,有的多年不愈。本患者为老年男性,消瘦,口干苦,大便干,小便黄,舌红,少津,少苔,脉细数,证属肝肾阴虚、肝血不足,左胸痛如火燎为气血亏虚和毒邪瘀滞络脉所致,治宜养血活血、解毒通络、理气止痛。方中当归、白芍、川芎、生地黄养血活血,女贞子、枸杞子滋养肝肾,赤芍、丹参、丹皮凉血活血,玄参、金银花藤清热养阴解毒散结,地龙通络熄风,川楝子、延胡索行气活血止痛,白芍、甘草柔肝缓急止痛,方证符合获得良好疗效。后又加黄芪气血同补,加菟丝子、五味子阴阳同调以巩固疗效。

齿槽风（三叉神经痛）
肝肾阴虚，风火上扰证

白某某　女　69岁　退休教师

就诊日期:2009年8月15日

主诉:右侧三叉神经上颌支疼痛反复发作6年,复发5日

病史:患者于6年前出现右侧鼻翼部阵发性剧烈疼痛,常于刷牙、进食时突然发作,疼痛持续约5分钟,有时伴局部面肌抽搐,经多个医院诊治,确诊为三叉神经痛,服中、西药及针灸治疗,长期服用"卡马西平"片,近3年发作减缓,此次于5天前劳累后病情突然加重,日发3次以上,疼痛难忍,伴右齿槽及右耳心痛,影响进食和睡眠,面颊皮肤有麻木感。现症:精神欠佳,痛苦表情,呻吟不已,面部两侧对称,右侧面颊部肤色略暗,食纳尚可,大便干,小便黄,舌红,少苔,脉沉弦细数。

中医诊断:齿槽风　肝肾阴虚,风火上扰证

西医诊断:三叉神经痛

治法治则:滋阴血,息风火,通血络

方　　药:荆防四物汤合二至丸加减。处方:

当归12g,白芍30g,川芎10g,生地15g,荆芥10g,防风10g,女贞子15g,枸杞子15g,赤芍15g,丹参15g,蝉蜕15g,僵蚕15g,地龙10g,炙甘草5g

1 日 1 剂,7 剂。

2009 年 8 月 22 日复诊:服药后病情明显减轻,右面颊部已无发作性疼痛,偶有右上齿槽跳痛,瞬时即过,神疲乏力,纳谷不香,口干,二便正常,舌红,苔薄白,脉弦细。上方加减。处方:

当归 12g,白芍 30g,川芎 10g,生地 15g,防风 10g,女贞子 15g,枸杞子 15g,赤芍 15g,丹参 15g,蝉蜕 15g,僵蚕 15g,炒麦芽 15g,黄芪 30g,炙甘草 5g

1 日 1 剂,7 剂。

2009 年 11 月 10 日复诊:患者已服上方约 30 余剂,病情一直好转未发作,并于半月前停服"卡马西平"片。外出探亲返泸,要求给予处一能较长期服的方药。现症:精神好,食欲正常,二便调,舌红,薄白苔,脉弦细。处方:

当归 12g,白芍 20g,川芎 10g,生地 15g,女贞子 15g,枸杞子 15g,赤芍 15g,丹参 15g,菟丝子 15g,怀牛膝 15g,炙甘草 5g

按:三叉神经痛是以三叉神经分布范围内反复发作阵发性剧痛为特征的一种疾病,《素问·刺热论》有"颊痛"的记载,后世医书多称面痛、面游风、齿槽风等。风、火、痰、瘀、虚为其基本病机,风有外风和内风,火分实火和虚火,痰由津液所化生,津液留滞而为痰,血流不行而为瘀,虚泛指肝肾脾虚或阴虚阳虚。本患者病史已 6 年,年近古稀,舌红,少苔,脉细弦,辨证当属肝肾阴虚,虚风内动;久病必瘀,面颊部肤色略暗,为夹有瘀血;阴虚火旺,虚火上炎,故心烦、口苦、便秘。治当养肝肾,滋阴血,息风火,通血络,方用荆防四物汤养血祛风,二至丸滋补肝肾,加赤芍、丹参凉血活血,蝉蜕、僵蚕、地龙息风镇痉,炙甘草合芍药为芍药甘草汤,柔肝缓急止痛,病情缓解后,加黄芪以益气,菟丝子、怀牛膝以阳中求阴。

牙痛（牙龈炎）胃热肾阴虚证

马某某　男　68 岁　退休

2009 年 2 月 16 日初诊

主诉：牙痛、齿松半年

病史：患者于就诊前半年无明显诱因出现牙痛、齿松，伴咀嚼困难，烦热口微干，偶有牙龈出血，大便干结，无口苦、口臭、恶心呕吐等症。在当地医院口服中西药治疗（药名、剂量不详），症状无改善，遂于今日来诊。刻下症：患者牙痛、齿松，伴咀嚼困难，烦热，口干，牙龈时有出血，皮肤黏膜无瘀点、瘀斑，精神欠佳，食差，睡眠尚可，大便干结，小便正常，舌质红，有裂纹，舌苔黄少津，脉弦。

中医诊断：牙痛　胃热肾阴虚证

西医诊断：牙龈炎

治则治法：清胃热滋肾阴

方　　药：玉女煎加减

生地 15g，知母 10g，石膏 18g，茯苓 10g，怀牛膝 15g，山药 15g，麦冬 15g，骨碎补 15g，甘草 3g

每日 1 剂，4 剂。

2009 年 2 月 20 日复诊：齿痛症状基本消失，无齿衄，大便正常，精神佳，表情自然，舌质红，舌苔薄黄，少津，脉弦。病情明显好转，上方加减继进。处方：

生地 15g，知母 10g，石膏 18g，怀牛膝 15g，麦冬 15g，骨碎补

15g,白芍 20g,菟丝子 15g,女贞子 15g,旱莲草 15g,甘草 3g

按:本例患者为老年男性,以牙痛、齿松,烦热口干,舌红,苔黄少津,有裂纹为辨证要点,故诊断"牙痛",证属胃热阴虚,为少阴不足,阳明有余之证。阳明之脉上行头面,入齿中,阳明气火有余,胃热循经上攻,则见牙痛;热伤胃经血络,则牙龈出血;热耗少阴阴精,故见烦热口干,大便干结,舌红苔黄少津,有裂纹,脉弦亦阴虚夹热之征。初诊火盛水亏相因为病,而以火盛为主,治宜清胃热滋肾阴,方选玉女煎加味。方中石膏辛甘大寒,清阳明有余之火而不损阴;生地黄甘,苦,寒,清热凉血;知母苦寒质润、滋清兼备,助石膏清胃热而止烦渴;麦冬微苦甘寒,而润胃燥,且可清心除烦;怀牛膝导热下行,且补肝肾,以降上炎之火,止上溢之血;茯苓、山药顾护脾胃;骨碎补补肾强骨;复诊加菟丝子、女贞子、旱莲草增强补肾益精作用,齿为骨之余,补肾强骨即利于固齿;甘草调和诸药,配白芍有缓急止痛之效。本方的配伍特点是清热与滋阴共进,虚实兼治,而重点各有偏重,使胃热得清,肾水得补,则诸症可愈。

积聚(原发性血小板增多症)
肝肾阴虚,血热血瘀证

汪某某　男　31岁　个体

2011年9月1日初诊

主诉:发现巨脾半年余

病史:患者于半年前出现乏力、多汗、牙龈出血,在某医院诊断为肝硬化,治疗无效。2月前在华西医科大学经骨髓穿刺明确诊断为原发性血小板增多症,服羟基脲每日1片至今。现症:形体消瘦,神清,精神欠佳,动则多汗,两胁隐痛,口干不思饮,牙龈时有溢血,全身皮肤无出血点,不发烧,纳差,二便正常,舌淡红,苔薄黄,脉弦细数。今日检查肝功能:正常,血常规:WBC 13.5×10^9/L,RBC 5.6×10^{12}/L,PLT 482×10^9/L,B超示:肝肿大实质回声欠均质,右肝有 $7.0\mathrm{cm} \times 6.6\mathrm{cm}$ 实质团块,门脉周围海绵样变性,PV 1.0 cm,脾厚5.7cm。

中医诊断:积聚　肝肾阴虚,血热血瘀证

西医诊断:原发性血小板增多症

治则治法:滋养肝肾,凉血活血消癥

方　　药:知柏地黄汤加减。处方:

知母10g,黄柏10g,生地15g,山药15g,山茱萸15g,丹皮10g,女贞子15g,墨旱莲15g,赤芍15g,丹参15g,青黛(包煎)15g,白花

蛇舌草 15g,蒲公英 15g

2011 年 9 月 22 日复诊:仍觉乏力,多汗,牙龈出血减少,左上腹隐痛,纳食正常,二便正常,舌脉同前,今日血常规:WBC 10.85 × 10^9/L,RBC 5.1 × 10^{12}/L,PLT 356 × 10^9/L,上方加莪术 15g。

2011 年 11 月 2 日复诊:出汗及牙龈出血明显减少,仍乏力及左上腹隐痛,纳食增加,二便正常,舌脉同前,今日血常规:WBC 11.45 × 10^9/L,RBC 5.3 × 10^{12}/L,PLT 274 × 10^9/L,上方加减继进,去知母、黄柏加泽泻、茯苓、土鳖虫。处方:

生地 15g,山药 15g,山茱萸 15g,丹皮 10g,茯苓 10g,泽泻 10g,女贞子 15g,墨旱莲 15g,赤芍 15g,丹参 15g,青黛(包煎)15g,莪术 15g,土鳖虫 10g,蒲公英 15g,白花蛇舌草 15g

2012 年元月 4 日复诊:除偶有左上腹隐痛外无明显不适,口干,无衄血,自觉消瘦,已恢复正常工作,纳食正常,二便正常,舌淡,苔薄白,脉弦细数。上方去蒲公英。

2012 年 2 月 6 日复诊:病情平稳,左上腹偶有隐痛,易出汗无衄血,舌脉同前。今日血常规:WBC 9.4 × 10^9/L,RBC 4.8 × 10^{12}/L,Hb 152g/L,PLT 230 × 10^9/L,肝功能正常,B 超示:肝内实质回声欠均质,门脉海绵样变,脾厚 5.7cm,脾门至脾尖 6.8cm。病情已有好转,处方:

生地 15g,山药 15g,山茱萸 15g,丹皮 10g,赤芍 15g,丹参 15g,女贞子 15g,墨旱莲 15g,青黛(包煎)15g,莪术 15g,土鳖虫 10g,蒲公英 15g,白花蛇舌草 15g

2012 年 9 月 19 日复诊:每周服上方加减 5 剂,病情平稳,无衄血,能坚持工作,仍消瘦,多汗,纳食正常,二便正常,每半月查血小板计数,均在正常范围。今日肝功能:ALB 49g/L,GLB 16g/L,TBIL 29.7μmol/L,DBIL 9.8μmol/L,ALT 35U/L,AST 28U/L,B 超示:肝内实质回声欠均质,门脉海绵样变,PV 1.0cm,脾厚 5.5cm,

周围血象:PLT 220 × 10^9/L。

按:患者因脾肿大、血小板显著增多求治,西医诊断明确,中医诊断应属积聚和血证的范畴,由于病在骨髓,肾主骨生髓,故从肾论治,口干,多汗,乏力,舌淡红,苔薄黄,脉弦细数,应属肾阴不足,牙龈出血为阴虚血热妄行之象,全血增多造血功能亢进属阴虚阳亢之征,两胁隐痛、肝脾肿大为气滞血瘀,故治疗从滋养肝肾,凉血活血消癥着手。用知柏地黄汤滋阴降火,合女贞子、墨旱莲滋养肝肾,赤芍、丹参凉血活血,莪术、土鳖虫活血化瘀软坚散结,青黛、蒲公英、白花蛇舌草清热凉血解毒,经调治1年余,获得病情控制,无衄血,血小板恢复正常,肝脏影像学明显好转等疗效。本病西医无特殊治法,从中医调理脏腑气血阴阳可能有较大希望。

血证(过敏性紫癜 紫癜性肾炎) 热伤血络证

陈某某　女　41岁　居民

2010年1月21日初诊

主诉:反复全身瘀点、瘀斑两年,复发加重1周

病史:患者于两年前无明显诱因出现全身瘀点、瘀斑,无腹痛、关节疼痛,在当地医院诊断为"过敏性紫癜",服用激素后症状有所控制,但易复发。一直在院外服用中西药治疗,病情相对稳定。1周前劳累后症状复发,全身散在瘀点、瘀斑伴腰痛,曾在某院做肾脏穿刺提示:局灶增生型紫癜性肾炎。为求进一步治疗,遂来门诊。刻下症:精神尚可,全身散在较多大小不等瘀点、瘀斑,不发烧,伴腰痛,纳寐尚可,二便自调。舌质黯红,苔白厚,脉滑数。今日小便常规:RBC(＋＋＋),PRO(±)。

中医诊断:血证　热伤血络证

西医诊断:过敏性紫癜,紫癜性肾炎

治则治法:清热解毒,凉血散瘀

方　　药:犀角地黄汤加味。处方:

水牛角15g,赤芍30g,丹皮10g,生地30g,山药15g,紫草15g,黄芪20g,白术10g,薏苡仁15g,芡实15g,乌梅10g,五味子15g,银柴胡15g,甘草3g

嘱防外感,少食辛辣肥甘助火之品,保持情志舒畅。

2010 年 1 月 28 日复诊:服药后瘀点、瘀斑较前消退,腰痛好转,伴口干,舌质黯红,苔白,脉滑数。治则治法同前。用犀角地黄汤加减。处方:

水牛角 15g,生地 15g,赤芍 15g,丹参 15g,紫草 15g,丹皮 10g,山药 15g,黄芪 20g,芡实 15g,白术 15g,五味子 15g,乌梅 10g,蒲公英 15g,白茅根 15g,甘草 3g

2009 年 3 月 8 日复诊:服药后瘀点、瘀斑已全部消退。口微干,偶有腰酸痛,舌黯红,苔白,脉滑数。今日小便常规示 RBC(++),PRO(-)。治则同前。犀角地黄汤合玉屏风散、二至丸加减以善后。处方:

水牛角 15g,赤芍 30g,丹皮 10g,生地 30g,丹参 15g,白茅根 15g,大蓟 15g,藕节 15g,女贞子 15g,墨旱莲 15g,五味子 10g,乌梅 15g,黄芪 20g,白术 10g,防风 10g,甘草 3g

按:本案属于"血证"的范畴,病机主要为热伤血络,但因久病,亦又气血亏虚。治疗在清热解毒、凉血散瘀的同时,亦不忘益气摄血,方用犀角地黄汤加味。方中苦咸寒之犀角(用水牛角代)为君,凉血清心而解热毒,使火平热降,毒解血宁。臣以甘苦寒之生地,凉血滋阴生津,一以助水牛角清热凉血,一以复已失之阴血。用苦微寒之赤芍与辛苦微寒之丹皮共为佐药,清热凉血,活血散瘀,可收化斑之功。加丹参凉血化瘀,白茅根、大蓟、藕节凉血止血,乌梅、五味子生津收涩,银柴胡、蒲公英清热,芡实固肾涩精,黄芪、白术、防风为玉屏风散益气固表,女贞子、旱莲草为二至丸滋阴血养肝肾,诸方药配伍,使热毒清、瘀血散、气血复、阴血固,故获良效。

肌衄　葡萄疫　血热妄行，瘀血阻络证（过敏性紫癜）

陈某　男　13岁　学生

2010年11月19日初诊

主诉：全身红斑皮疹反复发作3年

病史：3年前因全身红斑皮疹及腹痛到泸州医学院附属医院诊治，确诊为"过敏性紫癜"，对鱼类及牛奶过敏，并住院治疗。病情时有反复。一直口服紫丹活血片、胸腺肽肠溶胶囊、芦丁片、肾复康胶囊、至灵胶囊、强地松、雷公藤多贰片治疗。11月16日查小便见隐血（＋＋＋），蛋白（＋）。今来门诊求治，现无明显自觉症状，面部散在少量出血斑，双下肢小腿及足背侧密布暗红色出血斑，压不褪色，无腹痛便血。舌体胖有齿痕，舌质红，苔薄白腻，脉细数。

中医辨证：肌衄　葡萄疫　血热妄行，瘀血阻络证

西医诊断：过敏性紫癜

治则治法：凉血止血，化瘀通络

方　药：犀角地黄汤加减方，暂未用犀角。处方：

赤芍15g，丹皮10g，生地15g，丹参15g，薏苡仁15g，白茅根15g，仙鹤草15g，防风10g，僵蚕15g，黄芪15g，槐花15g，乌梅15g，五味子10g，甘草3g

继续口服强地松15mg每日1次,停服其他西药及中成药。

2010年12月10日复诊:无明显不适,面部及下肢仍有较多紫斑,尿常规:隐血(＋＋),蛋白(＋),舌质红,苔白薄腻,脉弦。患者服强地松每日15mg,已停其他西药及中成药。处方:

防风10g,槐花15g,生地15g,赤芍15g,丹皮10g,丹参15g,仙鹤草15g,小蓟15g,藕节15g,五味子10g,乌梅10g,大枣9g,石韦15g,甘草3g

继续口服强地松10mg每日1次

2011年1月14日复查:双下肢又出现较多紫斑,伴瘙痒,舌尖红,苔薄白,脉弦,尿常规:隐血(＋＋＋),蛋白(＋)。患者血热较甚,加用水牛角清热凉血。处方:

水牛角10g,赤芍15g,丹参15g,丹皮10g,生地15g,小蓟10g,藕节15g,黄芪15g,乌梅15g,五味子9g,防风10g,槐花15g,甘草3g

2011年2月28日复查:双下肢皮疹消退,无明显不适,舌质红,苔白,脉沉细。尿隐血(＋＋),蛋白(＋)。处方:

水牛角10g,赤芍15g,生地15g,丹参15g,丹皮10g,槐花12g,紫草15g,小蓟15g,白茅根15g,黄芪15g,防风10g,白术10g,乌梅10g,五味子10g,甘草3g

改为强地松每日5mg。

2011年3月31日复诊:皮疹消退,小便隐血(＋),蛋白(±),每日口服强的松5mg。上方继进。

2011年5月5日复查:病情稳定,全身未见出血点,无自觉症状,小便隐血(＋),蛋白(－),强的松仍每日口服5mg,舌质淡,尖红,苔薄白,脉弦细。处方:

水牛角10g,赤芍15g,生地15g,丹参15g,丹皮10g,小蓟15g,白茅根15g,黄芪15g,防风10g,白术10g,乌梅10g,五味子10g,甘

草 3g

按:本病属血证发斑范畴,常见病因有五,一血热,二风热,三湿热,四阴虚,五气不摄血。本患者双下肢密布暗红色出血斑,舌质红,苔薄白腻,脉细数,属于瘀热较重,血热妄行,致血不循经,血溢脉外,渗于皮下,发为紫癜,邪伤肾络,则出现血尿、蛋白尿。治宜凉血化瘀通络为主,方用犀角地黄汤加减,初诊未用犀角,以赤芍、丹皮、生地、丹参凉血活血,白茅根、仙鹤草、槐花凉血止血,薏苡仁清热渗湿,防风、僵蚕祛风散结,乌梅、五味子敛阴生津,反复发病已 3 年,且舌体淡有齿痕,加黄芪益气摄血,甘草调和诸药。治疗虽有一定效果而不很稳定,乃又加入水牛角直入血分而加强凉血力度,此后效果明显增加,末诊合玉屏风散益气固表以善后,调治 6 月左右病情基本治愈,强的松用量亦减至每日 5mg 维持量。

月经先后不定期（月经不调）
肝郁脾虚血弱证

黄某某　女　43岁　教师

2009年3月12日初诊

主诉：月经先后不定期5月余

病史：患者于5月余前因生气后出现月经先后不定期，或提前或错后，经量少，色淡，经行不畅，无腹痛，头昏等症，未引起重视，未治疗。近日上述症状明显，同时伴腰痛怯冷，乳房胀痛，牵涉及腋下，胸闷嗳气食少，为求进一步治疗遂于今日来就诊。刻下症：月经先后不定期，或提前或错后，经量少，色淡，经行不畅，伴腰痛怯冷，乳房胀痛，牵涉及腋下，胸闷，嗳气食少，舌质红，苔薄黄，脉沉细。

中医诊断：月经先后不定期　肝郁脾虚血弱证

西医诊断：月经不调

治则治法：疏肝理气调经，健脾养血

方　　药：逍遥散加减

柴胡10g，当归10g，白芍15g，白术10g，茯苓10g，香附15g，佛手10g，青皮15g，菟丝子15g，女贞子15g，黄芩10g，薄荷10g，炙甘草3g

每日1剂，7剂。

2009年3月19日复诊:自觉腰痛怯冷、胸闷等明显缓解,仍感乳房胀痛,并牵涉及腋下,偶嗳气,饮食增加,眠可,二便调,月经未至,舌淡红,苔薄黄,脉沉细。治疗已见效果,原方加川芎、生地即合用四物汤增强养血和血之效,去黄芩、薄荷。处方:

柴胡10g,当归10g,白芍15g,白术10g,茯苓10g,川芎10g,生地15g,郁金15g,香附15g,佛手10g,青皮15g,菟丝子15g,女贞子15g,炙甘草3g

2009年4月4日复诊:服上方共14剂,月经昨日来潮,量、色基本正常,已无不适症状,精神佳,表情自然,食纳可,眠欠佳,二便自调,舌淡红,苔薄白,脉沉细。原方加黄芪益气血,续断调冲任。处方:

柴胡10g,当归10g,白芍15g,白术10g,茯苓10g,川芎10g,生地15g,郁金15g,香附15g,佛手10g,青皮15g,黄芪15g,菟丝子15g,续断15g,女贞子15g,炙甘草3g

按:本病属祖国医学月经病之"月经先后不定期"。肝为藏血之脏,性喜疏泄条达,月经的正常与否与肝的藏血、疏泄功能密切相关;脾为后天之本,气血生化之源,且有统血之功,女子"以血为本",故月经的周期、经量与肝脾息息相关。此外,肾为先天之本,主藏精,是人体生长发育和生殖的根本,所以妇女月经与肾气的盛衰有直接的关系。患者因情志不遂,肝气郁结而致胸闷、乳房胀痛,经血色淡,食少为脾虚血弱,腰痛怯冷为肾经受损,舌红苔薄黄为肝郁日久化热所致。本证属肝郁脾虚血弱型月经先后不定期,治宜疏肝理气调经,健脾养血,方选逍遥散加减。方中柴胡疏肝解郁;白芍养血敛阴、柔肝缓急;当归养血和血,归、芍与柴胡同用,补肝体而助肝用,血充则肝柔;白术、茯苓、炙甘草健脾益气,实脾土以抑肝木,并使气血生化有源;用薄荷少许疏散郁遏之气;郁金、香附、佛手、青皮行气解郁;因郁而化火,表现为舌红、苔薄黄,故加黄芩清热泻火。又因月经不调与冲任密切相关,益肾补冲任有治本之意,故方中自始至终加用了菟丝子、女贞子、续断等。

月经过多（功能性子宫出血）冲任不固，气血亏虚证

曾某某　女　37岁　公务员

2012年3月20日初诊

主诉：月经周期不规则、经血量多两年，发现贫血4月

病史：患者于两年前无特殊诱因出现月经周期不规则，有时间隔10天，有时50多天，每次持续10天以上，量多，无痛经，曾做妇科检查，子宫无异常发现。正常生育1次，人工流产两次。4月前被诊断为"缺铁性贫血"。现症：现为经净后3天，轻度贫血貌，伴头眩，乏力，胸闷，腰酸痛，口干淡，纳食正常，二便正常，舌淡，苔薄腻，脉弦细。今日血常规：WBC 6.5×10^9/L，RBC 3.4×10^{12}/L，Hb 88g/L，PLT 132×10^9/L。

中医诊断：月经过多　冲任不固，气血亏虚证

西医诊断：功能性子宫出血

治则治法：塞流、澄源、复旧，补肾固冲，疏肝健脾，调补气血

方　　药：逍遥散加减，处方：

柴胡10g，当归10g，白芍20g，川芎10g，生地15g，白术10g，茯苓10g，党参15g，黄芪30g，陈皮10g，佛手10g，菟丝子15g，续断15g，墨旱莲15g，女贞子15g，炙甘草5g

嘱月经来潮时复诊。

2012年4月8日复诊:行经第3天,量多有血块,无痛经,下腹坠胀,腰酸痛,头眩,乏力,口干,纳食正常,二便正常,舌淡,苔薄腻,脉弦细。治宜益气健脾,固冲摄血,用固冲汤加减,处方:

柴胡10g,白术10g,黄芪30g,生地15g,白芍20g,煅牡蛎30g,煅龙骨20g,海螵蛸15g,茜草15g,血余炭(冲服)5g,桑寄生15g,续断15g,香附10g,炙甘草5g

2012年4月15日复诊:共服上方7剂,服药两剂后经量渐减,5剂后净,现症腰酸痛,头眩,乏力,口干,纳食正常,二便正常,舌淡,苔薄腻,脉弦细。治宜益气养血调理冲任,上方去煅龙骨、海螵蛸加当归、党参各15g。

2012年8月20日复诊:上方随证加减已服40余剂,病情明显好转,月经间期正常,月经量较前明显减少,持续5天左右,头眩及乏力减轻,仍偶感胸胁闷胀,纳食正常,二便正常,舌质淡红,薄白苔,脉弦细。今日血常规:WBC 5.6×10^9/L,RBC 4.8×10^{12}/L,Hb 122g/L,PLT 148×10^9/L。月经正常则贫血亦恢复。嘱继续疏肝补肾,益气养血,固护冲任,用上方加减。

按:本病根本在肝肾,病位在冲任,变化在气血,中年妇女因工作压力及教育子女等使肝气郁结,肾气耗损,肾气虚衰则封藏失司,冲任不固则经血非时而至,经量过多,日久引起贫血。治宜补肝肾,固冲任,调肝脾,益气血,月经期则在此基础上加收敛止血药。方用逍遥散疏肝健脾,合四君子、四物汤加黄芪益气养血柔肝,气足则血自归经,血充则气有所附,自无出血之虞,是为澄源;煅牡蛎、煅龙骨、海螵蛸收敛止血,茜草、血余炭祛瘀止血,是为塞流;菟丝子、桑寄生、续断、墨旱莲、女贞子调补肝肾、固冲任,是为复旧。

月经前后诸证(经前期紧张综合证)肝郁脾虚,虚火上扰证

肖某某　女　34 岁　公务员

2009 年 10 月 15 日初诊

主诉:经前情绪异常 1 年余

病史:患者每次月经前 10 天左右情绪开始不愉快,心烦易怒,不悲自泣,至月经来潮时常伴腰背酸痛,眼睑、四肢微肿,性情更加暴躁,常哭泣不能自控,已 1 年余,月经周期正常,经量适中。刻下症:现正值月经前期,精神欠佳,表情抑郁,心烦易怒,颜面浮肿,少寐多梦,少腹胀痛,食少,二便正常,舌质微红,苔薄黄腻,舌体胖,脉弦细数。

中医诊断:月经前后诸证　肝郁脾虚,虚火上扰证

西医诊断:经前期紧张综合征

治则治法:疏肝健脾,清热涤痰安神

方　　药:逍遥散加减。处方:

柴胡 10g,当归 10g,白芍 15g,白术 10g,茯苓 15g,薄荷 10g,郁金 15g,石菖蒲 15g,香附 10g,栀子 10g,瓜蒌壳 15g,竹茹 10g,合欢皮 15g,炙甘草 3g

2009 年 10 月 30 日复诊:药后精神好转,此次月经期烦躁等症均较前明显减轻,面目无浮肿,现腰有酸胀感,神疲乏力,舌质淡

红,舌苔薄腻,脉弦细。治则疏肝健脾,调理气血,补肾。上方加减。处方:

柴胡 10g,当归 10g,白芍 15g,川芎 10g,生地 15g,白术 10g,茯苓 15g,党参 15g,郁金 15g,10g,香附 10g,菟丝子 15g,桑寄生 15g,续断 15g,炙甘草 3g

嘱下个月经周期前 10 天来诊,并应持续调理 3～4 个月经周期。

2009 年 11 月 14 日复诊:正值月经前期,精神欠佳,心烦,胸部胀闷,少腹胀痛,无面肿、失眠、狂躁等症,食纳正常,二便正常,舌质微红,苔薄黄,脉弦细数,病情较初诊前有较大改善。治疗仍以疏肝健脾为主,方用逍遥散加减。处方:

柴胡 10g,当归 10g,白芍 15g,白术 10g,茯苓 15g,郁金 15g,青皮 10g,橘核 10g,香附 10g,栀子 10g,浙贝母 15g,竹茹 10g,菟丝子 15g,炙甘草 3g

此后,每于月经前用此方加减,以疏肝健脾调气血为主;月经后用 2009 年 10 月 30 日方加减,以补肝肾为主。

按:本病属中医"月经前后诸证"范畴,致病与体质禀赋和妇女月经期气血盈亏有关,以性格急躁及内向抑郁的妇女多发。肝为藏血之脏,体阴而用阳,妇女于行经前,由于血注冲任血海,致使肝血不足,逐使肝失疏泄,不能调畅情志,故见抑郁不乐或急躁易怒等精神异常,肝失调达、气机上逆则头昏头痛,气机不畅则胸闷腹胀,肝属木、脾属土,肝失疏泄横逆脾土,脾不运化则面目浮肿,肝郁化火,火郁痰结则烦躁不安,不能自制。治疗当疏肝解郁,养血健脾,清热化痰、宁心安神,方中柴胡、薄荷、香附、郁金疏肝解郁,当归、白芍养肝血,白术、茯苓、炙甘草健脾以调肝,栀子、石菖蒲、竹茹、瓜蒌壳清郁火、化痰热,制约狂躁,合欢皮安神解郁,甘草调和诸药。肝血又需肾精滋养,故于经后用柴胡合四君四物疏肝养血健脾外,加桑寄生、菟丝子、续断补肾壮腰。此后,患者于经前10天开始服药,持续3个月经周期后病症基本消失。

眩晕（围绝经期综合证）
肝郁脾虚，肾精亏虚证

周某某　女　56 岁　长起厂工人

2007 年 10 月 25 日初诊

主诉：头晕目眩、神疲乏力半年余

病史：患者半年前无明显诱因感头晕目眩、神疲乏力，视物旋转，无耳鸣，不伴呕吐。停经已 7 年，常有腰痛及四肢酸痛，曾做腰椎正侧位摄片，提示腰椎退行性变，椎体骨密度降低，常服钙片、雌二醇片等治疗。现诊：时有头昏眩晕，口苦，口干，眼干涩，胸胁闷胀，食纳尚可，嗝逆，腰及四肢酸痛，二便正常，睡眠尚好。舌淡，苔白腻，脉沉细。

中医诊断：眩晕　肝郁脾虚，肾精亏虚证

西医诊断：围绝经期综合征

治则治法：疏肝和胃，益气养血，补肾填精

方　　药：四物汤合四君子汤加减。处方：

柴胡 10g，当归 10g，白芍 24g，生地黄 15g，太子参 15g，白术 10g，茯苓 10g，菊花 15g，枸杞子 15g，女贞子 15g，香附 10g，苏梗 10g，淫羊藿 15g，菟丝子 15g，葛根 15g，炙甘草 3g

日 1 剂，连服 10 天。

2007 年 11 月 19 日复诊：服药后头昏明显减轻，感口干，咯少量淡黄痰,无鼻塞,流涕,大便不成形,一天1~2次,饮食睡眠好,舌淡,苔薄白,脉沉细。上方加黄芪、薏苡仁去菊花、苏梗。日1剂,连服半月。

2007年12月6日复诊:头昏已不明显,时有胸闷痛,胃脘不适,腹胀,口略干,无口苦、反酸,舌脉如前。证属肝气不舒,肝胃不和,上方加佛手、陈皮、怀牛膝,去枸杞、薏苡仁、葛根,续服半月。

2007年12月24日复诊:病情明显好转,劳累后仍觉头昏目涩,口干口苦,伴有汗多。舌质淡,苔薄略黄,脉弦细。上方去柴胡、陈皮,续服。

2008年1月3日复诊:头昏已不明显,口略干,时有汗出,大小便正常。舌质淡,苔薄黄,脉沉细,上方7剂巩固疗效。

按:中医认为:"无虚不作眩""无痰不作眩""诸风掉眩,皆属于肝",眩晕病位在头部清窍,病机与肝脾肾三脏功能失调有关,多由脑髓空虚、失养及外邪上犯引起,常虚实夹杂而以虚证居多。本患者56岁,已绝经多年,舌质淡,脉沉细,属脾肾亏虚,气血不足,肾虚则难以生化脑髓,充养髓海,脾虚则气血生化乏源,气虚则清阳不升,浊阴不降,血虚则脑失所养,肝血不足则肝风内动,故发为眩晕,肝血不足、肝失疏泄则胸胁胀闷。《景岳全书·眩晕》认为"眩晕之病则上气不足或上虚则眩;其论治当以治虚为主"。故治宜疏肝健脾,益气养血,补肾壮骨,拟方四物汤合四君子汤加减。方中四物汤养血,四君子汤益气,柴胡、香附、苏梗疏肝理气、解郁和胃。淫羊藿、菟丝子、枸杞子、女贞子补肾精,葛根升发清阳,菊花祛风清头目。肾中精气是机体生命活动之本,本治疗始终贯穿着补肾精,故能起到满意疗效。

汗证(自主神经功能紊乱) 气阴亏虚,肾阴阳失调证

蔡某某　女　84岁　退休教师

2008年7月7日初诊

主诉:多汗3月余

病史:患者因多汗,纳差,乏力,胸痛,上热下寒,眠差3月余来门诊求治。以往曾患有高血病、冠心病、糖尿病、缺铁性贫血等,多次住泸医附院并服多种药物治疗,现血压、血糖、血常规维持基本正常。刻下症:出汗不止,动则尤甚,昼夜均出,以头面及胸部尤多,伴怕风畏寒,心悸,手足心热,头眩,乏力,纳差,口干喜冷饮,二便正常,舌淡红,少津,苔略灰,脉弦大,重按无力。

中医诊断:汗证　气阴亏虚,肾阴阳失调证

西医诊断:自主神经功能紊乱

治则治法:益气养阴,燮理阴阳,固涩敛汗

方　　药:知柏地黄汤加减。处方:

知母10g,黄柏10g,生地15g,山药15g,山茱萸15g,丹皮10g,黄芪15g,麦冬15g,五味子10g,浮小麦30g,生牡蛎15g,淫羊藿15g,菟丝子15g,当归10g,白芍15g

日1剂,连服半月。

2008年7月24日复诊:汗出明显减少(夜不出,午后稍出),

胸闷无痰,鼻塞,眼涩痒,多泪,眠差,手心热,喜冷食,怕风易感冒,脉沉弦,重按无力,黄芪改为 20g,加石菖蒲、郁金通窍宁神,龟甲滋阴潜阳。处方:

知母 10g,黄柏 10g,生地 15g,山药 15g,山茱萸 15g,丹皮 10g,黄芪 20g,麦冬 15g,五味子 10g,菟丝子 15g,淫羊藿 15g,石菖蒲 15g,生牡蛎 15g,龟甲 10g,郁金 15g

日 1 剂,连服 1 周。

按:汗为心之液,由精气所化,不可过泄。汗证是汗液外泄失常的病证,有虚实之分,实证由肝火或湿热内盛,邪热郁蒸津液外泄所致,虚证由气虚、阴虚、营卫失和所致,临床上属虚者居多。一般认为气虚致自汗,阴虚致盗汗,但由于气虚日久可致阴虚,阴虚日久可以伤阳,常出现气阴两虚,故临床上很难用自汗、盗汗来区别其气虚或阴虚。本患者多汗已 3 月余,动则尤甚,伴怕风畏寒,乏力,纳差,属气虚,手足心热,口干喜冷饮,舌淡红少津,属阴虚,总属气阴两虚之汗证;由于肾中阴阳是脏腑阴阳之本,人体气血阴阳的亏虚"久必及肾",加之患者为老年妇女,一身中经、孕、产、乳以血为用,故而肾阴不足,阴阳互根而肾阳亦有亏乏,故治取益气养阴,燮理阴阳,而以养阴为主。方用知柏地黄汤加减,方中六味地黄汤滋阴补肾,去泽泻、茯苓利湿之品,加知母、黄柏退虚热坚肾阴,麦冬、五味子生津敛汗,黄芪益气固表,当归、白芍养血,浮小麦、生牡蛎固涩敛汗,又遵古训"阴得阳助而源泉不绝",故加淫羊藿、菟丝子温肾益精,而使病情较快缓解。

虚劳（自主神经功能紊乱）肾阴阳失调证

陈某某　女　74岁　退休教师

初诊日期：2010年1月7日

主诉：面、耳、眼发红，全身潮热20天

病史：患者于就诊前1年半发现血压不稳定，2009年3月开始服西药降压治疗，并逐渐加多药物品种及剂量，平时血压稳定在146/86mmHg左右。此次于20天前，在某医院测得血压为156/96mmHg，乃加服"压氏达"1片，"博苏"半片，服药后血压有所下降，但药后即出现面、耳、眼发红，全身潮热，此后每日从上午7点发热，直至晚上9点才略缓，因考虑有过敏可能，停"压氏达"改服"苯磺左旋氨氯地平片"，但潮热等症状如旧。伴口干，口苦，不渴，口中无唾液，睡眠差，凌晨3点醒后即不能入睡，小便黄，大便有时偏溏，自觉痛苦万分，经多种治疗无效而来求治。刻下症：表情焦虑，面色灰黯不红，头昏，乏力，口干苦，时需饮水少许，但不渴，全身潮热，微出汗，心烦，耳鸣，睡眠差，食纳尚可，小便黄，大便正常，测体温正常，舌质淡，舌尖微红，苔薄黄，脉沉细。血生化：TC 6.4mmol/L，低密度脂蛋白胆固醇（LDL－C）1.6mmol/L，其余肝肾功能均正常，心电图、心B超等除发现左心室收缩功能顺应性减低外，无显著异常发现。

中医诊断：虚劳　肾阴阳失调证

西医诊断:①自主神经功能失调　②高血压病

治则治法:滋阴清热,温补肾阳引火归元

方　　药:二仙汤合二至丸加减。处方:

知母10g,黄柏10g,当归10g,白芍20g,淫羊藿15g,仙茅10g,巴戟天15g,女贞子15g,旱莲草15g,百合20g,怀牛膝15g,生地15g,山药15g,黄芪15g,炙甘草3g

4剂。

2010年1月11日复诊:自诉服上方两剂后,面、目、耳及全身发热即明显减轻,服完4剂后,两眼已无发热感觉,面部及耳廓发热仅见于午后4~6点,睡眠亦好转,仍口干,自觉脘腹略发胀,舌质淡,舌尖微红,舌苔薄黄,脉沉细。上方加炒麦芽15g,7剂。

2010年1月18日复诊:服上方7剂后,病情继续好转,全身已无潮热感,头昏、乏力等症状也明显减轻。舌质淡,舌尖微红,苔薄白,脉沉细。上方继进10剂以巩固疗效。嘱注意休息。平调心态,勤测血压,注意营养,饮食少油腻。

按:中医"肾"为脏腑阴阳之本,生命之源,肾气随着年龄的增长而逐渐衰退,肾虚是中老年人的多发病。肾藏真阴真阳,为一身阴津阳气之根本。肾中阴阳相互依存,相互滋生,而且保持相对平衡,否则将会导致阴虚阳亢、寒热错杂或"火不归元"等症。本例为老年妇女,平素多病,长期服多种药物,此次以面、耳、眼发红,全身潮热,伴口干、口苦,口中无唾液,睡眠差,小便黄为主要症状,呈现一派肾阴亏虚证候,但细察病情,在阴虚的同时,还隐藏着明显的肾阳虚症状,表现为脉沉细无力、舌淡、心率慢、乏力等(此时舌脉辨证甚为重要),故辨证应属肾阴阳两虚,多由于肾阳虚导致阴阳失衡,阴阳格拒而虚火上炎所致,故治以阴阳双调的二仙汤合补肾养肝的二至丸加味。由于方证相合,获得满意疗效。此种优势非西医西药所能及也。

诊余杂感

往 事 回 眸

每当跨进泸医附属中医院新门诊部大门,我总会放慢脚步边走边读候诊大厅门框上的电子屏幕,"国家、省局领导莅临我院……顺利通过三甲复审……某某科室评为全国重点……某某兄弟单位来院交流……忠山病区装饰一新……世界某某病日义诊……某某获奖……"屏幕日新渐进,充满着新鲜、活泼、奋进的信息。中医院在前进,在持续发展,在不断地平稳地上阶梯,中医院的职工是爱岗敬业、努力工作、默默奉献的,中医院的领导班子是团结勤奋、求真务实、勇于创新的,中医院不但已屹立于医林,而且已在业界有了一定的影响力。抚今追昔,不觉勾起我对往事的回忆。

一、成立中医部还是成立中医院

自从中医系成立,第一届学生毕业后,学院领导深深感到需要有一个附属中医院作为实习基地,于是意图将附设玄滩医院迁回泸州,融合附属医院中医科的强大中医力量,着手改建为附属中医院。1983年某日我(当时为医学院分管医院的副院长)和刘德光、杨霖(玄滩医院的负责人),带着学院的使命,去省卫生厅汇报此项工作。在一间约三十平方米的会议室内,我们三人向正、副厅长和有关科、处领导汇报了学院的意见后,卫生厅领导认为成立中医院条件不成熟,他们大都偏向于在附属医院内加设中医部,同样可以完成我们所需求的临床、教学等任务,虽然我们三人努力争取,似乎理由并非很充分,情势并非很理想,会议已进行将近两个小时,副厅长邓明仲(兼中医药管理局局长)提出休息片刻,这是及时雨呀,在休会期间,邓厅长明确向我们表态,他赞成成立中医院,除从学院考虑外,还从发展省中医事业考虑,都很必要,他给我们吃了个定心丸呀。在下半场的讨论中,情况有了较好转折,我们的发言底气更加充足,终于厅领导最后同意在我院成立附属中医院的要求。会后我们三人立即奔赴天府广场旁的电信局,向何贵义院长电话汇报:"省厅同意成立中医院啦!"并满意地进了晚餐。

二、艰苦的集资活动

中医院虽有了建制,但经费极其缺乏,玄滩医院回泸州时仅有的财富是 62 万资金、一幢宿舍(18 号楼)和一部老掉牙的救护车,医院建设除了依靠上级拨款、学院和附属医院的支持外,另一条路就是到大工厂去集资,于是医院的领导们千方百计地走访各大厂矿。集资工作有很多困难,一是无偿集资,全凭厂矿对泸州医学院的信任和威望,以及他们对振兴中医事业的期待,需要动之以情,晓之以理,不卑不亢,做比较细致的工作,一切为了建院出发;二是那时交通极为不便,路窄又多凹坎,到哪里都要花费 1 天以上时间,加上坐的是老救护车,不通风,座位是靠两边面对面的,一颠簸,一不小心,人就会在车子里打滚。我曾经参加过两次集资活动,深有体会。一次是去川天化,那里有我一个朋友,他是第三军医大学转业去的,"文革"期间送病人至我院,我们取得了联系。文革结束后,他是该厂的中上层领导,很有威信。那天,当我和医院领导班子的人在那里说明了办中医院的重要性、必要性和重重困难以后,又加上他的帮助和说服,收到集资款 5 万元;另一次是去芙蓉煤矿,那里有我们学院调去的老干部陈学宝同志,另有 77级中医系毕业分配去工作的程静修同学。程同学在那里工作得很好,当时已提拔为医务科主任。我们也接收到该单位的部分支持。集资活动共收到 20 多万元,对医院的建设起到了雪中送炭的作用,加快了医院建设的进程,也体现了川南的厂矿和广大人民对我院的殷切希望,我们应该更好地为他们服务。

三、15 万元计划外拨款

1984 年初,全国振兴中医工作衡阳会议后,3 月,四川省省委省政府在成都召开"贯彻衡阳会议精神大会",大会在决议的第八条中明确提出"泸州医学院要扩大院系招生人数,坚持不懈地做好中西医结合工作""泸州医学院要创造条件试办中西医结合班(系),培养中西医结合高级医生"。某日,我去省卫生厅汇报工作,适逢省人大正在召开会议,我怀揣省委文件,以泸州医学院为后盾,通过省厅某处长的指点和帮助,在人大会议室找到了周航副主任,他是分管省文教工作的,当我冒昧地向领导汇报了我院试办中西医结合系的工作和困难,要求给予具体支援时,周航主任和蔼可亲的表情至今仍历历在目,他虽未做任何表态,但很明确地表示要大力发展中医,支持中西医结合工作。此后的一个多月,由卫生厅下拨泸州医学院 15 万元作为支持创办中西医结合系的启动经费,设想这与周航主任支持有关。此后虽由于种种原因,当年中西医结合系未能如愿办成,但学院领导对此计划外的 15 万元的处理,还是比较及时和合理的。学院领导讨论,决定将此款用于成立中西医结合研究室,附设在中医院内,拨 8.5 万元在中医院内修建用房,此时中医院忠山病区已近完工,于是就在六楼顶上用此款增修了半层楼(此即忠山病区顶楼半层特色建筑的来源);另拨 1.5 万元作为中医院病房动工修建时韩朝华同志住处的搬迁费;余下 5 万元用于中西医结合研究室的建设。于是我们用此 5 万元修了实验桌台,买了冰箱冰柜、分析天平、电泳仪、酶标仪以及其他必要的设备和仪器,我们曾一次性的从学院总务室(当时的设备科)领取了两大箩筐实验易耗物资(烧瓶、烧杯、量杯、量筒、试管、酒精灯等)。中西医结合研究室的第一项实验是检测乙型肝炎标志物(当时除附属医院感染科实验室外,医院化验室尚未开展此项工作)。多年后,中西医结合研究室改制为现在的中医院中心实验室。

四、三家合住一单元(70 平方米)的艰苦日子

玄滩医院回来许多职工,工作和生活的安排问题很多,但全部同志的精神都很饱满。他们一部分到附属医院参加进修或工作,一部分到中医系参加为他们举办的中医基础班学习中医理论,帮助他们在业务上转型,留下一部分做门诊和病房的筹建工作。他们工作及学习都十分努力,不计较环境,不要求待遇,目标只有一个,盼望早日建成医院,而且是先生产后生活。至于食宿问题,大部分单身职工都依靠附属医院或学院给予安排,学院还将门球场旁的一幢三层小楼(至今还在)借给医院作办公用房,并安排少许住宿。已成家的职工那就只能是一单元三户地安排在 18 号楼了,每户挤在一间小屋内,三户合用一间厨房一个厕所,虽然当时建宿舍的期望,可能不是一年、两年时间能实现的,但大家也都很有信心地、愉快地接受了这一现实。当时职工的工作和生活真可以用艰苦奋斗、充满信心来形容。当然偶尔也会有一些小的插曲,记得有一次我和邓显之院长去 18 号楼探望时,适逢有一位老师心情不愉快,我们之间没有说上几句话,他就非常尖锐地指名道姓的责问我们:"你们住得怎样?我们怎么样?关心何在?……"当时的情况是非常难堪的,我们无言以对,只能沉默而散。随着时间的推移,这难堪已渐渐淡化,留下来的却是一个温馨和美好的回忆,因为他见证了中医院的发展和中医人的努力!

抚今追昔,中医院的职工是坚强的,奋进的,可尊敬的。中医院的各届领导是勤奋的,努力的,务实的。

（写于 2012 年 7 月）

中医系成立初期的回忆

20世纪60年代以来,我院聚集着不少著名中医,中医临床疗效显著,中、西医团结、合作,配合默契。在国家恢复高考招生制度的1977年,学院党政决定发挥优势,增设"新医系",办学方向定位为:发扬祖国医学遗产,把祖国医学的最新成果和最新信息传授给学生。此系于1977年底获教育部批准,同时,我院也更名为"泸州医学院"。至1978年,又因教育部医学专业目录无"新医系"而更名为"中医系"。

1977年夏天,我们老、中、青中医、中西医结合医和中医事业的爱好者约20人,聚集在一起,紧锣密鼓地启动了筹备工作,我们做的第一件事,是全体总动员,分工合作,用20多天时间,制作了300多个中药标本,以半球形玻璃火罐为载体,装进清洁、精选的正宗药材,石蜡封口,贴上写有药名、性味、功效的标签,作为我系的第一份实验教材,此标本应用多年,直至"鸟枪换炮",完成了它的历史使命。中医药管理局局长胡熙明视察我校时,参观过此标本,并点头称好。

同时,我们进行了合理的分工,明确每位教师承担的教学任务:由文学功底深厚,中医理论扎实的教师汪新象、符采、叶成炳、宋监明,分别担任《温病》《内经》《金匮》《伤寒》四大经典著作的教学任务,由临床经验丰富的何廷华、高朝岗等担任中医内科教学,由王诗铭担任针灸教学,由庄诚、刘奇贵、唐贤俊、周先秀、王静遐担任《中医学基础》《中药》《方剂学》等的教学，并派遣有专长的临床教师，赴上海中医学院（现上海中医药大学）、成都中医学院（现成都中医药大学）、南京中医学院（现南京中医药大学）等对口进修，筹备骨、儿、妇、眼临床课的师资力量，分工一步到位，工作紧张有序，全体教师各尽所能，都把作好自己将要实施的教学工作作为第一要务。

我们每个人的负担都十分繁重，除了教学时数较多的内科、中药、中基课外，大多课程，只由一位主讲教师承担，从教学计划的修订到教学图表的绘制都是自己动手，教师们均认真备课、写好教案、反复试讲、互相听课，做到一丝不苟，全身心地投入。例如1980年初的除夕夜，当合家团聚辞旧迎新之际，医古文教师吴尊尧却端坐于资料室一角，潜心备课，当他回到家中时，已是新年钟声敲响的时刻了……此外，总支领导下的辅导员制度，是保证教学工作顺利进行的坚强后盾，辅导老师作为班主任，做深入细致的思想工作，促使学生们安心学习、勤奋刻苦，师生互敬互爱，又加上学院各部门的全力支持，西医基础课和临床课的密切配合，终于使我系赢得了好的开端，培养出来的第一批毕业生就达到了水平高、素质好的要求。

我作为中医系成立初期的历史见证人之一，每每回忆至此，总是心潮澎湃，从内心深处迸发出无限的激动和无限的欣慰。

（写于 2011 年 10 月）

漫谈怎样才能提高中医临床疗效

　　提高中医学临床疗效,是中医生存和发展的必要条件,也是每个中医师所孜孜以求的,我在工作中体会到提高疗效必须做好以下两点,一是提高辨证论治水平,二是正确运用病证结合的思辨方法。

一、提高辨证论治水平

　　辨证论治是中医独特的治疗方法,辨证论治的正确程度决定着临床疗效的高低,怎样才能在这方面有所提高呢? 我认为应当从以下几个方面下工夫。

　　1. 要经常学习中医经典。中医经典是辨证论治的源头活水。任何一门学科都是受它所固有的学术思想所支配的,中医学的学术思想尤其丰富,我们只有熟悉中医理论,了解中医的思想方法,掌握阴阳五行和气血、脏腑的运行规律和转归,才能在其理论指导下认识病证。由于中医典籍浩如烟海,我认为可以结合临床择期而学,而且应当学而时习之,即经常进行复习,中医理论十分深奥,非复习不能有所领会,多学一遍就会有更深一层的体会。其次,也应学习中医的近现代著作和杂志,这是先辈和同辈医家对经典的阐发和应用,是他们临诊的心得体会,学后可以加深我们对经典的理解,得到更多的启发。

　　2. 要认真地进行四诊采集。四诊所得资料是辨证论治的依据,中医四诊至今没有过时。在进行四诊前,要求每个医生做到客观和专注,以最佳状态接触病人,并且应当有一个自己拟定的四诊程序,按步执行,如首先察声音的强弱和体质的赢盛,以了解病人的生命基础。其次问病人所苦的部位、程度和性质,以判断受损脏腑经络和病性。问患者的睡眠饮食和二便,以了解脏腑气血的盛衰。审脉势的强弱,以参虚实,脉实邪实,脉虚正虚;审脉速的快慢以参寒热,快为热,慢为寒。望舌质的颜色,以别寒热,红为热,淡为寒;望舌体的胖瘦,胖为阳气虚,瘦为阴血不足;望舌苔的厚薄,以别邪之轻重,苔厚为邪重,苔薄为邪退。并根据每个病人的特殊情况,做必要的补充。

3.分析综合是辨证论治的核心。通过分析和综合,用中医理论解释所收集到的症状和体征,明确主要病机。假如能得到合理的解释,就可能对这个病看清楚了,就有可能获得正确的诊断。若病情复杂,以一条病机难以解释所有的症状和体征时,亦可立两条或三条病机,但需有主次。治疗要尽量抓住主要病机,其他予以兼顾,或置而不论,往往主要矛盾解决了,次要矛盾也随之而解。

4.重视经方、名方的应用。经方名方经过千百年临床实践,疗效确切,是我们的宝贵财富。在方证药证相符的原则下,以经方名方为基础,结合具体病证随证加减应用,可以收到事半功倍的效果。

二、正确应用病证结合的思辨方法

即辨证与辨病相结合,病和证既有严格区别又密切相关,病是有特定的病因、发展形式、病机、发展规律和转归的,是一种完整的异常生命过程;证是疾病过程中某一阶段或某一类型的病理阶段,包括当前的病理性质和邪正关系等,辨病和辨证密切相关,有一纵(病)与一横(证)的关系,相辅相成,缺一不可。实际上在古代就已是重视辨病与辨证相结合的,医圣张仲景是辨证论治的始祖,而他的《金匮要略》也是一部辨病和辨证相结合的典范,并树立了异病同治、同病异治等重要治则。由于时代的进步,医学日新渐进,各种诊疗手段在诊断中的渗透,使疾病种类明显增加,对病机的研究也越显重要,所以不论医生和病人都已不能满足过去的病名和辨过去的病,使辨病与辨证增加了新的内容,即辨证结合辨现代的病。辨病可从以下方面提高辨证水平:

1. 拓宽四诊内容。即把现代各种检查结果作为四诊的延伸,如胃镜发现胃底黏膜充血水肿应为胃热,血象白细胞增高应为阳气盛,肝功能白蛋白降低应为气阴两虚,B超肝脏缩小,边缘不规则应为肝体受损,肝阴血不足。这样可以丰富四诊的内容,使辨证更臻完善。

2. 解决无证可辨的困惑。由于采用检测手段发现疾病的早和快,目前有些疾病虽已成立而尚无临床症状,甚至舌脉都尚未出现异常,存在无证可辨的状态。此时可依据该病的病因病机或理化改变,用中医理论为指导,进行辨证的探索,解决无证可辨的尴尬。如高脂血证,患者血脂增高,从中医理论应视为津液代谢的失常,多由于脾运化功能失常,不能输化正常的津液,而有脂质沉积,故可从健脾化痰给予处理,又如无症状的早期肝硬化或肝纤维化患者,往往由于肝主疏泄和藏血功能的失常,使瘀血内结,可用养血柔肝、行气化瘀等法去处理。

3. 增强辨证的精确性。在辨证的基础上结合疾病的病机和发展趋势给予治疗,可增强辨证的精确性从而增加疗效。如慢性乙肝,其病因为湿热浊毒内侵,若在辨证允许的情况下,酌情加用一些清热解毒药可以减少病情的复发;又如对肢体麻木者,如由糖尿病引起,可适当加入活血药减少毛细血管损伤;而由骨质疏松引起者,可加入补肾药壮骨生髓,往往可以增加疗效。

　　任何科学都是随着时代的发展而不断进步的。我认为只要不是抛弃根本,不是按图索骥,不是对号入座,而是将辨病与辨证有机结合,做到西为中用,他山之石可以攻玉,应是提高整体疗效的一种探索。

(写于 2012 年 10 月)

关于医患关系的思考

医生和病人是责任关系：医生应当负起责任，详细了解病人病情的发生经过，认真诊断，选择最佳治疗方案，尽可能多快好省地减轻病人痛苦；医生有责任向病人或家属解释病情，使他们了解疾病的有关常识和关键所在，以便配合治疗；医生有责任做病人的思想工作，减少他们不必要的顾虑，使他们保持良好心态。

医生和病人是朋友关系：朋友之间应平等相待，不卑不亢，互相信任和尊重，互相沟通和理解；朋友之间要真诚相待，医生要急病人所急，处处为病人着想，少一分得失利害的考虑，多一分关心和爱护。医生和病人还不是一般的朋友，而是共同对抗疾病的战友，要排除"治病"以外的一切干扰，做集中精力于治病的朋友，携起手来，共同战胜病魔。

医生和病人还存在着学习的关系：医生通过为病人诊断治疗，观察病情变化，学习到成功的经验或失败的教训，从此获得知识，才能逐步成长。

怎样才能有一个良好的医患关系呢？我想：一是要提高自己的思想素质和道德修养，二是要注意经常性地保持最佳精神状态面对病人，时刻清醒自己的定位，三是要加强专业知识学习，中医书籍浩如烟海，现代诊疗方法日新渐进，只有不断学习，提高业务能力，具备为病人减轻痛苦的本领，才能使病人满意。

（写于 2011 年 8 月）

浅谈中医养生

中医药学是一个伟大宝库，是中华文化的一枝奇葩，它不仅蕴含着许多深邃的治病道理，而且蕴藏着丰富的养生方法。

中医养生的主要指导思想是"整体恒动"观和"天人相应"观，所谓整体恒动，是认为人体内部通过阴阳、气血、脏腑功能等的平衡协调，不停地有规律地运动着，犹如一部机器，需要各个部件间协调配合，才能正常运转，如果阴阳、气血、脏腑功能的某个方面有了失调，就会影响健康甚至损寿。所谓天人相应，是认为人类生于自然，长于自然，归于自然，与自然界相通相融，息息相关，因此人必须与自然界的地理环境、四时变化，乃至社会、经济、哲学等，多个方面协调平衡，才能延年益寿。

中医养生方法很多，以下可见一斑：

一是顺应自然，有序作息。人与天地相应，自当顺应自然，《内经》根据四时气候特点，提出"春三月，夜卧早起、广步于庭。夏三月，夜卧早起，无厌于日。秋三月，早睡早起，与鸡俱兴。冬三月，早睡晚起，必待日光"的起居规律，至今仍有参考价值。《内经》还提出"春夏养阳，秋冬养阴"，这是根据自然界万物春生、夏长、秋收、冬藏的自然规律而制定的，意即春夏季节，万物生机盎然，应着重养生、养长，适当做些户外活动，踏青，体育锻炼，多食辛、甘味食品等，以充养阳气；秋冬之时，万物敛藏，应着重养收、养藏，适当进行室内锻炼，饮食少辛多酸，少食寒冷，还可结合药补与食补等，以收藏阴精,滋养五藏。此外,春季宜捂不宜冻,秋季宜凉不宜暖,夏季宜防暑,长夏宜防湿,冬季宜防寒,冷暖宜适度,"虚邪贼风,避之有时",防止外邪损伤正气,以及"起居有常",定时作息,定时进餐,定时锻炼等也都十分重要。

二是平调心态,宽容待人。古人十分重视情志与疾病的关系,《内经》有"怒伤肝,喜伤心、思伤脾,忧伤肺,恐伤肾","怒则气上,喜则气缓,悲则气消,恐则气下,惊则气乱,思则气结"等记载,说明情志因素作用于机体,首先影响脏腑的气机活动,使气机升降出入失常,不能行使正常职能,破坏脏腑之间的协调平衡,进一步还可损伤气血、阴阳,产生痰饮、瘀血等病理产物,甚至使抵抗力降低而间接地为其他外邪入侵创造条件。中医学主张"恬澹虚无,真气从之,精神内守,病安从来","养神先养心",主张遇事要正确对待,勿妄自尊大,对人应宽厚、宽容,心境宜宁静,"心悦则神宁,神安则形壮",应知足常乐,经常保持有个好心情,才能颐养天年。

三是合理饮食,保护脾胃。中医学认为"脾为后天之本,气血生化之源","养生先养胃",保护好脾胃,使消化吸收正常,可使气血充沛,身体赖以强壮。饮食宜多样,粗细搭配,"食酸以养肝,食辛以养肺,食甘以养脾,食苦以养心,食咸以养肾",口味宜清淡,饮食宜有节,不偏食偏嗜,不暴饮暴食,忌肥甘厚味,忌过食生冷,戒烟限酒。

四是动养身心,劳逸适度。中医学主张运动养生,"动摇则谷气得消,血脉流通,譬犹户枢不朽是也",五禽戏、八段锦、易筋经、太极拳、气功等均以自身身体为核心,"动养"为宗旨,依靠人体自身能力,通过姿势的调节,呼吸的锻炼,意念的运用,来畅达经络、疏通气血、和调脏腑,诱导和开发人体内在潜力,达到体魄强壮、精力充沛、适应能力强的功效。中医学还主张劳逸适度,"过劳则耗气,过逸则气滞",只有劳逸适度,才能气血调畅,远离疾病。

　　五是辨证施补,"治未病"。中医学通过望、闻、问、切,见微知著,可以发现人体脏腑气血阴阳的失调,及时应用中药、针灸等加以调整,防病于未然,属于中医学"治未病"的范围,这是中医的优势所在,也是养生的重要组成部分。中医有"冬补三九"的说法,意思是在冬季进补最为有效。中医还要求辨证施补,用药要有针对性,气虚者补气,用黄芪、党参、白术等,血虚者补血,用当归、熟地、阿胶等,阴虚者补阴,用百合、沙参、麦冬等,阳虚者补阳,用鹿茸、肉苁蓉、虫草等,许多药物还能补肝、补脾、补肾、补心、补肺、气血双补或阴阳双补等,用之得当,确实能起到防病延年的作用。

（写于 2008 年 7 月）

我的养生经验

　　我没有服用保健药品的习惯,没有完整的锻炼身体的计划,更没有特别注意营养。在4年前由于两次肋骨线性骨折,遵照医生建议开始补钙,每天服"乐力""鱼油",又因视力下降,服"杞菊地黄丸""障眼明"少许,直至如今。我自小在家乡读书时就有走路走得快的习惯,至今仍坚持多走路,能走的不坐车,能坐公交车的不坐出租车。我把家务劳动当作锻炼身体的好方式,自己能做的事尽量少依赖他人,累了睡上一觉精神就又来了。

　　我比较喜欢学习,退休以前忙于许多杂务,加上过去学习中医不很系统,退休后理当做一些弥补,除了选择经典著作的片断重读外,读每期《中医杂志》《中西结合肝病杂志》《临证经验丛书》《经方实验录》等。由于记忆力减退,大都读过就忘,但仍体会到中医书籍多读一遍会有多一遍的收获,尤如上一层楼会有高一层的所见,有时还做一些笔记,吸取名家经验,供临床体验,深知涓涓细流可以汇合成大河。我也经常读些业务以外的刊物如《老同志之友》《新七天》《人物》、中篇或短篇小说,从中获得许多哲理,例如当我读到革命老前辈邹韬奋先生的办报精神:他"与读者的悲欢离合、酸甜苦辣打成一片……为读者竭我智能,尽忠代谋",曾使我深受感动,又如"快乐王子颂""做好不如做对""宽大、宽厚、宽容"等,在潜意识里增强我生活的能量。法国图卢兹老年大学的校训翻译成中文是"停止学习之日,即是开始衰老之时",学习确实是抗衰老的良药。

学习和工作总是相伴相随的,我坚持每周 2 次门诊,尽可能多地接触病人,遇到治疗中的困难,促使我去查资料,去理清思路,而若有所成就,又可增加内心的喜悦,增加生活的充实感,所以实际上病人是我的老师,我的朋友。退休后坚持做一些力所能及的工作也是我的养身之道。

我平时爱玩电脑上的小游戏,一玩常以小时论,多半在疲倦时进行,达到娱乐、消遣、消除疲劳、防止衰退的目的。

"养身先养心",我认为保持心态平衡也是极为重要的养生之道。怎么才能保持心态平衡呢?"正确对待自己,正确对待他人,正确对待社会"(养身专家洪绍光教授语)。我努力要求自己"严于律己,宽以待人",对朋友、病人、同辈和晚辈以诚相待,我对生活的要求并不高,很容易满足,因此基本上能"知足常乐"。我也会遇到许多烦心事,并因此而沮丧、发怒、急躁甚至出言不逊,我在努力平静下来后,认真思考自己的责任和应当怎样处理,处理完后,就抱着听其自然的心理,力求把它放下,不再受干扰,努力保持经常有个好心情。

(写于 2006 年 10 月)

信念是根本，读书是阶梯，临床是关键

——我的成才之路

一、信念是根本

我的父亲略懂医术，小时候患伤风感冒都由他开中药治疗，使我从小对中医学有一定好感。1956年和1959学习中医，我遇到的都是顶级的中医大师，抄方侍诊，聆听他们的讲课，目睹他们妙手回春的医术和高尚的医德医风，虽然学习的时间很短，但印象深刻，使我大开眼界，我曾见到肝硬化大量腹水行动困难患者，经老师数剂药治疗，腹部顿成平坦，也曾见到中药治愈肝脓肿，以及一剂药立即止住牙痛等，使我认识到中医学博大精深，是国粹，是瑰宝，从而喜爱中医，有志于学习、钻研，走继承和发扬中医学的道路。我毕业于西医院校，有一定的西医内科学教学和临床经验，从20世纪50年代从事西医为主兼开中药处方，至1970年转变为潜心学习中医学，并力推"西为中用"，历经风雨，道路崎岖，矢志不变，耐得寂寞，无怨无悔，我认为主要的动力，是由于对中医学有一种信念，或者也可称为对中医学有正确的认识吧。

二、读书是阶梯

"天道酬勤""勤可补拙",作为一个医生,患者生命所系,读书学习应是一辈子的事。我初学中医时读过经典,囫囵吞枣,没有真正理解,加上受工作性质的影响,临床用中药大都只是对号入座,如用小青龙加石膏汤或苓甘五味姜辛汤治咳喘,越婢加术汤治风水,乌梅汤加减治蛔厥等。1970年卸去西医内科教学和临床工作后,学习时间增多,目标相对明确,领悟亦稍长进,背诵《医学三字经》《汤头歌诀》等有了一些体会,并结合临床实践参阅《脾胃论》《医林改错》《衷中参西录》等。1977年参加中医教学,通过反复学习中医学教材,才算对中医理论有了较系统的认识,至今《方剂学》《中医内科学》《中医基础理论》等教材及教学参考资料仍是我常读的书,有时也读些经方实验录、经典著作的现代应用、名家医案等。我体会中医古今著作均需经常复习,多读一遍就会有多一层体会,正如上一层楼会有高一层的所见。其次,应广泛阅读各种中医药杂志,吸取先辈和同辈的经验,并随时记录点滴体会,集涓流以成大河,这是提高思维能力、理解能力和学术水平的捷径,相当于广拜老师。1986年后我开始参与中医科研,这是另一种很好的学习方法,使我对辨证的规范化、资料的总结深化和科研技巧等都有提高。此外,围绕专业方向学习有关现代医学知识也很必要,可用于扩展四诊信息和辨证依据,使之更好地发挥中医学的治疗作用,例如肝硬化门脉高压性胃病患者,现代医学认为伴随门静脉压力的增高,可使胃酸反渗增加、胃黏膜血流缓慢,治疗应在辨证施治基础上酌加活血化瘀和降逆止酸药,确能增强疗效,又如对乙型肝炎患者,随着抗病毒药物日新月异,其负反应也有所增加,中医工作者对此不能不知,中医药在健脾、养肝、补肾方面的优势就将更趋突出。

三、临床实践是关键

临床疗效是中医赖以生存和发展之本，也是我们每个人所孜孜以求的，然而怎样才能获得良好疗效？唯一途径是在中医理论指导下，通过长期的临床实践，诊治大量病人。我数十年坚持门诊工作，深深体会到临床磨炼的重要性，病人既是我们服务的对象又是最好的老师，在诊病中应当静心、专注、不嫌其烦，随时保持精神最佳状态，应当遵照吴鞠通《温病条辨》序言中"进为病思，退为心思"的教导，经常推敲为什么治疗有效或无效，在病证、方证、药证上下功夫，力求辨证明确，病证与所用方证、药证符合，才能提高疗效。此外，还应扩开思路，灵活运用所学到的知识。曾治一李姓患者，因膀胱乳头状瘤曾两次手术，此次出现排尿时小腹绞痛难忍，舌红脉数，检查乳头状瘤无复发，用遍清下焦湿热方药无效，联想到此为火热蕴积，瘀滞膀胱筋脉所致，用大剂四妙勇安汤加蒲公英、黄芪等，二剂就获效。在临床上我一般不用西药，做到"能中不用西""先中后西""西为中用"，这样有利于观察中药疗效和积累经验，也有利于推动中医学术的发展。

（写于 2005 年 9 月）

庆祝中医、中西医结合系成立三十年（师生座谈）

　　中医学是植根于中国传统文化的一株奇葩，它具有独特的理论体系和奇特的临床疗效，值得我们用毕生的精力去学习和研究。中医学和西医学都是防病治病的科学，虽然西医学发展迅速，然而至今对某些疾病或某些疾病的某个阶段，仍无能为力，此时，采用中医调整机体功能、平衡阴阳、祛邪扶正等治疗，往往可获得意想不到的效果。

　　科学的本质是创新，中医学的本质也是创新，宝贵的传统中医药，必须通过现代化的实践，提高其文化价值，才能在世界医学之林保持其旺盛的生命力。采用多学科研究中医，如通过天文、地理、化学、物理等实现中医现代化虽然可行，但由于中医和西医有着共同的研究对象——人和疾病，因此采用现代医药方法和知识，通过中西医结合的桥梁，是最可靠和有效的发展途径。

　　中西医结合系的培养目标是：培养在继承传统中医学的基础上，具有创新能力的新一代医学生。中西医结合系的学生必须学好传统医学，并在此基础上学习西医学和现代科研方法，学习难度大，任务重，又由于中医和中西医结合是弱势群体，师生常会经受多方面的诱惑和压力，所以要求这个队伍中的每个人都应当有清醒的目标，坚持不懈的精神和耐得住寂寞的毅力。然而中西医结合事业是我国医学的优势所在,有一片广阔的天地,在这里有许多瑰宝,需要我们去开采,有取之不尽的科研课题可供我们探索,正所谓道路是曲折的,前途是光明的,任重而道远。

（写于 2007 年 10 月）

无怨无悔走中医路

　　中医学积淀着数千年的精华,源远流长,博大精深,中医书籍浩如烟海、汗牛充栋,在中医领域内,我只是学习了一些浅层次的知识,还需要不断地学习和临床实践。由于偶然的机会我被遴选为全国第三批老中医药学术经验继承工作指导老师,后又列题参与国家科技支撑计划课题的研究,自感名不符实,力所不能及,但又必须要去完成计划,唯一的办法是尽最大的努力,实事求是地做好这项工作。

　　我 1953 年毕业于南京大学医学院,分配在中国人民解放军第六军医大学任解剖系助教,1954 年全国院系调整,合校至重庆,1955 年调至泸医(川南医院)任内科医师,1956 年受组织委派赴中医研究院内科研究所学习中医 1 年余,1959 年又在南京中医学院全国温病师资班学习半年。我从事医务工作 55 年,以 1970 年为分界线,前 17 年在西医内科,兼作部分中医治疗,后 38 年在中医科及中医系潜心中医工作,并力图西为中用。

　　1956 年初,中医研究院内科研究所云集着许多国内顶级名中医。并从各省、市抽调一些西医跟随老中医学习,我荣幸地获得这个机会。当时内科所以疾病名称分组,分有 10 多个组,我参加的是肝硬化组,组内有赵锡武、陈慎吾、李振山(内科所所长)三位名中医,配有三个西医学生,我们每日上午跟随老师应诊,抄处方,下午集体上课,学习《内经》《伤寒论》《金匮要略》《神农本草经》等,岳美中、王文鼎、杜自明等均给我们授课,学习紧张而有序,使我大开眼界,初识中医的博大精深,收获很大,1956年底我曾被评为中医研究院西医学习中医二等奖,只因学习时间太短,对大师的学术思想未能深入体会。1957年返回泸州后,由于中医水平有限,加上受内外因素的影响,对中医知识应用得很不好。

1959年参加南京中医学院全国温病师资班学习,由孟澍江老师主讲,使我有机会再次背诵了一些经文,学习成绩也还算可以,但回来后没有很好应用,所以实际上的进步甚微。

1960年医院曾将内科的一个组改为中西医结合病房,并将高朝刚中医师派来我组,张君斗名中医亦曾来查房,对慢性支气管炎、急慢性肾炎、胆道蛔虫等数种疾病进行中西医结合治疗,持续约两年。后随着形势的变化又将中西医结合病房更名为红专病房,收治全科的重危病人。

"文革"前后我担任多届专科班内科学教学,曾在2个年级的开门办学中,在完成教学计划的前提下,给学生讲解几首经典名方,如四君子汤、银翘散、小青龙加石膏汤、乌梅丸等,深受学生欢迎。

1970年初,从军垦农场劳动锻炼返校,医院就安排我去了中医科,从此我卸下了繁重的西医内科临床和教学担子,顿觉非常轻松,学习时间倍增,然而在心理上也存在着较大压力,我在叙永县基地教学时结识的一位好友,曾为我脱离内科而感到十分惋惜。

当时的中医科医疗力量很强,有罗钰生(主要在门诊)、张绍岩、姜炯如三位老中医,又有高朝刚、叶成炳、符采、王诗铭、何庭华等理论和实践均很强的医生,我们相处很好,他们对我帮助很大,接触的病人较多,除病房、门诊外,我们分头负责全院各科室中医会诊,我曾目睹王诗铭、何庭华用中药排出大于1cm的胆结石,叶成炳、高朝刚治愈不少危重的流行性乙型脑炎患者,符采等应用经方治愈疑难杂病。后又分配来庄诚、周先秀、刘奇贵等9位"文革"期间毕业的中医师，科室的力量大增。1973年，我们通过集体努力编写了第一部中医学教材供72～76级教学用。1977年学院成立中医系时又调来德高望重并且20世纪60年代曾在我院工作过的汪新象老师。此后学院又多途径地引进有实力有专长的人才如王明杰、黄淑芬、周德端、万惠黎等充实中医力量，使中医事业在泸医这块沃土上，根深叶茂，发扬光大。

恢复高考制后，1977年中医系顺利招收了第一届本科生，我是系负责人之一，我们在学院领导下，全系通力协作，取长补短，并主动争取成都中医学院的无私协助，使教学工作顺利进行，达到了一定水平。

1979年全国中医学会成立，我担任学会第一届理事。同年四川省中医学会成立我担任学会第一届常务理事。

1983年为适应教学需要，学院决定筹办附属中医院，我参加了部分筹备工作。

1985年后我确定专业方向为肝胆病的防治，先后做了一些关于中医药防治肝病的临床和实验研究，1986年主研"养肝止痛口服液的临床及实验研究"，获省中医药管理局科技进步三等奖。1993年主研"复方健肝液治疗慢性乙型肝炎的临床及实验研究"，获省科委科技进步三等奖、省中医药管理局科技进步二等奖。1992年参加国家八五攻关课题，主研分支课题"解毒护肝颗粒治疗慢性乙型肝炎的临床及实验研究"，1995年通过验收。1996年主研"痛立舒口服液治疗急症疼痛的研究"，获省科委科技进步三等奖、省中医药管理局科技进步二等奖。1998年国家药检局批准"解毒护肝颗粒"2期临床研究，2003年获新药证书并转让苏州东瑞制药有限公司。

1991年参加西南西北片区高等中医院校教材的编写，我主编

《中医学导论》,由贵州人民出版社出版。1994年主编全国20所高等医学院校协编教材《中医学》,由四川科学技术出版社出版。1996年副主编《现代中医治疗学》,由四川科学技术出版社出版。

1998年退休至今,我坚持每周2次门诊工作。

2003年被遴选为国家第三批中医师承教育指导教师。

2006年获中华中医药学会颁发的首届中医药传承特别贡献奖。

回顾数十年,弹指一挥间,我走上中医道路虽没有成就,但无怨无悔。中医学是我国的国粹,值得用一辈子的精力去学习去研究,中医学蕴藏着大量瑰宝,应当发扬光大,中医学是我国赋予世界的一份财富,中医学必然会走向世界。我认为中医工作者必须具备以下素质:一是要潜下心来不断学习,要从年轻起就熟读经典,并常复习,温故才能知新,才能获得更多精髓。二是要广泛阅读各种中医药杂志,吸取先辈和同辈的经验,并随时记录点滴体会,集涓涓细流而成大河,这是提高思维能力、理解能力和学术水平的捷径,相当于广拜老师。三是要踏踏实实做临床,诊治大量病人,病人既是我们服务的对象又是最好的老师,遵照吴鞠通在《温病条辨》序言中"进为病思,退为心思"的教导,在诊病中经常推敲为什么有效和为什么无效,在病证、方证、药证上下工夫,力求辨证明确,病证与所用方证、药证符合,才能提高疗效。四是要围绕专业方向学习有关现代医学知识和科研技巧,西为中用,用于扩展四诊信息和辨证依据,使之更好地发挥中医学的治疗作用,并有利于中医学走向世界。五是要认真总结经验,理清思路,通过总结才能有所提高。

(写于2008年7月)

八十岁感言

一、对参加"十一五"支撑课题的思考

1. 这是组织给我创造的一个总结经验的平台,配备了较充足的经费和人力物力。我在临床上只有一些支离破碎的心得体会,谈不上有什么学术思想,能立此题是组织的厚爱,自知能力有所不能及,但决不能辜负大家的期望。

2. 这个课题是"十一五"国家科技支撑计划中的重点项目,关系到加强中医理论与临床经验的传承,促进中医学术进步和诊疗水平的提高,而且是全国一盘棋,是否完成得好,将影响全国的进度和质量。深感担子很重,为此也不免有些担心,只有依靠团队的努力、大家的帮助和组织的支持。

3. 对此工作的态度:全力以赴,实事求是,认真负责,迎难而上,尽可能地完成任务,我今年已 80 岁,精力也较差,我把这次工作当作最后一次为中医事业尽力,争取做出成果。临床科研难度极大,现在就应提上议事日程,做好计划,订出每月的具体进度,限期完成。要发挥和依靠团队力量。

二、对生日祝贺的思考

1. 感谢组织的厚爱,在年终工作极其繁忙的情况下,学院和医院领导为我召开生日祝贺会,深感受之有愧,我在泸医工作 53 年

半,我与在座的许多老同志一样都是泸州市和泸医发展见证人之一。几十年来依靠组织的培养和同志们的帮助,引领我从青年医生走向老年,自知天资平平,能力较差,仅仅依靠勤能补拙,做了一些平凡的事,并且还有许多失误和错误,然而回想起来,深切感到我所得到的远远超过我所付出的。年过80可以称得上老年人了,自知精力和能力更加跟不上形势,我必须服老,然而在心态上应当保持不老,今后要加强身体和心理上的锻炼,力求身体健康,心态平和,过好每一天,与大家一同愉快地享受国家、省市和学院发展的喜悦,并且尽可能地做些力所能及的小事。

2. 与77级学生团聚。感谢同学们对我80岁生日的祝贺,我们之间不仅是师生,更确切地说是忘年交,你们在我的生活历程中,占据着重要地位,为什么这样说呢? 我过去是西医,学习中医后虽从事中西医结合工作,但真正潜下心来学习和应用中医是从参加你们的教学工作以后,比较系统地复习中医典籍后开始的,也可以说,从此时起,改变了我的生活目标,使我变成一个铁杆的中医。看到你们个个都有出息,都发展得好,内心非常高兴,我所知道的事情不多,就以我身边的事来说,如尹杰霖同学担任医学院书记职务,把整个学校管理得有条不紊,领导团结师生员工,使整个学校奋发向上,这是非常不容易的;春申同学,退休后为泸州老年大学服务,他所担任的按摩课深受老年人喜欢,按摩班的学员从起初的70人达到现在的300余人;又如晓林同学是泸州的名医,每周每年诊治病人数均是中医院的第一,超过其他医生数倍……同学们的成就无法历历枚举,这一些都足以使我以及过去我们中医系的一班人有一种满足感。我的身体尚好,心肺没有病,肝脏也是好的,小毛病也不少,眼睛视力差,生活能够自理,每周去2次门诊,其他时间大都是休息,学院和医院领导,对老同志都非常关心,生活得比较充实。衷心祝愿同学们新年快乐,万事如意,特别感谢张丽英、张嗣兰、廖振、邓晓舫、邓晓玲、李一策等同学远道专程赶来,祝你们永远年轻漂亮、事业有成。

三、八十岁感言

我已渡过八十个春秋,回味人生,有以下感悟:

1.活着就应好好做人做事,多做好事,少做亏心事,不做坏事,活着就应好好读书和学习,唯有有了知识和能力,才能报效祖国,提高生活质量,不要怕累,力气用和不用一样都要消耗,用掉了睡上一觉就又恢复了,这样才是最划得来的。铭记"自比犁铧,宁愿在耕耘中磨损,也不愿在无为中锈蚀"的教导。

2.名和利对每一个人都有诱惑,然而名利也是最没有价值的东西,自己心里要有一把秤,对别人的赞扬决不要飘飘然,对别人的贬低则应冷静对待,不要羡慕他人的丰厚,比上不足,比下有余,这是天经地义的事,时时认清自己的生活目标才是最重要的,才能自得其乐。"云水胸怀,松柏精神"是我的座右铭。摘陶行知先生语"捧着一颗红心来,不带半根草儿走"。

3.赋打油诗自勉:祖国医学藏医魂,继承发扬是重任;无怨无悔走斯路,鞠躬尽瘁付余生。

(写于 2008 年 12 月)